国家卫生和计划生育委员会"十三五"规划教材配套教材

全国高等学校配套教材

供医学影像学专业用

医用放射防护学

第2版

主　编　洪　洋　谢晋东

副主编　王亚平　仇　惠

编　委　（以姓氏笔画为序）

王　岚（哈尔滨医科大学）　　　　李　杭（大连医科大学）

王亚平（锦州医科大学）　　　　周　玲（中国医科大学）

仇　惠（牡丹江医学院）　　　　单晶心（辽宁何氏医学院）

石继飞（包头医学院）　　　　侯淑莲（华北理工大学）

吉　强（天津医科大学）　　　　洪　洋（中国医科大学）

刘东华（新乡医学院）　　　　高　扬（牡丹江医学院）

吴　昊（南京医科大学）　　　　盖立平（大连医科大学）

吴小玲（南京医科大学）　　　　谢晋东（泰山医学院）

张瑞兰（北华大学）

人民卫生出版社

图书在版编目（CIP）数据

医用放射防护学 / 洪洋,谢晋东主编.—2版. —北京: 人民卫生出版社,2018

（临床诊断影像系列）

本科医学影像学专业第四轮规划教材配套教材

ISBN 978-7-117-26343-6

Ⅰ.①医… Ⅱ.①洪… ②谢… Ⅲ.①放射医学-辐射防护-医学院校-教材 Ⅳ.①R14

中国版本图书馆 CIP 数据核字（2018）第 065242 号

人卫智网　www.ipmph.com　医学教育、学术、考试、健康，
　　　　　　　　　　　　　购书智慧智能综合服务平台
人卫官网　www.pmph.com　人卫官方资讯发布平台

医用放射防护学
第 2 版

主　　编：洪　洋　谢晋东
出版发行：人民卫生出版社（中继线 010-59780011）
地　　址：北京市朝阳区潘家园南里 19 号
邮　　编：100021
E - mail：pmph @ pmph.com
购书热线：010-59787592　010-59787584　010-65264830
印　　刷：三河市宏达印刷有限公司（胜利）
经　　销：新华书店
开　　本：787×1092　1/16　印张：13.5
字　　数：320 千字
版　　次：2011 年 3 月第 1 版　　2018 年 3 月第 2 版
　　　　　2021 年 8 月第 2 版第 5 次印刷（总第 12 次印刷）
标准书号：ISBN 978-7-117-26343-6/R·26344
定　　价：43.00 元

打击盗版举报电话：010-59787491　E-mail：WQ @ pmph.com
（凡属印装质量问题请与本社市场营销中心联系退换）

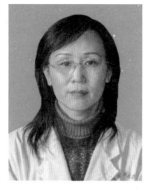

洪　洋

　　洪洋，教授，辽宁省教学名师，硕士研究生导师。现任学术任职：国家科技奖励评审专家；中国辐射防护学会委员；中国医学物理学会常务委员；中国医学物理学会生物物理专业委员会副主任委员；辽宁省认知科学学会副理事长。辽宁省级精品课《医用物理学》负责人。

　　主要从事"大学物理学""医用物理学""医学影像物理学""生物物理学""血流动力学与血液流变学""放射卫生及放射防护学"等课程教育和研究。已主编、副主编出版了20余部教材，包括主编出版国家级电子书包《医学物理学》；主编出版国家级"十一五"规划教材《医用物理学》；主编出版规划教材《医学影像物理学》；以及主编出版《放射物理与防护学》《医用放射防护学》《医用物理学实验》等。承担国家级、省级教学改革立项课题4项；主持并获得了教育部教学质量工程优秀结题项目；主持研究的省教改项目获辽宁省教学成果二等奖。作为学科带头人，承担或分支负责国家自然科学基金、辽宁省各类科学基金项目6项；共发表学术论文60余篇，包括SCI、EI科研论文20篇。在生物物理学与新药分子生物学机制研究的交叉领域，共获得教育部自然科学二等奖两项、辽宁省科学技术二等奖两项、三等奖两项。

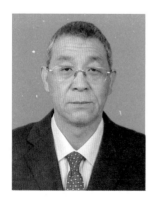

谢晋东

　　谢晋东，男，山东滕州人，理学博士，泰山医学院教授。现任中国医学装备协会医用辐射装备防护与检测专业委员会委员。

　　从事教学与科研工作26年。主讲的课程有：放射物理与防护、医学影像质量评价与管理、放射诊疗质量保证、现代物理学导论等课程。获山东省教学成果二等奖1项，山东省科技进步三等奖1项，发表论文40余篇。

这部《医用放射防护学》自2011年第1版发行以来，受到许多高等院校师生、同行专家和相关读者的欢迎。同时在教材使用过程中，专家和编委们也针对如何更好地融合发展，适应新形势下的课程设置，满足不断更新的专业需求，提升该领域教材建设质量和水平等方面提出了宝贵意见和建议。为此我们对第1版《医用放射防护学》教材进行了认真的修订完善并再版，使第2版教材更适应高等医学教育中现代医用放射防护的理论、实践及其应用的发展；内容编辑更适合在校医学各个专业学生和临床广大医护人员，以及从事医用放射防护工作的读者群学习、理解和应用。

新版教材仍由中国医科大学洪洋教授、泰山医学院谢晋东教授共同主编，扩充全国13所高等医学院校的17位一线专业教师共同参与编写。全书根据新时期科学发展对医学影像和预防医学专业人才的要求，从新的视角全面介绍了放射卫生学基础理论和医学影像中的辐射防护知识。包括：放射物理学的基本概念和规律；电离辐射与物质作用的特征性质；放射防护中的电离辐射评价与测量；电离辐射的生物学效应；放射防护法律法规及其基本原则和方法，以及医疗放射的防护等内容。该书从辐射发生的原子物理学和核物理基础理论出发，一直延伸到国际放射防护委员会第103号出版物及其后续建议书颁布的最新放射防护体系。其内涵集基础理论、实验技术和法规标准于一体，为医学物理、影像技术、核医学、预防医学和监审管理多学科交叉的专业性及综合性教材。这种基础与前沿同位并重的专业特征要求我们尽可能拓宽知识广度，注重理论与实践相结合，以完成培养相应专业合格的应用技术人才的目标。

在新版教材的编写过程中，我们对第1版教材主要做出如下修改：

1. 压缩了放射性物理基础的原子物理与核物理基本理论内容；删除了原子结构、X线的发生装置等物理学重复性内容。

2. 根据辐射特征、应用类别和理论实践需求系统调整和完善了教材的结构、框架，按知识模块由浅入深的条理性和知识系统的完整性重组内容，使之更为清晰、合理。

3. 对于放射防护中较陈旧、已过时的内容、数据和法规标准进行了删除和更新。

4. 新增加一个章节，即第九章"医疗照射防护"的内容。

5. 增加了《医学放射防护学》专业词汇与短语的中英文翻译对照和名词索引，为广大学生与读者继续学习拓宽国际化视野；为不断掌握国际放射防护委员会、国际原子能委员会颁发新的防护标准以及研究国际发展动态奠定基础。

此间编委们认真探讨了现代医用放射防护实践与应用的发展内涵，并将此融入本教材编写中，包括一些新定义、新方法和新数据，希望能体现出电离辐射防护的时代特征。全书着力体现"教材"的模式，更适合于课堂教学和学生阅读理解。比如在书中各章的前面都分三个层次（即熟练掌握、掌握理解和了解）介绍了本章的教学基本要求；每章的后面都加设了相应的习题及其参考答案，以便于学生消化理解和复习应用。该部教材内容由浅入深，循序渐进，既考虑到学生的起点，又注重了新知识的介绍。

新版《医用放射防护学》教材更高的质量和水平提升是加入了数字化平台。这使得广大师生和读者在全新教材模式下,通过创新媒体形式,融合图片、视频、动画、色彩辅助等多种手段,更加快捷、全面、准确地掌握该领域专业基础知识,以及学科交叉和前沿拓展的延伸;并为实现理论学习与操作能力培养并重创造条件。

《医用放射防护学》教材所适用的理论课教学时数范围为 20～48 学时,用书单位可根据本学校、本专业特色以及与其他课程的总体知识分布格局进行调整。该教材适用于医学影像专业和预防医学专业的本科及高职技术专科学生专业必修课教材,也可以作为临床医学和生物工程或生物技术等专业的学生选修课教材,以及医护人员和生物医学技术人员作为参考用书使用。

本书作为新时期医学院校放射防护教学改革的一种尝试,得到各位专家、教授、同行以及所在院校教学管理部门的大力支持与帮助,在此一并致谢! 新版教材中仍可能存在不足,甚至不当之处,恳请专家、教授及广大读者惠予指正。

洪　洋　谢晋东

2017 年夏

第三章 剂量学基础   52

第四章 电离辐射的基本测量   68

第五章　电离辐射的生物效应　　　　　84

第六章　电离辐射防护的基本原则和标准　　　110

第九章　医疗照射防护 152

第十章　放射防护的监测与管理 179

1. 熟练掌握放射性衰变的基本类型和基本规律，X线谱的产生机制，X(γ)线在物质中的衰减系数及衰减规律。
2. 理解X线辐射场的空间分布规律，X线的准直与滤过。
3. 了解X线的基本性质。

电离辐射是一切能引起物质电离的辐射总称。自古以来人类就受到天然存在的各种电离辐射源照射，随着自然科学发展，直到19世纪末人类才认识到了电离辐射的存在。

1895年德国物理科学家伦琴发现了X线（伦琴射线），第二年法国物理学家贝可勒尔在研究含铀矿物质的荧光现象时，偶然发现铀盐能自发地放射出穿透力很强、可使照相底片感光的不可见射线。其后不久，法国物理学家居里夫人发现了两种新的放射性元素钋和镭，并首次提出了"放射性"概念。

随着X线和核能的发展和应用，人们在生活、生产和科学研究活动中与放射性物质接触机会日益增多。如果不注意防护或使用不当，会使一些从事放射性工作的人员和接受放射线诊治的患者受到大剂量射线照射而发生严重的电离辐射损伤，甚至造成死亡。

电离辐射具有物理性致害因素，要想对电离辐射的生物效应、致病机制及辐射防护进行深入的研究，首先要掌握一定的放射物理基础知识。本章主要介绍原子的基本性特征、放射衰变的基本规律和衰变类型、X线的产生和X线的准直与滤过、X(γ)线在物质中衰减的相关知识。

第一节　放射性与核衰变

放射线是怎样产生的？为什么有些物质具有放射性，而有些物质没有？这些均取决于组成物质最基本单元的结构、状态等物理性质。自然界的物质都是由分子组成，而分子是由原子组成，原子是元素的最小单元。

一、原子的基本特征

1. 原子结构　原子是由原子核和核外电子组成。原子核带正电荷，核外电子带负电荷，通常原子核所带的正电荷数与核外电子数相等，所以整个原子是呈中性的。电子按一定轨道绕原子核不停地运动。不同的元素，其原子的核外电子数不同。

知识链接1
原子结构

原子系统的能量是不连续的，即原子系统只能处于一系列分立的能量状态，其能量量子化，这些量子化的能量值称为能级（energy level）。原子在这些状态下，核外电子绕核作加速运动，但并不辐射电磁波，这些状态称为原子系统的稳定状态，简称定态（stationary state）。因此电子的轨道分布也是不连续的。原子核外的每个电子都有一定的轨道，几条轨道又形成一个壳层。电子壳层可用主量子数 n 表示，n 取 1、2、3、4、5、6、7 等值时，相应的电子壳层可用 K、L、M、N、O、P、Q 等符号表示，n 值愈大，说明电子距核愈远。各壳层所容许的电子数有一定限度，对于主量子数为 n 的壳层，可容纳的最多电子数为 $2n^2$。同一层的电子能量相近，也可以说同一层电子处于同一能级上。K 壳层轨道上的电子能量最低，越是靠外层的轨道上电子能量越高，原子的能级愈高。因此，主量子数是决定原子能级的主要因素。

在正常情况下，电子在原子核外排布时，要尽可能使电子的能量最低，核外电子先填满原子内壳层的低能级轨道，然后依次向外填充。原子处于最低的能量状态，称为基态（ground state），处于基态的原子最稳定。当原子吸收一定大小的能量，且吸收能量等于某两个能级之差时，电子将跃迁到某一较高的能级（激发态，excitation state）上，这一过程称为原子的激发（excitation）。如果外来的能量足够大，使电子脱离原子的束缚、离开原子成为自由电子，这个过程称为电离（ionization）。

原子核对核外电子具有很强的吸引力。离核最近的 K 层电子所受核引力最大，因此，要把内层（K 层）电子从原子中电离所需能量最多。而外层电子受核的引力较小，电离外层电子所需的能量也较小。通常把电离原子某壳层电子所需的最小能量称为该壳层电子在原子中的结合能（binding energy）。显然，原子的能级是结合能的负值，二者绝对值相等而符号相反。原子中 K 层电子的结合能最大，其能级最低；外层电子的结合能较小，能级则较高。

2. 原子核　1932 年中子（neutron）被发现以后，理论和实验证明原子核是由带正电荷的质子和不带电的中子组成。质子和中子统称为核子（nucleon）。原子核内的质子带正电，其所带正电荷与核外电子的负电荷数值相等。原子的质量数 A 等于核内的核子数，而原子序数 Z 等于核内质子数。通常把质量数为 A，质子数为 Z，中子数为 N 的原子核或原子，标记为 ${}_Z^A X$，其中 X 为元素符号，这种方式表示亦可称为核素（nuclide）。

原子核接近球形，通常用核半径来表示原子核大小。核半径是指核力（nuclear force）（短程强相互作用力）的作用范围。原子核的半径与质量数关系为：$R = r_0 A^{1/3}$，r_0 是个常数，精密测定为 $1.20 \times 10^{-15} \mathrm{m}$。

原子核的质量小于组成它的核子质量之和，这个差值称为原子核质量亏损（mass defect）。若忽略原子核与核外电子结合成原子时的质量亏损，则原子核的质量亏损为

$$\Delta M = Z m_p + N m_n - [M({}_Z^A X) - Z m_e]$$
$$= Z(m_p + m_e) + N m_n - M({}_Z^A X)$$
$$\approx Z M({}_1^1 H) + N m_n - M({}_Z^A X) \tag{1-1}$$

式中 $M({}_1^1 H)$、m_p、m_n、$M({}_Z^A X)$ 分别为氢原子、质子、中子和 ${}_Z^A X$ 原子的质量。

与质量亏损 ΔM 相联系的能量为 $\Delta M c^2$，表明自由状态的单个核子结合成原子核时有能量放出，这称为原子核的结合能。

原子核的结合能也可以这样理解：如果将一个原子核拆散，使组成它的那些核子成为自由状态的核子，外界必须做数量等于结合能的功。

从上述理论分析，似乎结合能愈大，原子核愈稳定。然而以原子核的结合能大小判定原子核的稳定性并不充分。自然界中，核子越多的原子核结合能越大，但并不是越稳定，相反更容易以多种形式衰变。因此原子核的稳定性通常用比结合能（specific binding energy）来描述，即把原子核的结合能除以此核内的总核子数 A 就得到每个核子的平均结合能 ε

$$\varepsilon = \frac{E_b}{A}$$

式中 E_b 和 A 分别表示原子核的结合能和核子数。比结合能越大的核越稳定。

实验表明原子核的稳定性还与核内质子和中子之间的比例有着密切的关系。对于较轻的核 $A < 20$，比结合能随 A 的增加而增加。对于中等质量的核 $A = 40 \sim 100$，原子核的比结合能最大，几乎是一常数，$\varepsilon \approx 8.6\text{MeV}$。对于 $A > 120$ 的重核区，比结合能明显开始减小。

原子核的稳定性会随着核内质子数和中子数的增加而出现周期性变化。当质子数或中子数为 2、8、20、28、50、82、126 等数值时，核是稳定的，这些数被称为幻数。这是因为当核外电子分布刚好填满一个壳层时，它们彼此结合得比较紧密，此核就比较稳定。而当质子或中子数为幻数时，刚好填满一个壳层，此时核具有较大的稳定性。

原子核的稳定性还与核内质子和中子的奇偶性有关，偶偶核最稳定，稳定核素最多；其次是奇偶核和偶奇核；奇奇核最不稳定，稳定核素最少。

二、放射衰变的基本规律

在自然界已知的原子核中，只有少数原子核是稳定的，而大多数原子核不稳定。不稳定原子核能自发地放出射线而变成另一种元素的原子核，这种现象称为放射衰变（radioactive decay）。具有这种放射性的核素称为放射性核素（radioactive nuclide）。放射性核素又分为天然和人工两种。实验表明，放射衰变是放射性核素本身的特性，通常的外界作用，如加温、加压、电磁场等，甚至改变化学状态，都不能改变放射性核素的衰变性质及其衰变速度。放射性核素又有共同的规律性，它严格遵守质量和能量守恒定律、动量守恒定律、电荷守恒定律和核子数守恒定律等。

1. 衰变规律 原子核发生衰变时，母体核不断地变成子体核。随着时间 t 的增长，母核数目不断减少。虽然任何一种具有放射性的核素都能衰变，但衰变的时间却有先有后，完全是随机的。对大量的原子核来说，其衰变遵循统计规律。实验测量和理论推导都可以证明，放射性核素衰变随时间变化呈指数衰减。

如在时间 t 到 $t + \mathrm{d}t$ 内，有 $\mathrm{d}N$ 个原子核发生衰变或跃迁，$\mathrm{d}N$ 与处于 t 时刻尚未衰变的原子数目 N 及时间间隔 $\mathrm{d}t$ 成正比，并且 $\mathrm{d}N$ 还与发生衰变的原子核的种类有关。引入衰变常数（decay constant）λ 来表征此性质，可写出如下等式

$$\mathrm{d}N = -\lambda N \mathrm{d}t \tag{1-2}$$

负号表示放射性核数 N 随时间 t 的增加而减少。将式（1-2）积分，并根据初始条件：$t = 0$ 时，$N = N_0$，可得

$$N = N_0 \exp(-\lambda t) \tag{1-3}$$

这就是放射性核素的衰变规律。

从式（1-2）可见衰变常数 λ 表示任一放射性核在单位时间内的衰变概率，即单位时间内衰变的核数与当时存在的核数之比，单位为 s^{-1}。

放射性核的数量因发生自发核衰变而减少到原来核数一半所需的时间称为半衰期（half-life），用 $T_{1/2}$ 表示，它是表征放射性核自发衰变的另一参数，单位用年（a）、天（d）、小时（h）、分（min）、秒（s）表示。不同的放射性核素半衰期差别可能很大，例如天然铀中的

核素 $^{238}_{92}$U，其半衰期为 $T_{1/2}=4.47\times10^9$a；而核素 $^{132}_{53}$I 的半衰期为 $T_{1/2}=2.28$h。

根据式（1-3）和半衰期定义，可求出半衰期 $T_{1/2}$ 与衰变常数 λ 的关系。当 $t=T_{1/2}$ 时，$N(T_{1/2})=\dfrac{N_0}{2}=N_0\exp(-\lambda T_{1/2})$，即

$$T_{1/2}=\frac{\ln2}{\lambda}=\frac{0.693}{\lambda} \tag{1-4}$$

可见 $T_{1/2}$ 与 λ 成反比关系。衰变常数越小，半衰期就越长；反之，衰变常数越大，半衰期越短。

放射性核发生衰变具有随机性，但同种核素有一个平均的存活时间，称作平均寿命（average lifetime）τ。它是指核在衰变前存在时间的平均值，即

$$\tau=\frac{1}{N_0}\int_0^\infty \lambda Nt\mathrm{d}t=\frac{1}{\lambda} \tag{1-5}$$

平均寿命是衰变常数的倒数，衰变常数越大，衰变越快，平均寿命也越短。

在核医学中，放射性核引入人体内时，核数目除按自身的衰变规律减少外，还会由人体的代谢不断排出体外而减少。因此，生物机体内放射性核数目的减少比单纯的核衰变要快。我们将各种由人体代谢而产生的放射性核数目减少一半所需的时间称为生物半衰期（biological half-life），用 T_b 表示。相应的衰变常数称为生物衰变常数（biological decay constant），用 λ_b 表示，$\lambda_b=\ln2/T_b$。

将生物机体内放射性核实际数目减少一半所需的时间，称为有效半衰期（effective half-life）T_e。对应的衰变常数为有效衰变常数（effective decay constant）λ_e。则可分别表示为

$$\lambda_e=\lambda+\lambda_b \;\text{和}\; \frac{1}{T_e}=\frac{1}{T}+\frac{1}{T_b} \tag{1-6}$$

根据式（1-6）则衰变规律可改写为

$$N=N_0\mathrm{e}^{-(\lambda+\lambda_b)t}=N_0\mathrm{e}^{-\lambda_e t} \;\text{或}\; N=N_0\left(\frac{1}{2}\right)^{\frac{t}{T_e}} \tag{1-7}$$

例 1-1 给患者服用 $^{59}_{26}$Fe 标记的化合物来检查血液的病理状况。已知 $^{59}_{26}$Fe 的半衰期为 46.3 天，9 天后测得人体内放射性原子核数量的相对残留量为 79%，求 $^{59}_{26}$Fe 的生物半衰期。

解：根据式（1-7）得

$$\frac{N}{N_0}=\left(\frac{1}{2}\right)^{\frac{t}{T_e}}=\left(\frac{1}{2}\right)^{\frac{9}{T_e}}=79\%$$

则有效半衰期为

$$T_e\approx27\mathrm{d}$$

由式（1-6）得 $\dfrac{1}{T_b}=\dfrac{1}{T_e}-\dfrac{1}{T}=\dfrac{1}{27}-\dfrac{1}{46.3}=0.0154\mathrm{d}^{-1}$

因此可以求得 $^{59}_{26}$Fe 的生物半衰期为 $T_b=65\mathrm{d}$。

2. 放射性活度 由于放射性核素只有当核在衰变时才放出射线，所以我们定义单位时间内衰变的原子核数为该放射性样品的放射性活度（radioactivity），用 A 表示。即

$$A = \frac{-\mathrm{d}N}{\mathrm{d}t} = \lambda N = \lambda N_0 \exp(-\lambda t) = A_0 \exp(-\lambda t) \qquad (1\text{-}8)$$

式中 A_0 为 $t=0$ 时刻的放射性活度，$A_0 = \lambda N_0$。由式（1-8）可知，若某时刻母核数为 N，则该时刻的放射性活度就是 λN，放射性活度随时间变化的规律也是指数衰减规律。

放射性活度 A 的 SI 制单位为贝可（勒尔），符号为 Bq，$1\text{Bq} = 1\text{s}^{-1}$。旧专用单位名称是居里，符号为 Ci，$1\text{Ci} = 3.7 \times 10^{10}\text{Bq}$ 或 $1\text{Bq} = 2.703 \times 10^{-11}\text{Ci}$，此外还有毫居里（mCi）和微居里（μCi）。

例 1-2　一个放射源在 $t=0$ 时的放射性活度为 8000Bq，10 分钟后放射性活度为 1000Bq，求：①该放射源的衰变常数和半衰期；②1 分钟后的放射性活度。

解：①由衰变式 $A = \lambda N$，有

$$t=0 \text{ 时}, A_0 = \lambda N_0 = 8000\text{Bq} \qquad (1)$$

$$t=10\text{min 时}, A = \lambda N = \lambda N_0 \left(\frac{1}{2}\right)^{\frac{10}{T}} = 1000\text{Bq} \qquad (2)$$

将式（1）代入式（2），有

$$\left(\frac{1}{2}\right)^{\frac{10}{T}} = \left(\frac{1}{2}\right)^{3} \qquad (3)$$

由式（3）解得该放射源半衰期为

$$T = \frac{10}{3}\text{min} = 200\text{s}$$

衰变常数为

$$\lambda = \frac{\ln 2}{T} = 3.47 \times 10^{-3}\text{s}^{-1}$$

②1 分钟后的放射性活度为

$$A = A_0 \left(\frac{1}{2}\right)^{\frac{t}{T}} = 8000 \times \left(\frac{1}{2}\right)^{\frac{60}{200}} = 6498\text{Bq}$$

例 1-3　计算经过多少个半衰期某种放射性核素可以减少到原来的 0.1%？

解：由公式

$$N = N_0 \left(\frac{1}{2}\right)^{\frac{t}{T}}$$

$$\frac{N}{N_0} = \left(\frac{1}{2}\right)^{\frac{t}{T}}$$

得

$$\frac{t}{T} = \frac{\ln \dfrac{N}{N_0}}{\ln \dfrac{1}{2}}$$

当 $\frac{N}{N_0} = 0.1\%$ 时，$\dfrac{t}{T} = \dfrac{\ln 1000}{\ln 2} = \dfrac{6.908}{0.693} = 9.97 \approx 10$

3. 放射性统计涨落　放射性衰变是一种符合统计规律的随机现象。这种随机性主要表现在衰变方式、衰变时刻、辐射粒子到达的空间位置、定点测量辐射粒子的数目大小，即计数的多少上。因此，在相同条件相同时间间隔 Δt 内，进行重复测量，每次测得值 N_i 均不相同，且会在一个数值上下起伏，这种现象称为统计涨落（statistical fluctuation）。辐射源在空间位置上的随机性在核素显像中表现为图像上出现"斑点"，这是一种噪声，会

造成信号的信噪比下降,图像对比度分辨力变差,造成分辨微小病变的困难。

由于存在统计涨落,放射测量精度要用误差来估计,统计涨落具有偶然误差的性质。

(1)单次测量误差:若单次测量的计数 N,其标准差为 σ、相对误差为 δ。它们之间关系可表示为 $\sigma = \sqrt{N}$ 和 $\sigma = \dfrac{1}{\sqrt{N}}$。单次性计数表示为 $N \pm \sqrt{N} = N(1 \pm \delta)$。$\sigma$ 和 δ 是表示测量值离散程度的物理量。

(2)计数率离散程度(误差):计数测量通常以计数率 n 表示,定义为

$$n = \frac{N}{t} \tag{1-9}$$

式中 N 为 t 时间内的总计数。则在 t 时间内测量的标准差 σ_n 为

$$\sigma_n = \sqrt{\frac{n}{t}} = \frac{\sqrt{N}}{t} \tag{1-10}$$

根据式(1-9)和式(1-10)得相对误差 δ_n 为

$$\delta_n = \frac{\sigma_n}{n} = \sqrt{\frac{1}{nt}} = \frac{1}{\sqrt{N}} \tag{1-11}$$

(3)本底误差的计算:实际测量中总存在本底计数,所以净计数率 n_s 为

$$n_s = n_T - n_B \tag{1-12}$$

n_T 为总计数率,n_B 为本底计数率,则净计数误差为

$$\sigma_s = \sqrt{\sigma_T^2 + \sigma_B^2} = \sqrt{\frac{n_T}{t_T} + \frac{n_B}{t_B}} \tag{1-13}$$

$$\delta_s = \frac{\sigma_s}{n_s} \tag{1-14}$$

例 1-4 某次计数测量共 5 分钟,总计数为 475,本底测量为 3 分钟,总计数 54,求净计数率及相对误差。

解:根据式(1-12)得 $n_s = n_T - n_B = \dfrac{475}{5} - \dfrac{54}{3} = 77\,\mathrm{min^{-1}}$

根据式(1-13) $\sigma_s = \sqrt{\dfrac{n_T}{t_T} + \dfrac{n_B}{t_B}} = \sqrt{\dfrac{95}{5} + \dfrac{18}{3}} = 5\,\mathrm{min^{-1}}$

根据式(1-14) $\delta_s = \dfrac{\sigma_s}{n_s} = \dfrac{5}{77} = 6.5\%$

4. 放射平衡 自然界中许多放射性核素不是发生一次衰变就稳定下来,由于它们的子体核仍具有放射性,因此将发生一系列连续的衰变,直至衰变到稳定核素为止,这种衰变现象称为递次衰变(successive decay)。例如,由镭 $^{226}_{88}\mathrm{Ra}$ 衰变到氡 $^{222}_{86}\mathrm{Rn}$,由氡 $^{222}_{86}\mathrm{Rn}$ 衰变到钋 $^{209}_{84}\mathrm{Po}$,钋还要衰变继续下去。这种由某一放射性核素开始递次衰减,产生一系列放射性核素,可形成一个放射系或称放射族。目前已发现天然存在的放射系有铀系、钍系和锕系。其中母核的半衰期一般都很长,有些可与地质年代相比。衰变中的任意过程都

遵从指数衰变规律。

在递次衰变过程中,当满足一定条件时,各代子核的数量比,会出现与时间无关的现象,称之为放射平衡(radioactive equilibrium)。

(1)长期放射性平衡:对一个放射系来说,母核的数量决定于自身衰变的快慢,而子核除按指数衰变规律衰减外,还不断从母核衰变中获得补充,因此,子核的数量变化不仅与自身的衰变常数有关外,还与母核衰变常数有关。如果母核的半衰期相当长,子核的半衰期又相当短,以至于母核的放射性活度在某一测量时间内可视为常数。在这种情况下,子核的数量将逐渐增加,新生成的子核将按照自己的规律进行衰变。由于每秒衰变数与现有核数成正比,随着时间积累,子核每秒衰变的核数等于从母核衰变而得到补充的核数时,子核的数目不再增加,达到了动态平衡。这时子核与母核放射性活度相等,此现象称为长期放射性平衡(long-term radioactive equilibrium)。

长期放射平衡条件是母核半衰期远大于子核半衰期,且时间足够长。即 $T_1 \gg T_2$ 或 $\lambda_1 \ll \lambda_2$,且时间足够长 $t \geq 7T_2$(T_1 代表母核半衰期,T_2 为子核半衰期,λ_1 为母核衰变常数,λ_2 为子核衰变常数)。

(2)暂时放射性平衡:如果母核的半衰期只比子核的半衰期大几倍,在这种情况下,子核将按照母核的衰变常数进行衰减,虽然母核和子核的数目都在不断减小,经过足够长的时间后,母核和子核的数目之比将保持一个固定的常数,整个衰变系都会达到暂时平衡,这种现象称为暂时放射性平衡(temporary radioactive equilibrium)。此时

$$\frac{N_2}{N_1} = \frac{\lambda_1}{\lambda_2 - \lambda_1} \tag{1-15}$$

式中 N_1、N_2 分别为平衡时的母核数和子核数。暂时放射性平衡条件是母核半衰期并不太长,但比子核的半衰期长得多。即 $T_1 > T_2$ 或 $\lambda_1 < \lambda_2$,t 满足 $\exp[-(\lambda_2 - \lambda_1)t] \ll 1$。

(3)不成放射性平衡:若母核半衰期远小于各代子核,经过一定时间后,母核将几乎全部转变为子核。之后,子核将按自己的方式衰变,这就是不成放射性平衡。

由上述三种分析可知,在任何递次衰变中,不论各代衰变常数之间的关系如何,必有一半衰期最长者,经过足够长的时间,系统将剩下半衰期最长及其后代,它们将按照它们的指数规律衰减。

放射平衡在放射性核素的应用中具有十分重要的意义。通常半衰期短的子核在核医学中有很多优势。当子核的放射性增大到最大值时,即在暂时平衡 t_m 时刻,长期平衡是 $t \geq 7T_2$ 时刻,可对子核进行提取。子核提取后,放射系又处于不平衡状态,在下一个 t_m 或 $7T_2$ 又可对子核进行提取。所以"母牛"可以多次"挤奶"。"挤奶"总次数("母牛"的使用期限)取决于母体核素的半衰期和 t_m 及 $7T_2$ 的长短。

三、放射衰变类型

放射衰变按其放出射线的不同,可分为 α 衰变、β 衰变、γ 衰变。

1. α 衰变 放射性核素的原子核(母核)放出一个 α 粒子而变为另一种原子核的过程称为 α 衰变(α decay)。α 衰变主要发生在重核($Z > 82$)中。α 粒子由两个质子和两个中子组成,带 2e 正电荷,其质量为氦核的质量。如果用 $_Z^A X$ 代表母体核素,$_{Z-2}^{A-4} Y$ 代表子体核素,则 α 衰变可用下式表示

$$_Z^A X \rightarrow {}_{Z-2}^{A-4} Y + \alpha + Q \qquad (1\text{-}16)$$

式中 Q 称为衰变能(decay energy),即母核变成子核时所放出的能量。衰变前母核是静止的,根据动量守恒,α 粒子以速度 v_α 放出时,子核必然受到反冲,因而衰变能 Q 以 α 粒子和子核的动能形式放出来。α 衰变可发生的能量条件是 $Q>0$,换言之,产生 α 衰变的条件是 $M_Z>M_{Z-2}+M_{He}$。M_Z、M_{Z-2}、M_{He} 分别表示母核、子核、α 粒子的质量。

通过实验方法可测量 α 粒子的动能,即利用 α 粒子在真空中经过垂直于它路径的磁场作用,路径就弯成一个圆弧,测出路径的半径就可以算出动量,从而算出动能。

实验发现,在发生 α 衰变的核素中,只有很少几种核素放出单能的 α 粒子,大多数核素放出几组不同能量的 α 粒子,也有伴随产生 γ 射线的。但不管怎样,α 粒子的能谱是不连续的,它们构成一组分立的线状能谱。

原子能量是量子化的,原子核内部能量也是量子化的,即原子核也具有间隔的能级。常用一种图解方式来表示一个放射性核素的衰变过程,即核衰变的能级图或衰变纲图。(图 1-1)为 $_{88}^{226}\mathrm{R_a}$ 的衰变纲图。此过程中镭 $\mathrm{R_a}$ 可衰变成不同能级的氡 $\mathrm{R_n}$,有些 $\mathrm{R_n}$ 在原子核基态,有些则在核的激发态上。比如衰变中可观测到 0.186MeV 的 γ 射线,就是 $\mathrm{R_n}$ 从激发态跃迁到基态时所发出的。对更复杂的情况可以用相似的方法分析。

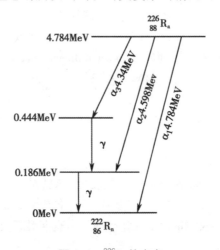

图 1-1　$_{88}^{226}\mathrm{R_a}$ 的衰变

2. β 衰变　β^+ 和 β^- 衰变及电子俘获这三种类型的核衰变总称为 β 衰变。

(1)β^- 衰变:放射性核素的原子核放出一个 β^- 粒子而变为原子序数加 1 而质量数相同的核素的过程称为 β^- 衰变(β^- decay)。从核衰变中所放出的 β^- 粒子被物质阻止后,就成为自由电子,β^- 粒子的静止质量即为电子的质量。

如果用 $_Z^A X$ 代表母体核素,$_{Z-1}^A Y$ 代表子体核素,则 β^- 衰变可用式(1-17)表示

$$_Z^A X \rightarrow {}_{Z+1}^A Y + \beta^- + \tilde{\nu} + Q \qquad (1\text{-}17)$$

式中 $\tilde{\nu}$ 代表反中微子,即中微子的反粒子,是一种静止质量近似为零的中性粒子。β^- 衰变可发生的能量条件是 $Q>0$,换言之,产生 β^- 衰变的条件是 $M_Z>M_{Z+1}$。M_Z、M_{Z+1} 分别表示母核、子核的原子质量。

在 β^- 衰变过程中所放出的衰变能被子核、β^- 和 $\tilde{\nu}$ 这三个粒子分配。因为这三个粒子的发射方向所成角度是任意的,所以每个粒子带走的能量不固定。β^- 粒子的质量比子核

质量小得多,因此子核的反冲动能可以忽略,故衰变能由 β⁻ 和 ṽ 分配。β⁻ 粒子的能量可以从最小的零值到最大的 Q 值,形成一个连续能谱。采用测量 α 粒子动能的方法,同样可以测量 β⁻ 粒子的动能。

(2)β⁺ 衰变:放射性核素的原子核放出一个正电子而变为原子序数减 1 而质量数相同的核素的过程称为 β⁺ 衰变(β⁺ decay)。β⁺ 粒子就是正电子,只有人工的放射性核素才会发生 β⁺ 衰变,β⁺ 粒子的静止质量和电子的相等。

如果用 $^A_Z X$ 代表母体核素,$^A_{Z-1} Y$ 代表子体核素,则 β⁺ 衰变可用式(1-18)表示

$$^A_Z X \rightarrow ^A_{Z-1} Y + \beta^+ + \nu + Q \tag{1-18}$$

式中 ν 代表中微子。β⁺ 衰变可发生的能量条件是 $Q>0$,换言之,产生 β⁺ 衰变的条件是 $M_Z - M_{Z-1} > 2m_e$。M_Z、M_{Z-1}、m_e 分别表示母核、子核原子质量和正电子的质量。

同 β⁻ 衰变一样,在 β⁺ 衰变过程中所放出的衰变能由 β⁺ 和 ṽ 分配。β⁺ 粒子的能谱和 β⁻ 粒子的能谱类似,也是连续的能谱。

正电子只能在极短时间内存在,当它被物质阻止而失去动能时,将和物质中的电子相结合而转化成电磁辐射,这一过程称为正负电子对湮没(electron pair annihilation)。正负电子对湮没时转化为两个或三个光子,以转化为两个光子的几率最大。通常探测这个能量的光子存在与否,可以判断是否有 β⁺ 衰变发生。

(3)电子俘获:能放出 β⁺ 粒子的原子核也可能俘获一个核外电子,同时放出一个中微子,这一过程称为电子俘获(electron capture)。由于母核容易捕获离核最近的 K 层轨道上的电子,故通常称为 K 电子俘获。当然,也可能有 L 电子或 M 电子俘获。发生电子俘获时,其衰变过程可表示为

$$^A_Z X + ^0_{-1} e \rightarrow ^A_{Z-1} Y + \nu + Q \tag{1-19}$$

这个过程的衰变能可以计算如下:设俘获前原子的总能量是 $M_Z c^2$,获得一个电子后成为 $(Z-1)$ 原子,刚好核外少一个电子(已经有一个进入原子核),故俘获电子能量无需增减。但 K 层电子出现空位,需由外层电子来补空。如果补完的原子仍处于基态,就需要放出 K 层电子的结合能 ε_K。发生 K 电子俘获的条件是 $Q>0$,即 $M_Z > M_{Z-1} + \varepsilon_K/c^2$。

在 K 电子俘获过程中只放出一个中微子,而中微子质量极小,且不带电,不能被直接观察到。那么怎样知道有 K 电子俘获发生呢?上面说到有 K 结合能放出,这可以观察到标识 X 线。另一个放出 K 结合能的方式是 K 空位由一个 L 电子来填充,因 L 电子跃迁放出的能量又把另一个 L 电子电离了,这样,一个 K 空位转变成两个 L 空位和一个具有动能的自由电子,这样放出的电子称为俄歇电子(Auger electron)。所以观察到标识 X 线或俄歇电子,就可以判定有 K 电子俘获发生。

3. γ 衰变和内转换 当原子核发生 α、β 衰变时,通常衰变到子核的激发态,处于激发态的子核是极不稳定的,它要向低激发态或基态跃迁,同时放出 γ 光子,即为 γ 衰变(γ decay)。医学上常用放射源 ⁶⁰Co 治疗肿瘤,它发生的便是 β⁻ 衰变和 γ 衰变。

原子核能级的间隔一般在 10^{-3}MeV 以上,所以 γ 射线能量的低限是 10^{-3}MeV,即 1keV,能量可以高到 MeV 的数量级。如果以 E 和 E' 分别代表衰变前后原子核的能量,$h\nu$ 为 γ 射线的能量,那么

$$h\nu = E - E' \tag{1-20}$$

处在激发态的原子核向基态跃迁时,还可以通过发射核外电子的方式来完成。原子

核把激发能直接交给核外电子,使它脱离原子核的束缚而成为自由电子,这个过程称为内转换(internal conversion)。被发射的电子称为内转换电子(internal-conversion electron),主要是 K 壳层电子。发生内转换后,在 K 壳层上留下一个空位,接下来的过程如同电子俘获后一样亦会产生标识 X 线或俄歇电子。

原子核在能级跃迁时,放出 γ 光子或内转换电子的过程是相互竞争的,各自的几率与核的种类和能级有关。

四、人工放射性核素的产生

人工放射性核素在医学中有着广泛的应用,如钴-60、铱-192 等。利用核反应堆生产是人工放射性核素的主要来源,制备途径有两种:①利用反应堆中的强中子束照射靶核,靶核俘获中子而生成放射性核;②利用中子引起重核裂变,从裂变碎片中提取放射性核素。这样制备出来的核素是丰中子核素,通常具有 β⁻ 衰变。高能加速器也可用来生产放射性核素,所制备出来的核素是贫中子核素,通常具有 β⁺ 衰变,但多数是短寿命的。

在制备放射性核素时,如果中子束的注量率保持不变,则人工放射性核素的数目一方面以固定的产生率增加,另一方面生成的放射性核素也在衰变。

当用束密度为 φ[原子 $\times(\text{s}\cdot\text{cm}^2)^{-1}$]的中子束轰击一个含有 N_0 个原子核的靶物质时,放射性核素随时间的变化率可表示为

$$\frac{dN}{dt} = N_0\varphi\sigma - \lambda N \tag{1-21}$$

式中 N 为 t 时刻的人工放射性核素数目,σ 是靶中每一个原子核挡住入射中子而发生各种核反应的有效截面积(核反应截面)。

利用初始条件($t=0$ 时,$N=0$),解式(1-21)得

$$N(t) = \frac{N_0\varphi\sigma}{\lambda}(1-e^{-\lambda t}) \tag{1-22}$$

放射性活度随时间的变化

$$A(t) = \lambda N(t) = N_0\varphi\sigma(1-e^{-\lambda t}) = N_0\varphi\sigma(1-2^{-\frac{t}{T_{1/2}}}) \tag{1-23}$$

由式(1-23)知,当时间延长,放射性活度的增长不是线性的,而是趋向饱和值,即人工放射性核素的产生率 $N_0\varphi\sigma$。因此,无限制地延长靶核照射时间不能提高放射性活度,一般应选择照射时间小于 5 个半衰期。

表 1-1 和表 1-2 分别列出反应堆生产的和加速器生产的医学上常用的放射性核素。表 1-3 列出一些常用的放射性核素发生器。

表 1-1 反应堆生产的医用放射性核素

放射性核素	半衰期	核反应
^{51}Cr	27.7d	^{50}Cr(n, γ)^{51}Cr
^{99}Mo	66.02h	^{98}Mo(n, γ)^{99}Mo

续表

放射性核素	半衰期	核反应
^{125}I	60.2d	$^{124}Xe(n,\gamma)^{125}Xe \rightarrow ^{125}I$
^{131}I	8.04d	$^{130}Te(n,\gamma)^{131}Te^m \rightarrow ^{131}Te \rightarrow ^{131}I$
^{133}Xe	5.25d	$^{132}Xe(n,\gamma)^{133}Xe$
^{153}Sm	46.8h	$^{152}Sm(n,\gamma)^{153}Sm$
^3H	12.33a	$^6Li(n,\alpha)^3H$
^{14}C	5730a	$^{14}N(n,p)^{14}C$
^{32}P	14.3d	$^{32}S(n,p)^{32}P$

表 1-2 加速器生产的医用放射性核素

放射性核素	半衰期	核反应
^{11}C	20.4min	$^{10}B(d,n)^{11}C$, $^{11}B(d,2n)^{11}C$, $^{14}N(p,\alpha)^{11}C$
^{13}N	9.96 min	$^{12}C(d,n)^{13}N$, $^{10}B(\alpha,n)^{13}N$
^{15}O	2.03min	$^{14}N(d,n)^{15}O$
^{18}F	109.8min	$^{18}O(p,n)^{18}F$, $^{16}O(^3He,p)^{18}F$
^{67}Ga	78.3h	$^{66}Zn(d,n)^{67}Ga$, $^{67}Zn(p,n)^{67}Ga$, $^{68}Zn(p,2n)^{67}Ga$
^{111}In	2.83d	$^{109}Ag(\alpha,2n)^{111}In$, $^{111}Cd(p,n)^{111}In$
^{123}I	13.0h	$^{124}Te(p,2n)^{123}I$, $^{121}Sb(\alpha,2n)^{123}I$
^{201}Tl	74h	$Hg(d,xn)^{201}Pb \rightarrow ^{201}Tl$, $^{203}Tl(p,3n)^{201}Pb \rightarrow ^{201}Tl$

表 1-3 常用的放射性核素发生器

母体核素	母体核素半衰期	子体核素	子体核素半衰期	子体核素主要光子能量(keV)
^{99}Mo	66.02h	^{99m}Tc	6.02h	140
^{113}Sn	115d	$^{113}In^m$	99.5min	392
^{68}Ce	271d	^{68}Ga	68min	511
^{62}Zn	9.3h	^{62}Cu	9.7min	511
^{81}Rb	4.6h	$^{81}Kr^m$	13s	190
^{82}Sr	25.5d	^{82}Rb	75s	511
^{87}Y	80h	$^{87}Sr^m$	2.8h	388
^{132}Tc	78h	^{132}I	2.28h	668
^{188}W	69.4d	^{188}Re	16.9h	155

第二节　X线的产生

1895年,德国的物理学家伦琴在稀薄气体放电的研究过程中发现了X线,为纪念伦琴的伟大发现,也称X线为伦琴射线。

知识链接2
X线发生装置

一、X线的基本特性

X线是一种波长介于紫外光和 γ 射线之间的电磁波,是一种能量很高的光子流。

1.X线的特征　X线除具有电磁波的共同属性外,还具有以下几方面基本特性。

(1)X线的穿透作用:由于X线波长短,具有较高的能量,物质对其吸收较弱,因此它有很强的贯穿本领。对于X线来说,大多数物质是透明的或半透明的。X线的贯穿本领不仅与X线的能量有关,还与被穿透的物质本身结构和原子性质有关。因此,X线贯穿不同物质的本领也不同。同一X线,对原子序数较低的元素所组成的物体,如空气、纸张、木材、水、肌肉组织等,其贯穿本领较强;而对原子序数较高的元素组成的物体,如铅、铝、铜、骨等,贯穿本领相对较弱。因此,X线对人体不同组织的穿透性也就不同,它是X线医学影像学的基础。在人体组织中,钙质的密度最大,原子序数(Z=20)较高,如骨骼吸收X线较多,是不易透射组织。各种软组织(结缔组织、肌肉、软骨等)以及体液都是由氢、氧、氮、碳低原子序数物质构成,其密度与水近似,属于中等透射组织。脂肪与软组织的成分相似,密度比软组织小,对X线的透射性较好。肺、胃肠道、鼻旁窦及乳突内等均含有气体,气体虽然也是上述原子序数较低的几种原子组成,但排列非常稀疏,密度很小,故透射性最好。这样,将人体组织按照对X线透射能力的不同分为三类,如表1-4所示。

表1-4　人体组织对X线的穿透性

易透性组织	中等透射性组织	不易透射性组织
气体	结缔组织;软骨	骨骼
脂肪组织	肌肉组织;血液	

(2)X线的荧光作用:X线是肉眼看不见的,但当它照射某些物质时,如磷、铂氰化钡、硫化锌、钨酸钙等,能够使这些物质的原子处于激发态,当它们回到基态时就能够发出荧光,这类物质称荧光物质。有些激发态是亚稳态,在照射停止后,仍能在一定的时间内发出磷光。在医学中可以利用荧光和磷光来透视观察X线通过人体后所形成的影像。此外,X线摄影用的增感屏、影像增强器中的输入屏和输出屏都是利用荧光特性做成的。闪烁计数器中的闪烁晶体以及荧光玻璃等也是利用X线的荧光作用制造的。

(3)X线的电离作用:物质受到X线照射将引起电离。X线虽然不带电,但具有足够能量的X光子能够撞击原子中的轨道电子,使之脱离原子产生一次电离。脱离了原子的电子还会与其他原子碰撞产生二次电离。电离作用对X线的测量和应用具有重要意义。首先,电离作用是X线生物效应的研究以及X线损伤和治疗的基础。其次,我们可以很容易收集起气体中的电离电荷,通过测定电离电荷的多少就可知道X线的照射量。多种测定照射量仪器的探头如电离室、正比计数管、盖革弥勒计数管等都是利用这个原理制成的。

（4）X线的化学和生物效应：X线能使胶片乳剂感光，能使很多物质发生光化学反应。目前已有各种感光及分辨性质不同的胶片用于不同的X线照相。另外，某些物质经X线长期照射后，其结晶体脱水渐渐改变颜色，称为着色作用或脱水作用。如氰化钡、铅玻璃、水晶等都可发生脱水着色。

X线在生物体内也能产生电离及激发作用，也就是使生物体产生生物效应。生物细胞特别是增殖性强的细胞，经一定量的X线照射后，可产生抑制、损伤甚至坏死。人体组织吸收一定量的X线后，视其敏感程度的不同，而出现种种反应，这个特性可在肿瘤放疗中得到充分应用，它是放射治疗的基础。当然，X线对正常人体组织也可能产生损伤作用，故应注意对非受检部位和非治疗部位的屏蔽防护，同时射线工作者也应注意自身的防护。

2. X线的本质　是电磁辐射，与可见光、红外线、紫外线完全相同，只不过频率高，波长短而已。X线的频率约在 $3 \times 10^{16} \sim 3 \times 10^{20}$ Hz 之间，波长约在 $10 \sim 10^{-3}$ nm 之间。X线具有波粒二象性（wave-particle duality）。

（1）X线的波动性：1912年德国物理学家劳厄等利用晶体作衍射光栅，成功地观察到了X线的衍射现象，从而证实了X线的本质是一种电磁波，具有波动性。

X线同可见光一样，具有干涉、衍射、偏振、反射、折射等现象，说明X线具有波的特性。它的波动性主要表现在以一定的波长和频率在空间传播。它是一种横波，其传播速度在真空中与光速相同，可以用波长 λ，频率 ν 等来描述。

（2）X线的粒子性：X线的波动性虽然可以成功地解释X线的干涉与衍射现象，但却不能解释X线的荧光作用、光电效应、电离作用等。X线在以光子形式辐射和吸收时具有一定的质量、能量和动量，说明X线在与物质相互作用时交换能量。这些只能用X线的粒子性作出圆满的解释。按照爱因斯坦的光量子论和相对论原理，X线的频率 ν、波长 λ 以及其光子的能量 E、动量 p 之间存在如下关系

$$E = h\nu \tag{1-24}$$

$$m = \frac{E}{c^2} = \frac{h\nu}{c^2} \tag{1-25}$$

$$p = mc = \frac{h\nu}{c} = \frac{h}{\lambda} \tag{1-26}$$

以上三式中，m 是与能量 E 相联系的质量，h 是普朗克常量，c 是光速。

例1-5　在一种X线谱中，已知最短波长为0.01nm，试求对应最短波长的X光子的频率和动能。

解：由频率和波长的对应公式可知频率

$$\nu = \frac{c}{\lambda} = \frac{3 \times 10^8}{0.01 \times 10^{-9}} = 3 \times 10^{19} \text{Hz}$$

因为光子没有静止能量，故动能直接由式（1-24）求得，即

$$E = h\nu = 6.63 \times 10^{-34} \times 3 \times 10^{19} = 1.99 \times 10^{-14} \text{J}$$

二、X线的产生机制

高速带电粒子撞击物质受阻而突然减速时能产生X线,此过程的主要影响因素取决于电子束和X线靶两种载体的行为特征。

1. 电子与物质的相互作用　由于X线是高速运动的电子在与物质相互作用中产生的,我们首先考虑高速电子在X线的产生机制中起到的作用。关于电子与物质相互作用的更详细内容将在第二章中阐述。

以医学X线发生装置为例,在X线管中,从阴极发射的电子,经阴极、阳极间的电场加速后,电子的速度已经非常高。例如,在100kV管电压下,电子抵达靶时,速度可达$0.55c$(c为光速)。这些电子轰击X线管靶的重金属原子时,它们便将其动能传递给了靶原子。这些相互作用发生在穿入靶面不太深的地方。当相互作用发生时,发射电子将会慢下来并最终完全停止。事实上,这些相互作用十分复杂。一般情况下,电子在失去它的全部能量前要经受很多次与靶原子的碰撞,其能量损失分为碰撞损失和辐射损失。

碰撞损失只涉及原子的外层电子。高速电子与原子的外层电子发生作用时,可以使原子激发或电离。当入射电子的能量大于外层电子的结合能,则靶原子被电离,其外层电子脱离靶原子并具有一定的动能,此时电离出的电子称为 δ 电子,它与入射电子一样可以使原子激发或电离,将损失的能量变为热量。当入射电子并不能将足够的能量传递给外层电子,就无法将它们电离,外层电子只不过上升到一个激发态或更高能级。然后,伴随着红外辐射的发生外层电子会立即返回到它们正常的能级。正是外层电子的不断受激发与再复原,使得在X线管阳极产生了大量的热。凡属电子与原子的外层电子作用而损失的能量统称为碰撞损失(collision loss)。

辐射损失涉及原子的内层电子和原子核。高速电子除与原子的外层电子发生碰撞而损失能量外,也可能电离原子的内层电子,将能量转化为特征辐射;另外,高速电子还可能与靶原子核发生相互作用,将能量转化为韧致辐射。凡属电子与原子的内层电子或原子核作用而损失的能量统称为辐射损失(radiation loss)。

上述某种作用形式的几率取决于高速电子的能量和靶物质的原子序数。通过计算知道

$$\frac{碰撞损失}{辐射损失} \approx \frac{800\text{MeV}}{T \cdot Z} \tag{1-27}$$

这里T是高速电子的动能(以 MeV 为单位),Z是靶物质的原子序数。例如,100kV管电压下,电子撞击在钨靶上,99%的能量以碰撞损失,仅有1%的能量产生X线。可见,X线管的效率是非常低的。阳极产生的热量与X线管电流的大小成正比。X线产生的效率与管电流的大小无关。因此,不管选择什么挡位的管电流(毫安)曝光,X线产生的效率都是一样的。

2. 连续X线　X线管发出的X线,含有多种波长成分,将其强度按波长的顺序排列,可得X线谱。研究X线谱可用X线射谱仪。如图1-2是钨靶X线管所发射的X线谱示意图:上部分是谱线强度与波长的关系曲线;下部分是照在底片上的X线谱。由图可知,X线谱通常分为两种类型,一类是连续X线谱(continuous X-rays spectrum),即上图曲线和下图照片上的背景相对应的包括各种不同波长的X线;另一类是特征X线谱(characteristic X ray spectrum),也称标识X线谱,即上图曲线几个凸出的尖端和下图照片

上几条明显谱线相对应的特定波长的 X 线,如图中标记的 K_α、L_α、L_β、L_γ。

产生连续 X 线的机制是韧致辐射。

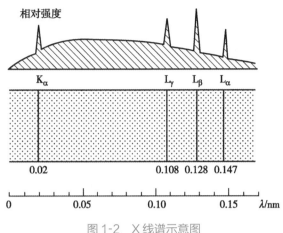

图 1-2　X 线谱示意图

经典的电磁学理论指出:当一个带电体在外电场中速度发生变化时,带电体将向外辐射电磁波。当高速电子穿过靶原子时,若它能够完全避开轨道电子就有可能会非常接近原子核,并受其影响。由于电子带负电,原子核带正电,那么在它们之间就会有静电吸引。高速电子越接近原子核,它受到原子核的电场的影响就越大。因为原子核中包含了许多质子,并且质子与高速电子间距离又十分小,因此这个电场是非常强的。当高速电子经过原子核时会慢下来,并改变其原有的轨迹。按照上述理论,电子将向外辐射电磁波而损失能量 ΔE,电磁波的频率由 $\Delta E = h\nu$ 确定。电子的这种能量辐射称为韧致辐射(bremsstrahlung),这种辐射所产生的能量为 $h\nu$ 的光子称为 X 线光子。

韧致辐射是辐射损失的一种。如图 1-3 所示,由于每个高速电子与靶原子作用时的相对位置不同,所以各相互作用对应的辐射损失也不同,因而发出的 X 线光子的能量也互不相同。当高速电子基本上没有受原子核影响的时候,就会产生能量相对低的 X 线光子,此时电子仍有较大的动能,将继续与靶中的其他原子发生作用。当高速电子直接撞击在原子核上,电子失去了它的全部动能,产生的 X 线光子的能量等于入射电子的动能。一般地,能量介于这两个极值之间的 X 线光子出现的频率比较高。大量的 X 线光子组成了具有频率连续的 X 线发射谱。图 1-4 是使用钨靶 X 线管,管电流保持不变,将管电压从 20kV 逐步增加到 50kV,同时测量各波段的相对强度来绘制成 X 线发射谱。

由图 1-4 可以看出,连续谱的 X 线强度是随波长的变化而连续变化的。每条曲线都有一个峰值;曲线在波长增加的方向上都无限延展,但强度越来越弱;在波长减小的方向上,曲线都存在一个最短波长(λ_{min}),称为短波极限(short-wavelength limit)。

我们知道,光子能量的最大极限($h\nu_{max}$)等于入射电子在 X 线管加速电场中所获得的能量 eU,即

$$h\nu_{max} = eU \tag{1-28}$$

最大光子能量对应的光子最短波长为

$$\lambda_{min} = \frac{hc}{eU} \tag{1-29}$$

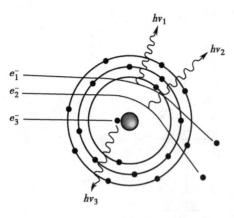

图 1-3 轫致辐射的产生

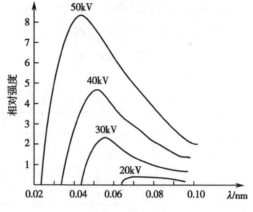

图 1-4 钨靶在较低管电压下的连续 X 线发射谱

这里 h、c 和 e 分别是普朗克常数、光速和电子的电量,将这些常数值代入式(1-29)得

$$\lambda_{min} = \frac{1.24}{U} \text{ nm} \qquad (1\text{-}30)$$

式中 U 是管电压,以"kV"为单位。显然,连续 X 线的最短波长只与管电压有关,而与其他因素无关。

例 1-6 若 X 线管两极间的管电压为 70kV,求从阴极射线管发射的电子(初速度为零)到达阳极靶时的速度及连续谱中的最短波长。

解:若不考虑相对论效应电子,即忽略电子因速度而引起的质量变化,电子到达阳极靶时的动能等于加速电场对它做的功,即

$$\frac{1}{2} m_e v^2 = eU$$

$$v = \sqrt{\frac{2eU}{m_e}}$$

已知电子的静止质量为 $m_e = 9.11 \times 10^{-31}$kg,电子电量 $e = 1.60 \times 10^{-19}$C,管电压 $U = 70$kV,代入上式可得

$$v = \sqrt{\frac{2 \times 1.60 \times 10^{-19} \times 70 \times 10^3}{9.11 \times 10^{-31}}} \text{ m} \cdot \text{s}^{-1} = 1.6 \times 10^8 \text{m} \cdot \text{s}^{-1}$$

显然,电子的速度已接近光速,所以应考虑相对论效应。此时电子到达阳极靶时的动能应写成 $(m - m_e)c^2$,式中 m 为电子到达阳极靶、速度为 v 时的质量,m_e 为电子的静止质量,因而有

$$(m - m_e)c^2 = eU$$

即

$$\left(\frac{1}{\sqrt{1 - \frac{v^2}{c^2}}} - 1\right) m_e c^2 = eU$$

整理得

$$v = c\sqrt{1 - \frac{1}{\left(1 + \frac{eU}{m_e c^2}\right)^2}} = 1.4 \times 10^8 \text{m} \cdot \text{s}^{-1}$$

再根据短波极限式(1-30)得

$$\lambda_{\min} = \frac{1.240}{U} = \frac{1.240}{70}\,nm = 0.018nm$$

3. 特征 X 线 当高速电子在较低管电压控制下与各种靶材料作用时,产生的都是连续 X 线构成的连续谱。但是,当管电压调至高于靶材料的某一特征电压值时,会在相应的连续 X 线谱上冒出若干高强度的亮线。这是由于连续 X 线产生的过程中,当加速电子的能量 eU 大于靶材料内层电子的结合能时,就有一定几率产生这种特殊的 X 线。图 1-5 绘出了钨在较高电压下的 X 线谱,当管电压增加到 70kV 以上时,连续 X 线谱在 0.02nm 附近叠加了四条谱线,在曲线上出现了四个高峰。电压继续升高时,连续 X 线谱的强度和短波极限发生很大变化,但这四条谱线在图中的位置却始终不变,即它们的波长不变。这些谱线的波长决定于阳极靶的材料。不同元素制成的靶具有不同的线状光谱,它们可以作为这种元素的标识,因此称这些线状 X 线谱为特征(标识)X 线谱。

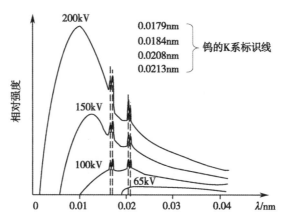

图 1-5 钨靶在较高电压下的 X 线谱

图 1-6 显示了特征 X 线的产生过程。入射电子与靶原子的内层电子发生作用,使内层电子获得能量成为自由电子,当外层电子向内层电子空穴跃迁时,释放的能量以 X 线光子的形式辐射出去,产生特征 X 线。此时,特征 X 线光子的能量就等于这两个轨道电子结合能之差。由于原子能级是分立的,所以由这种能级跃迁产生的电磁辐射波长不连续,呈分立的线状谱。特征 X 线中以激发最靠近原子核的 K 层电子而形成能级跃迁的电磁辐射能量为最高,称作 K 线系,它们由分别来自 L、M、N 等外层电子跃向 K 层跃迁产生的谱线构成。当靶原子中的其他层电子被击出时,也会产生类似 K 层的 L、M、N 等特征 X 线。欲使内层电子成为自由电子,外界激发能量必须大于该层电子在原子中的结合能。由于 K 层结合能最大,所以特征辐射一旦发生,线系中各谱线均会出现。但

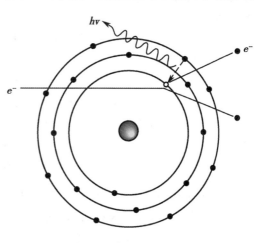

图 1-6 特征 X 线的产生

17

L、M、N等线系的光子能量小,辐射强度较弱,通常都被X线管的管壁吸收而不能发射出去,只有光子能量较大的K系射线能穿过管壁成为X线谱中的特征X线。因此一般以列出K线系的特征辐射为主。由于原子能级是确定不变的,因此在管电压升高时,特征X线的谱线位置不变,即波长不变,仅辐射强度加大。

轨道电子从外层向内层的跃迁产生了特征X线。由于不同原子的电子结合能不同,其产生的特征X线的能量也不同。之所以称这种类型的X线辐射为特征辐射是因为它代表了靶原子的特点。随着靶原子的原子序数的增加,特征X线能量也会增加。

从前面的讨论可知,只有当入射电子的动能大于靶原子的某一壳层电子的结合能时,才能产生特征X线。而入射电子的动能完全由管电压决定。因此,管电压U必须满足式(1-31)的关系

$$eU \geqslant W_i \qquad (1\text{-}31)$$

式中W_i为第i层的结合能。当$eU = W_i$时,$U = W_i/e$为最低管电压,称为i线系特征X线的激发电压。表1-5列出几种靶材料的K线系和L线系的激发电压。

表1-5 几种靶材料产生K、L线系特征X线的激发电压(kV)

靶材料	原子序数	K线系激发电压	L线系激发电压
铝(Al)	13	1.56	0.09
铜(Cu)	29	8.89	0.95
钼(Mo)	42	20.00	2.87
钨(W)	74	69.51	12.09
铅(Pb)	82	88.00	15.86

三、X线辐射场的空间分布

1. X线强度 X线的强度(intensity of X-rays)定义为单位时间内通过垂直于X线传播方向上的单位面积的光子能量的总和。

(1)X线强度的基本性质:X线强度是由光子数目和光子能量两个因素决定的。在医学应用中,常用X线的量和质来表示X线的强度。量是X线光子的数目,质是X线光子的能量。

设在单位时间内通过单位横截面积上的X线光子数目为N,每个光子的能量为hv,则单能X线的强度I为

$$I = N \cdot hv \qquad (1\text{-}32)$$

可见,单能X线的强度与光子数目成正比。

对于具有不同能量的有限种光子组成的线状谱,其强度表示为

$$I = \sum_{i=1}^{n} N_i \cdot hv_i \qquad (1\text{-}33)$$

式中N_i为每秒通过单位横截面积、频率为v_i的X线光子的数目,hv_i为每个频率为v_i的X线光子的能量。连续的X线能谱的强度为

$$I = \int_0^{E_{max}} E \cdot N(E) \mathrm{d}E \qquad (1\text{-}34)$$

式中 $N(E)$ 为每秒通过单位横截面积、能量为 E 的 X 线光子数。X 线能谱的曲线下所包括的总面积代表 X 线的总强度。

在 X 线诊断的医学应用中，连续 X 线的总强度（$I_连$）与管电压（U）、管电流（i）、靶原子序数（Z）的关系可用式（1-35）近似表示

$$I_连 = K_1 i Z U^n \qquad (1\text{-}35)$$

其中，常数 $K_1 = 1.1 \times 10^{-9} \sim 1.4 \times 10^{-9}$，对诊断 X 线 $n = 2$。

对于 K 线系特征 X 线的强度（I_k）可用式（1-36）表示

$$I_k = K_2 i (U - U_k)^n \qquad (1\text{-}36)$$

式中 U_k 为 K 线系激发电压，K_2 和 n 均为常数，n 约等于 1.5～1.7。

在 X 线管中产生的 X 线，若将占比例极少的特征 X 线忽略不计，则 X 线的产生效率就等于 X 线功率（X 线强度）与高速电子流的功率之比，即

$$\eta = \frac{K_1 i Z U^2}{iU} = K_1 Z U \qquad (1\text{-}37)$$

例如，在 100kV 管电压下，电子撞击在钨靶上，X 线的产生效率为 0.9%，这与用式（1-27）计算的结果相同。

（2）X 线的量与质：X 线的量决定于 X 线束中的光子数。由于 X 线光子能量大，穿透本领强，因此直接准确测定 X 线的量是困难的。实际中是利用 X 线的电离、感光和荧光等特性，制成不同的仪器来间接测量 X 线的辐射量。较好的方法是用 X 线在空气中产生电离电荷的多少来间接测量 X 线的照射量，进而反映 X 线强度的大小。

管电压一定时，X 线管的管电流大小反映了阴极灯丝发射电子的情况。管电流大，表明单位时间撞击阳极靶的电子数多，由此产生的 X 线光子数也正比增加，照射时间长，X 线量也正比增加。因此，在 X 线诊断中作为一种简便的近似方法，可以用 X 线管的管电流与照射时间的乘积来间接反映 X 线的量，通常以毫安秒（mAs）为单位。

X 线的质又称线质，它表示 X 线的硬度（hardness of X-ray），即穿透物质的本领。X 线的质只与光子能量有关，而光子能量又由管电压和滤过（后续介绍）的厚度有关。管电压愈高，电子到达阳极靶时具有的速度愈大，电子的能量愈大，产生连续 X 线的波长更短，穿透物质的本领更强；而附加滤过愈厚，软射线成分被吸收愈多，X 线的有效能量提高，线质变硬。所以，X 线的质可由管电压和滤过来间接表示。

（3）影响 X 线强度的因素：影响 X 线强度（量与质）的因素很多，也很复杂。如表 1-6，主要因素有：

①靶物质的原子序数愈高，原子核电场愈强，连续辐射的几率增大。靶原子序数不仅能影响 X 线的量，还对 X 线的有效能量（X 线质）有一定的影响。当原子序数提高时，高能 X 线数量的增加远大于低能 X 线数量的增加。随着原子序数的增加其相应的电子结合能亦提高，直接导致更高能量的特征辐射。

②管电流只影响 X 线的量，管电流越大，表明单位时间撞击阳极靶的电子越多，产生的 X 线强度也就越大。

③管电压增加时,虽然灯丝发射电子的数目没变,但每个电子所获得能量增大,因而产生高能 X 线的成分增多,且数量增大。只有管电压大于激发电压时才能产生特征 X 线,而特征 X 线的能量与管电压无关。

④附加滤过的总体结果就是伴随着 X 线量的减少,提高了 X 线束平均能量,有时也称其为 X 线束的硬化。不过,特征 X 线和 X 线的最大能量并没有受影响。

⑤此外,电压的脉动及距离的变化也影响 X 线的强度。

表 1-6　各种因素对 X 线强度的影响

影响因素(增加)	影响的结果	
	X 线的质	X 线的量
毫安秒	不变	增加
管电压	增加	增加
靶原子序数	增加	增加
滤过	增加	降低
距离	不变	降低
电压脉动	降低	降低

2. X 线强度的空间分布　从 X 线管焦点上产生的 X 线,在空间各个方向上的分布是不均匀的,即在不同方位角上的辐射强度是不同的。这种不均匀的分布称为辐射强度空间分布或称辐射场的角分布。实验表明,X 线辐射强度在空间的分布情况很复杂,主要取决于入射电子的能量、靶物质及靶的厚度等因素。

(1)薄靶周围 X 线强度的空间分布:研究辐射场的空间分布必须从薄靶入手。由于从靶上辐射出的光子的数量及出射角度与入射电子能量和靶原子的 Z 有关,为简化起见,将电子能量及 Z 均恒定,但电子能量的恒定则要求电子在入射靶的过程中能量没有损耗。电子在深入物质的过程中大约在 10^{-6}m 内有 0.5keV 的损失,当能量损失 $\Delta E \ll E$ 时,这种厚度的靶可视为薄靶,即入射电子能量认为不变。

薄靶产生的 X 线强度的角分布,如图 1-7 所示。在不同角度上的矢径长度代表在该方向上的 X 线强度。曲线 A 表示以 34keV 的电子冲击 20nm 厚的铝箔所获得的 X 线强度分布情况。图中可见,低能电子束冲击薄靶产生的 X 线强度分布,主要集中在与电子束成垂直的方向上,沿着电子束方向上 X 线强度相对较小,与电子束相反方向上 X 线强度近似为零。靶越薄,上述结论越正确。图 1-7 中曲线 A 表示的最大强度在 55° 附近。曲线 B 和曲线 C 分别表示 10MeV 和 20MeV 的电子束轰击 0.05mm 厚的钨片所产生的 X 线强度分布,明显看出,高能电子束冲击薄靶时产生的 X 线集中向前方,X 线束变窄。此图为 X 线强度分布的剖面图,若以电子束入射方向为轴旋转一周,可得 X 线强度在空间的角分布的立体图。

图 1-8 表示一薄靶在不同管电压下产生的 X 线强度在靶周围分布的情况。工作电压在 100kV 左右时,X 线在各个方向上强度基本相等,当管电压升高时,X 线最大强度方向逐渐趋向电子束的入射方向,其他方向的强度分布所占比重逐渐减少,X 线的强度分布趋于集中。这种高能 X 线强度的空间分布与电子加速器的实验结果基本一致。

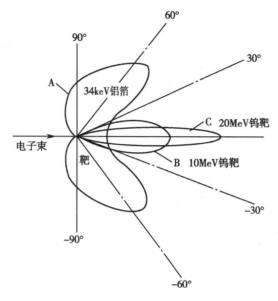

图 1-7 X线强度的角度分布

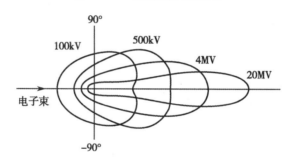

图 1-8 薄靶周围X线强度的角分布随管电压的变化

根据薄靶产生X线的空间分布特点,在管电压较低时,利用反射式靶在技术上有好处;但对使用超高压X线管时,管电压过高,考虑能量分布因素,则需采用穿透式靶,电子从靶的一面射入,X线从另一面射出。加速器产生的高能X线用的就是穿透式靶。

(2)厚靶周围X线强度的空间分布:用于医疗诊断方面的X线管,其阳极靶较厚,称为厚靶X线管。当高能电子轰击靶面时,由于原子结构的"空虚性",入射的高速电子不仅与靶面原子相互作用辐射X线,而且还穿透到靶物质内部一定的深度,不断地与靶原子作用,直至将电子的能量耗尽为止。因此,除了靶表面辐射X线外,在靶的深层,如图1-9中的O点,也能向外辐射X线。为便于应用方面的研究,仅讨论在投照方向(即OA、OB、OC)上的X线强度分布。由图1-9可见,从O点辐射出的X线,愈靠近OC侧,穿过靶的厚度愈厚,靶本身对它的吸收也愈多;愈靠近OA侧,靶对它吸收愈少。因此,愈靠近阳极一侧X线辐射强度下降的愈多。而且靶倾角θ愈小,下降的程度愈大。这种愈靠近阳极,X线强度下降愈多的现象,就是所谓的"足跟"效应,也称

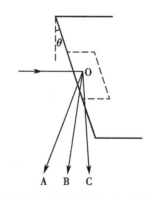

图 1-9 厚靶阳极效应示意图

阳极效应(anode effect)。由于诊断X线管靶倾角小,X线能量不高,足跟效应非常显著。目前临床上解决阳极效应的主要方法是在X线管的窗口加梯形或楔形滤线板。其厚度大的一侧朝向灯丝,薄的方向对着阳极靶,以综合由阳极效应引起的强度不均匀分布。

阳极效应的另一个重要的后果就是改变了焦点的大小和形状。在X线野中靠近阳极侧的有效焦点比靠近阴极侧的要小一些。某些乳腺X线摄影设备制造厂家正是利用了这一特性,调整X线管的倾角从而沿着胸壁产生更小的焦点。

第三节 X线的准直与滤过

一、准直器与光野

从X线管阳极靶发出的X线称为原发X线,原发X线自X线管焦点发出后向周围空间辐射。为了提高医学检查和治疗效率,避免被检查者受到技术性的非必要照射,需要对X线进行准直,即根据检查和治疗部位的大小来调节X线的照射野,使X线束准确、集中地照射到受检和被治疗的部位。所谓照射野(exposure field)是指X线束入射于被照射面的投影,准确地讲,是射束中心区域剂量强度的50%所界定的区域。在临床诊断和治疗中,由于X线照射野无法通过目视确定,通常用可见光的光野模拟照射野。所谓光野(light field)是指X线诊断机机头模拟灯光在入射面所界定的区域。

照射野与光野的一致性对于临床诊断和治疗具有如下重要意义:提高医学检查和治疗的效率,确保被检查和被治疗部位的完整性,避免被检查和被治疗者受到技术性的非必要照射,降低公众医疗照射剂量水平,减少因辐射导致的癌症发病几率。

1. 照射野的控制 X线照射野的调节是由准直器(collimator)实现的。准直器又称遮线器,通常安装在X线管管套的窗口处。准直器是用一定厚度、相对平行放置、且对X线有较强吸收作用的铅板或格栅制成,通过调节铅板或格栅的间隙来控制X线照射野的大小。准直器可以遮去不必要的原发X线,将X线限制在所需的最小范围内,使患者接受到的X线照射剂量减到最小。准直器还能吸收散射线,无论是散射光子还是湮灭的辐射光子,只要是偏离准直通道的光子,都将被准直器吸收,从而提高影像对比度。X线机内部还设有可见光光源和反射镜,用来模拟X线管焦点的位置,标示照射野和中心线。

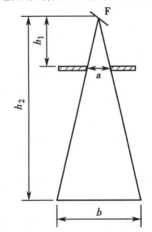

如图1-10所示,自X线管焦点发出的原发X线,向周围空间辐射,而其中仅仅一部分可以由套管放射窗口射出。射出的X线随后通过安装在窗口外的准直器,通过调节准直器铅板的间隙遮去不必要的原发X线,进而控制X线的照射野。图中h_1是X线管焦点到铅板的距离,h_2是焦点到照射野的距离,a是铅板间隙的大小,b是照射野的大小,其比例关系为

图1-10 准直器开口与照射野的关系

$$\frac{h_1}{h_2} = \frac{a}{b} \tag{1-38}$$

一般而言，h_1 是固定的，h_2 对于特定部位也是固定的。因而，通过调节铅板间隙的大小 a 可以控制照射野大小 b。

图 1-11 为 X 线准直器装置图。为了提高准直的效果，另一组铅板可以安装在准直器外壳内距第一组铅板一定距离处。两对铅板工作时始终保持同步动作，由于它们到焦点的距离不同，活动幅度也不同，下组铅板活动幅度较大。上、下两组铅板具有共同的照射野。准直器的外壳具有吸收散射线的作用。此外，在准直器上口（也可在下口）还设有滤过板，并配有更换轨道，可吸收无用的软 X 线，以减少对患者的辐射损伤。

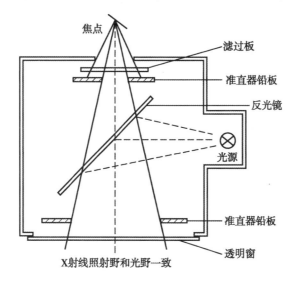

图 1-11 X 线准直器装置图

2. 照射野的标示 X 线照射野的标示是通过一个反射来自灯泡光线的镜子实现的。如图 1-11 所示，在准直器内部，用灯泡模拟 X 线管焦点的位置，调整灯泡的位置，使反射的光线中心与射线管的焦点位置重合，此时光源（灯泡）与 X 线管焦点以反光镜为中心对称，灯光经反光镜反射后进入 X 线通道，经准直器铅板遮挡，指示出照射野的范围，即光野"模拟"了实际的 X 线照射野。

二、固有滤过

医用 X 线属于连续能谱，其中绝大部分低能光子不能透过人体，对形成 X 线影像不起任何作用，但却大大增加了被检者的皮肤照射剂量。为了获得最佳影像质量，同时尽量减少无用的低能光子对人体皮肤和表浅组织的伤害，就需要根据连续 X 线在物质中的衰减规律，采用恰当的滤过措施，兼顾应用与防护的双重目的。在 X 线管出口放置一定均匀厚度的金属，预先把 X 线束中的低能成分吸收掉，将 X 线的平均能量提高，这种过程就是所谓滤过（filtration）。

单能 X 线无需滤过，其线质可用 X 线光子的能量或 X 线衰减掉一半时的厚度，即半价层（half value layer，HVL）来表示。但对医用连续 X 线来说，则光子能量不同，当通过滤过物质后,能量分布有不同的变化,要描述它的线质比较困难。由于通常无需严格的能谱分析,故通常可用半价层和等效能量表示。若一连续能谱 X 线的半价层与某单能 X 线的半价层相等,则可认为它们等效,此时单能 X 线的能量称为连续 X 线的有效能量。一旦测出连续 X 线的半价层,便可利用表 1-7 查出有效能量。

表 1-7 单能 X 线光子能量与半价层的关系

光子能量（keV）	铝		铜	
	$\mu/\rho(cm^2 \cdot g^{-1})$	HVL（mm）	$\mu/\rho(cm^2 \cdot g^{-1})$	HVL（mm）
10	26.2	0.008 3	224.2	0.008 46
15	7.90	0.326	74.1	0.010 5
20	3.39	0.760	33.7	0.023
30	1.12	2.30	10.9	0.071
40	0.565	4.56	4.88	0.159
50	0.367	7.02	2.61	0.297
60	0.277	9.30	1.60	0.485
80	0.201	12.8	0.768	1.01
100	0.170	15.2	0.462	1.68
150	0.138	18.7	0.223	3.48
200	0.122	21.1	0.157	4.94

X 线的滤过分为固有滤过（inherent filtration）和附加滤过（additional filtration）。

固有滤过是指 X 线机组件本身的滤过,即从 X 线管阳极靶到不可拆卸的滤过板之间滤过的总和,包括 X 线管的管壁、绝缘油层、管套上的窗口和不可拆卸的滤过板。固有滤过一般用铝当量（mm Al）表示,即指一定厚度的铝板与其他滤过材料相比,对 X 线具有相同的衰减效果,则此铝板厚度就是该滤过材料的铝当量。诊断 X 线机的固有滤过在 0.5～2mm Al 之间。

滤过虽然可以提高 X 线的平均能量,但却降低了组织的对比度。在一般 X 线摄影中这种影响并不大,但对软组织摄影,这种由于滤过造成的对比度下降会严重影响照片质量。因此,对软组织摄影就需要使用低滤过的 X 线。铍窗口就是为了产生低滤过 X 线而设计的。由于铍的原子序数（Z=4）低,它比玻璃窗口能透过更多的低能射线,这种 X 线管具有最小的固有滤过,适于软组织特别是女性乳房的 X 线摄影和表层放射治疗。

三、附加滤过

理想的滤过板应把一切无用的低能成分吸收掉,而让有用的高能成分全部透过。实际上没有这样的物质,但可以选择某种物质使它通过光电效应大量吸收低能成分,而高能成分通过时仅有极少量的康普顿散射吸收和光电效应吸收,绝大部分高能射线可通过。附加滤过是指从不可拆卸的滤过板（不包括它本身）到诊视床面之间的滤过板和遮光器等可拆卸滤过的总和。可以通过选择滤过物质在其中通过光电效应大量吸收低能成分,而高能成分通过时仅有极少量的康普顿散射吸收和光电效应吸收,绝大部分高能射线可通过。附加滤过使 X 线的强度减小,但提高了 X 线的有效能量,线质变硬了。

1. 滤过板的选择　　根据被拍摄或被治疗的人体组织对 X 线能量的需要选择使用附加滤过板。在 X 线诊断中通常都用铝和铜作滤过板,铝对低能射线是很好的滤过物质,铜对高能射线是很好的滤过物质。对治疗用高能 X 线还可用锡、铅作滤过板。必须指出,高原子序数物质不能单独作为滤过板使用,而应与低原子序数物质组成复合滤过板,复合滤过板可以包括两层或更多层的不同物质。使用复合滤过板时应注意将原子序数高的一面面向 X 线管,原子序数低的一面面向受检者。这样,高原子序数滤过板产生的特征辐射能被低原子序数的滤过板吸收,至于低原子序数滤过板产生的特征辐射则可被空气吸收。

2. 滤过板厚度的选择　　随着滤过板厚度的增加,低能射线迅速衰减,高能射线衰减缓慢。用 2mm 厚的铝能把能量为 20keV 以下的绝大部分低能光子吸收。必须注意的是,使用低滤过进行高千伏摄影,对受检者是十分有害的。为此,工作人员应根据检查类型和所用管电压及时更换附加滤过板的厚度。滤过板可大量吸收低能量光子,但对高能成分也有一定的衰减。为弥补这一损失,在 X 线摄影中一般采用适当增加照射时间的办法来解决。实验表明,采用高千伏、厚滤过技术摄影虽然照射时间延长了,但被检者的受照剂量还是大幅度地减少,这表明滤过技术在防护上起了很重要的作用。当增加管电压和滤过时,会提高透射率,但照片的对比度降低,特别是骨的对比度减小。当骨的对比度不占重要地位时,如颈部和胸部的照片,可采用高电压、厚滤过技术。

在获取 X 线影像过程中,如果投照部位的厚度差别太大,要得到均匀密度的影像,可以使用楔形或梯形滤过板。投照时将楔形或梯形滤过板薄的部分对准被照体厚的部位,滤过板厚的部分对准被照体薄的部位。

第四节　X(γ)射线在物质中的衰减

X(γ)射线在其传播过程中的强度减弱,包括距离所致的衰减(扩散衰减)和物质所致的衰减(吸收衰减)两种形式。

对于均匀物质中的 X(γ)射线点源在向空间各方向辐射时,若不考虑物质的吸收,则与普通点光源一样,在半径不同球面上的 X(γ)射线强度与距离(即半径)的平方成反比,这一规律称为 X(γ)射线强度衰减的平方反比定律。该定律只在真空中成立,但在空气中由于衰减很少可忽略不计。故在 X 线摄影中,可通过改变 X 线管焦点到胶片的距离来调节 X 线的强度。

当 X(γ)射线通过物质时,X(γ)射线光子与物质中的原子发生光电效应、康普顿效应和电子对效应等,在此过程中由于散射和吸收也可导致入射方向上的 X 线强度衰减。这是 X 线摄影、透视及 X-CT 检查的基本依据,同时也是屏蔽防护设计的理论根据。

一、X(γ)射线在物质中的衰减系数

1. 线性衰减系数与截面　　截面是描述粒子与物质相互作用概率的物理量,定义为一个入射粒子与单位面积上一个靶粒子发生相互作用概率(effect probability),记作 σ。靶粒子可以是原子、原子核或核外电子,相应截面称为原子截面、原子核截面或电子截面。σ 的 SI 单位是 m^2。若一个入射粒子与物质的相互作用由多种相互独立的作用方式,则相互

作用总截面等于各相互作用截面之和

$$\sigma = \sum_j \sigma_j \qquad (1\text{-}39)$$

考虑一单能平行 X(γ)射线束水平入射到物质中,如图 1-12 所示。设靶物质单位体积的粒子数为 n,密度为 ρ;在厚度 $x=0$ 处,X 线束入射强度为 I_0;在厚度 x 处,出射强度为 I;穿过 dx 薄层时,X 线光子与靶物质可能发生光电效应、康普顿效应、电子对效应等形式的相互作用,这时探测器测量到的是未与物质发生相互作用的光子,因而测量到的光强变化为 $-\mathrm{d}I$。

由截面定义可得如下的微分方程

$$-\mathrm{d}I = \sigma I n \mathrm{d}x \qquad (1\text{-}40)$$

根据初始条件 $x=0$ 时,$I=I_0$,求解上述微分方程得

$$I = I_0 e^{-\sigma n x} = I_0 e^{-\mu x} \qquad (1\text{-}41)$$

$$\mu = \sigma n \qquad (1\text{-}42)$$

μ 表示 X 线光子与每单位厚度物质发生相互作用的概率,称为线性衰减系数(linear attenuation coefficient),单位是 m^{-1}。另一方面,由式(1-40)和式(1-42)得

$$\mu = \frac{-\mathrm{d}I}{I\mathrm{d}x} \qquad (1\text{-}43)$$

可见线性衰减系数也表示 X 线束穿过靶物质时在单位厚度上入射 X 线光子数减少的百分数。线性衰减系数是光子束能量和靶物质材料的函数,线性衰减系数越小,X 线的穿透能力越强。

对于每一种相互作用形式,可以定义相应的线性衰减系数,总线性衰减系数等于各种相互作用的线性衰减系数之和

$$\mu = \sum_j \mu_j \qquad (1\text{-}44)$$

由于线性衰减系数与吸收物质的密度成正比,而物质密度会随温度和气压的变化而变化,因此线性衰减系数也将随温度和气压的变化而变化。为了避开与物质密度的相关性,故引入质量衰减系数 μ/ρ,它定义为线性衰减系数除以物质密度,单位是 m^2/kg。质量衰减系数表示 X 线光子与每单位质量厚度物质发生相互作用的概率。由于质量衰减系数与物质密度无关,不管物质的热力学状态如何,它的质量衰减系数都是相同的,因此在许多情况,使用质量衰减系数比线性衰减系数方便。

由式(1-42)可得质量衰减系数和靶粒子截面之间的关系,即

$$\frac{\mu}{\rho} = \sigma\frac{n}{\rho} \qquad (1\text{-}45)$$

该式表明,质量衰减系数是靶粒子截面与单位质量物质中的靶粒子数的乘积。

2. 质能转移系数和质能吸收系数 当一个 X 线光子与吸收物质相互作用时,一部分能量以散射辐射的方式从吸收体中辐射掉,另一部分转化为高速电子的动能。为了方便描述 X 线与物质相互作用过程中能量的转移和吸收,引入能量转移和能量吸收系数。

线性能量转移系数定义为 X 线光子在物质中穿行单位距离时,其总能量由于各种相互作用而转移给带电粒子动能的份额,记作 μ_{tr},单位为 m^{-1}。设光子的能量为 $h\nu$,其中转

移给带电粒子的动能的部分为 E_{tr}，则 μ_{tr} 和 μ 的关系可表示为

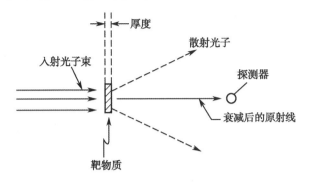

图 1-12　单能平行 X 线光子束被物质衰减示意图

$$\mu_{tr}=\mu\,\frac{E_{tr}}{h\nu} \tag{1-46}$$

X 线光子与物质作用的每一种形式都可能有能量转移，因此定义总线性能量转移系数

$$\mu_{tr}=\sum_{j}\mu_{tr,j} \tag{1-47}$$

质能转移系数（mass-energy transfer coefficient）定义为 $\mathrm{d}E_{tr}/(EN)$ 除以 $\rho\mathrm{d}l$ 而得的商，即

$$\frac{\mu_{tr}}{\rho}=\frac{1}{\rho NE}\cdot\frac{\mathrm{d}E_{tr}}{\mathrm{d}l} \tag{1-48}$$

式中 ρ 为物质密度，E 是入射 X 线光子能量，N 是入射 X 线光子数，$\mathrm{d}E_{tr}/(EN)$ 是入射 X 线光子穿过"质量厚度"为 $\rho\mathrm{d}l$ 的物质层时，其总能量因相互作用而转移给带电粒子动能的份额。

质能吸收系数（mass-energy absorption coefficient）定义为 X 线在物质中穿过单位质量厚度时，其能量真正被受照物质吸收的比率。X 线光子转移给次级电子的动能，有一部分通过韧致辐射而损失掉，真正被物质吸收的能量应等于 X 线光子转移给次级电子的动能减去因辐射而损失的能量，因此质能吸收系数 μ_{en}/ρ 和质能转移系数之间的关系为

$$\frac{\mu_{en}}{\rho}=\frac{\mu_{tr}}{\rho}(1-g) \tag{1-49}$$

式中 g 为次级电子的动能因辐射而损失的份额。

质能转移系数和质能吸收系数均与质量衰减系数具有相同的单位，都是 m^2/kg。在计算吸收剂量及研制各种 X 线剂量仪时常用到质能吸收系数。

例题 1-7　一束 $1\mathrm{MeV}$ 的单能 10^4 个光子通过 $5\mathrm{kg}\cdot\mathrm{m}^{-2}$ 的空气薄层时，已知：$\mu/\rho=0.00635\mathrm{m}^2\cdot\mathrm{kg}^{-1}$，$\mu_{tr}/\rho=0.00280\mathrm{m}^2\cdot\mathrm{kg}^{-1}$，$\mu_{en}/\rho=0.00278\mathrm{m}^2\cdot\mathrm{kg}^{-1}$，求在空气中转移给电子的全部能量和被吸收的全部能量各是多少？

解：X 线束与空气相互作用而衰减的光子数 ΔN 为

$$\Delta N\approx|\mu N_0\Delta x|=\frac{\mu}{\rho}\cdot N_0\cdot\rho\Delta x=0.00635\times10^4\times5=318$$

每次相互作用，光子转移给电子的平均能量为

$$E_{tr} = \frac{\mu_{tr}}{\mu} E = \frac{\mu_{tr}/\rho}{\mu/\rho} E = \frac{0.00280}{0.00635} \times 1 = 0.441\text{MeV}$$

被吸收的平均能量为
$$E_{en} = \frac{\mu_{en}/\rho}{\mu/\rho} E = \frac{0.00278}{0.00635} \times 1 = 0.438\text{MeV}$$

因此,在空气中转移给电子的全部能量和被吸收的全部能量各为

$$\Delta N \cdot E_{tr} = 318 \times 0.441 = 140.20\text{MeV}$$

$$\Delta N \cdot E_{en} = 318 \times 0.438 = 139.30\text{MeV}$$

可见,1MeV 光子能量,转移给次级电子的能量为 0.441MeV,其余 1−0.441＝0.559MeV 为散射线能量。而 0.441MeV 的能量中有 0.438MeV 被空气吸收,有 0.441 − 0.438＝0.003MeV 变成连续 X 线了。因此,转移给电子的能量大部分将被物质吸收。

二、X（γ）射线在物质中的衰减规律

1. 单能 X(γ)射线在均匀物质中的衰减 单能 X 线在物质中的衰减可分为窄束和宽束两种情况来讨论。所谓窄束 X 线是指不包括散射线成分的射线束,衰减规律可用式(1-41)来表示,即单能窄束 X 线强度随吸收物质厚度的增加按指数规律衰减。X 线在物质中衰减的半价层与线性衰减系数的关系可表示为

$$HVL = \frac{\ln 2}{\mu} = \frac{0.693}{\mu} \tag{1-50}$$

与线性衰减系数意义一样,*HVL* 亦是 X 线能量和衰减物质材料的函数,当衰减材料确定时,*HVL* 表示该种物质对 X 线的衰减能力。*HVL* 越小,说明该种物质对 X 线的衰减能力越强。

实际上 X 线大多为宽束辐射,而真正窄束的情况很少。所谓宽束 X 线是指含有散射线成分的 X 线束。若把图 1-12 中的窄束改为宽束,此时探测器记录的 X 线光子不但有未经相互作用的原射线光子,而且还有在吸收物质中产生的散射光子。结果探测器的计数要比窄束时增多,线性衰减系数也不再是一个常数,而是与物质厚度、几何条件、空间距离以及光子的能量有关。宽束 X 线的衰减规律可以在窄束衰减规律基础上加以修正,即

$$I = BI_0 e^{-\mu x} \tag{1-51}$$

式中 *B* 是积累因子,表征散射光子对辐射衰减影响,定义为物质中给定点的光子计数率与未经相互作用原射线光子计数率之比,即

$$B = \frac{N}{N_n} = \frac{N_n + N_s}{N_n} = 1 + \frac{N_s}{N_n} \tag{1-52}$$

式中,N_n 为物质中给定点上未经相互作用的原射线光子计数率;N_s 为该点的散射线光子计数率;N 为该点的总计数率,$N = N_n + N_s$。式(1-52)明确地表示了积累因子的物理意义,其大小反映了在给定点散射光子对总光子数的贡献。显然,对宽束而言 *B* 总是大于 1;在理想窄束条件下,*B*＝1。*B* 的大小与物质厚度、原子序数和几何条件、源与吸收体和考虑点之间的相对位置,以及 X 线光子能量等因素有关,可以通过近似计算法求得

$$B = 1 + \mu x \tag{1-53}$$

在屏蔽设计中,积累因子是一个重要的因素。若用窄束的衰减规律来处理宽束的问题,将会过高估计吸收体的衰减能力,对屏蔽是不安全的。

2. 连续 X(γ)射线在均匀物质中的衰减 窄束和宽束 X 线的指数衰减规律只是对单能的 X 线而言。一般情况下,X 线束是由能量连续分布的光子组成。当穿过一定厚度的物质时,各能量成分衰减的情况并不一样,它不遵守单一的指数衰减规律,因此连续 X 线的衰减规律比单能 X 线复杂得多。理论上连续能谱窄束 X 线的透过强度可表示为各种能量 X 线束透过强度之和 $I=I_1+I_2+\cdots\cdots+I_n$,因此

$$I=I_{01}e^{-\mu_1 x}+I_{02}e^{-\mu_2 x}+\cdots\cdots+I_{0n}e^{-\mu_n x} \tag{1-54}$$

式中,I_{01}、I_{02}、$\cdots\cdots$、I_{0n} 表示各种能量 X 线束的入射强度;μ_1、μ_2、$\cdots\cdots$、μ_n 表示各种能量 X 线的线性衰减系数;x 为吸收物质层的厚度。

如果知道连续 X 线的能谱 $N(E)$,则衰减规律可进一步表示为

$$I=\int_0^{E_{max}} N(E)Ee^{-\mu(E)x}\mathrm{d}E \tag{1-55}$$

此表达式具有更广泛的用途和意义。

连续 X 线是能量从最小值到最大值之间各种光子组合成的混合射线束,当它们通过物质层时,量和质都有变化。特点是:X 线强度变小,硬度增大(质提高)。这是由于低能光子容易被吸收,使 X 线束通过物质后高能光子的比率相对变大的缘故。如图 1-13,最高能量为 100keV 的连续 X 线束,初始平均能量为 40keV,光子数 1000 个,在水平通过第一个 1cm 厚的水层后,光子数衰减了 35%,平均能量提高到 47keV;在第二个等厚水层中,光子数仅衰减 27%,余存光子中高能光子占的比率更大,平均能量提高到 52keV;如此下去,X 线的平均能量将逐渐提高,并接近入射线的最高能量。

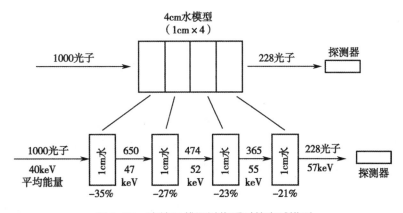

图 1-13 连续 X 线通过物质时的衰减模型

以半对数坐标作图,吸收物质的厚度为横轴,透过的光子数为纵轴,若与相同条件下的单能 X 线比较,如图 1-14,可以看出连续能谱 X 线有更大的衰减。

图 1-15 表示不同厚度的吸收体对 X 线能谱的影响,若从 A 到 D 厚度依次增加,X 线束相对强度会不断减弱,低能成分也很快减弱,高能成分的比率不断增加,X 线的能谱宽度(光子能量范围)则逐渐变窄。利用这些衰减特点可以调节 X 线的量与质。X 线管电压的峰值决定 X 线束的光子的最大能量,用滤过的方法,可使其线束的平均能量接近最大能量。可见 X 线管的管电压与滤过是决定 X 线质的重要条件。

3. 影响 X 线衰减的因素 从以上的讨论中可以看出,决定 X 线衰减的因素有:X 线

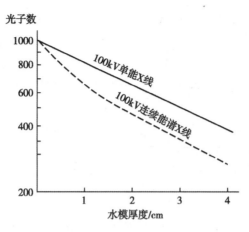

图 1-14　连续能谱 X 线与单能 X 线通过物质时衰减的比较

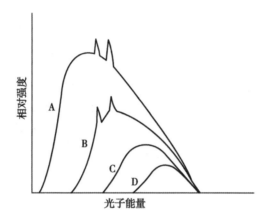

图 1-15　连续能谱 X 线随吸收物质厚度的变化

的性质、吸收物质的性质、组成吸收物质的原子序数及每千克物质所含有的电子数。

（1）X 线性质对衰减的影响：入射光子能量越大，X 线的穿透本领越强。在 10 ~ 100keV 能量范围内，X 线与物质的作用截面，将随入射光子能量的增加而减小，线性衰减系数也随着入射光子的能量增加而减小；表 1-8 给出的是不同能量的单能 X 线通过 10cm 厚的水模时透过光子的百分数。显然，随着光子能量的增加，透过光子所占的百分数亦增加。其中，低能光子绝大部分通过光电效应而被衰减，只有极少数的低能光子透过。随着 X 线能量的增加，康普顿散射占了优势。但作为总体效应，不管哪种作用占优势，都可以说射线能量越高衰减越少。

表 1-8　单能窄束 X 线透过 10cm 水模的百分数

能量（keV）	透过百分数（%）	能量（keV）	透过百分数（%）
20	0.04	60	13.0
30	2.5	80	16.0
40	7.0	100	18.0
50	10.0	150	22.0

（2）物质的原子序数对衰减的影响：实验表明，光电效应的衰减系数与原子序数的四次方成正比，康普顿散射衰减系数与原子序数成正比。因此，物质的原子序数越高，吸收X线越多。

对于较低原子序数的物质，遵守透射量随入射光子的能量增加而增加，但对于高原子序数的物质则不一定符合这一规律，当入射光子能量增加时，透射量还可能突然下降。这种现象的产生是由于原子的K边界限吸收（特征辐射）造成的。图1-16表示了铅（Z=82）和锡（Z=50）的衰减曲线。在锡的K结合能（29keV）处，其质量衰减系数发生突变超过铅元素，这种现象一直持续到88keV。在29～88keV之间，锡比铅对X线具有更强的吸收衰减本领。这个能量范围正好是医学诊断用X线的范围，因此在医学诊断X线的范围内，锡比铅的屏蔽防护性能好。

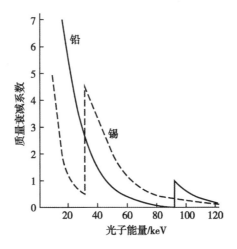

图1-16　铅和锡金属的衰减曲线对比

（3）物质密度对衰减的影响：X线和物质的相互作用几率，与物质单位体积的原子、电子数成正比。X线的衰减与物质密度成正比。人体中除骨骼外，其他组织的有效原子序数几乎相同，但是，由于密度不同，X线通过各个组织时的衰减也不同，故而产生X线影像。

（4）每千克电子数对衰减的影响：X线的衰减与物质内一定厚度中的电子数有关。电子数多的物质比电子数少的物质对X线的衰减更强。

本章小结

习题一

1-1　原子核的稳定性受哪些因素影响？

1-2　计算经过多少个半衰期某种放射性核素可以减少到原来的1%？

[答案：7]

1-3　某种放射性核素的平均寿命为100天，求10天后，已经衰变的核数为总核数的百分之几？第10天发生衰变的核数为总核数的百分之几？

[答案：9.5%、0.9%]

1-4　^{32}P 的半衰期为 14.3d，求：① ^{32}P 的衰变常数和平均寿命；② $1\mu g$ 纯粹的 ^{32}P 的放射性活度。

[答案：$5.6 \times 10^{-7} s^{-1}$、20.6d、$1.055 \times 10^{10}Bq$]

1-5　有两种放射性核素，其中一种的半衰期为 2d，另一种为 8d。开始时，寿命短的核素放射性活度是长寿命核素的 64 倍，求多少天后，两种核素的放射性活度相等？

[答案：16d]

1-6　设半衰期分别为 T_1 和 T_{12} 的两种不同的放射性核素的放射源在某一时刻的放射性活度相等，求该时刻两种放射源的放射性原子核个数之比。

[答案：$\dfrac{N_1}{N_2} = \dfrac{T_1}{T_2}$]

1-7　^{131}I 的半衰期为 8.04d，在 12 日上午 9 时测量时 ^{131}I 的放射性活度为 15mCi，求到 30 日下午 3 时，该放射源的放射性活度为多少？

[答案：$1.2 \times 10^8 Bq$]

1-8　利用 ^{131}I 作核素成像的显像剂，刚出厂的试剂，满足显像要求的注射量为 0.5ml。求：①如试剂存放了 12 天，满足显像要求的注射量应为多少？②如果最大注射量不得超过 8ml，则该显像剂的最长存放时间是多少？（^{131}I 的半衰期为 8d）

[答案：1.4ml、32d]

1-9　何谓 X 线的强度？影响 X 线强度的因素有哪些？

1-10　何谓阳极效应？

1-11　特征 X 线可分为 K、L、M 线系，它们分别对应 K、L、M 层出现空穴后外层电子向空穴的跃迁，故每一线系按波长由长到短排列有 α、β、γ 等谱线。若管电压满足 $U_K > U > U_L$，U_K 和 U_L 分别为 K、L 系的激发电压，在能谱中下列哪个答案的谱线可以出现？

A. K_β、K_γ
B. K_β、K_γ、L_α、L_β、L_γ
C. L_α、L_β、L_γ
D. K_α、K_β、K_γ、L_α、L_β、L_γ

[答案：C]

1-12　下面有关连续 X 线的解释哪些是正确的？
A. 连续 X 线是高速电子与靶物质轨道电子相互作用的结果
B. 连续 X 线是高速电子与靶物质的原子核电场相互作用的结果
C. 连续 X 线的最大能量决定于管电压
D. 连续 X 线的最大能量决定于靶物质的原子序数
E. 连续 X 线的质与管电流无关

[答案：B、C、E]

1-13　下面有关特征 X 线的解释哪些是正确的？
A. 特征 X 线是高速电子与靶物质轨道电子相互作用的结果
B. 特征 X 线的产生与高速电子的能量无关
C. 特征 X 线的波长由跃迁电子的能级差决定
D. 滤过使特征 X 线变硬
E. 靶物质的原子序数越高，特征 X 线的能量就越大

[答案：A、C、E]

1-14　已知 X 线机的管电压为 10kV,求 X 线光子的最大能量和最短波长。

[答案: 1.6×10^{-15}J、0.124nm]

1-15　如果要想获得最高频率为 6.0×10^{19}Hz 的 X 线作深部组织治疗,试问:要把管电压加至多大才行? 此时电子达到靶上时的动能多大?

[答案: 248kV、3.98×10^{-14}J]

1-16　钨(Z=74)靶 X 线管,当管电压为 100kV 时,X 线的产生效率是多少?

[答案: 0.9%]

1-17　比较质量衰减系数、质能转移系数和质能吸收系数三者有何区别与联系。

1-18　0.5cm 的铝将单能 X 线强度衰减到 46.7%,求该光子束的半价层?

[答案: 0.455cm]

1-19　已知 Al 和 Cu 对于波长为 0.07nm 的 X 线的质量衰减系数分别为 $0.5m^2 \cdot kg^{-1}$ 和 $5.0m^2 \cdot kg^{-1}$。Al 和 Cu 的密度分别为 $2.7 \times 10^3 kg \cdot m^{-3}$ 和 $8.93 \times 10^3 kg \cdot m^{-3}$。现若分别单独用 Al 板和 Cu 板做挡板,要使波长为 0.07nm 的 X 线的强度衰减为原来的百分之一,问要选用的 Al 板和 Cu 板应多厚?

[答案: 3.4 mm、0.1mm]

1-20　测量单能窄束 X 线的衰减,经过 2.1mmAl 后,强度为初始值的 1/2;若改为宽束时,有相当于强度初始值的 10% 的散射线达到探测器,求宽束时的半价层。

[答案: 2.65mm]

（王　岚　吉　强）

习题解答

1. 掌握带电粒子与物质作用的四种主要方式；X线与物质相互作用的三种主要类型；中子与物质相互作用的三种类型。
2. 理解质量阻止本领、质量角散射本领、传能线密度等；X线在人体内的衰减；X线与物质几种相互作用的相对重要性。
3. 了解电离辐射的来源；电离辐射的分类。

射线是由微观粒子组成的。射线的发射（释放）过程称为辐射（radiation）。微观粒子分为带电粒子和不带电粒子。它们在与物质的分子或原子作用过程中，直接或间接的通过能量转移而引起分子或原子的电离。电离的过程和继发的辐射作用，可直接破坏介质的原子结构，产生化学的、生物的变化。

电离辐射与物质的相互作用是医学影像学、放射卫生学与防护学，以及电离辐射生物学和剂量学等的重要基础。

知识链接 1
我们周围的电离辐射

第一节　电离辐射的来源与分类

一、电离辐射来源

当今，人类受到照射的辐射源主要有两类：天然辐射源和人工辐射源。首先，电离辐射是自然环境的一部分。生活在地球上的人类每时每刻都受到自然界中存在的各种电离辐射的照射，只不过并不为我们直接感知，这类由天然辐射造成的辐射通常称为天然本底辐射（natural background radiation），是迄今人类在正常生活条件下，受到电离辐射的最主要来源。其次，是人类自身的社会活动，包括经济、军事、医疗等领域的活动产生和使用的各种人工辐射源的照射。就人工辐射而言，其中医疗辐射为主要来源。人类受天然辐射和人工辐射照射所占的比例分别为 67.6% 和 30.7%，其他的辐射照射占 1.7%。

1. 天然本底辐射　天然辐射源主要有三类：宇宙射线、宇生放射性核素和原生放射性核素。

宇宙射线来自外层空间，主要成分是高能质子和高能 α 粒子，称为初级宇宙射线。由于大气层、电离层等的存在，初级宇宙辐射很难直接达到地面。但它在大气层中与氮、氧等核素发生作用，形成次级宇宙辐射，包括介子、电子、光子、质子等辐射到地面。宇宙辐射的强度随着海拔高度降低而逐渐减弱。

宇生放射性核素是初级宇宙辐射在生成次级宇宙辐射的同时，生成的氢–3、铍–4、碳–14、钠–24 等放射性核素。

原生放射性核素是指存在于地壳中的放射性核素，即天然放射性核素，如钾–40、铀–238 和钍–232 等。

人类都不可避免地会受到这些天然辐射的照射。照射方式一般可分为两种,如辐射来自体外,称为外照射,像宇宙辐射,以及存在于地表、建筑物材料中的原生放射性核素,都会造成对人体的外照射。另一种是放射性核素通过人们饮水、摄食和呼吸进入人体内部,形成内照射,如铀-238衰变系中的气态子体氡-222,扩散到大气中,并生成放射性子体产物,以气溶胶形式悬浮在大气中,会通过呼吸进入人体。

天然本底辐射涉及地球上的所有居民,以较为恒定的剂量率为人类所共同接受。因此,往往以天然本底辐射的照射水平作为基准,将各种人工辐射源的照射水平与之进行比较。

2. 人工辐射(artificial radiation)　指当今人类所受到照射的人工辐射源,主要是医疗照射,以及核试验、核动力生产等。

医疗照射(medical radiation)主要指的是X(γ)射线检查,也包括核医学检查和放射治疗,其中后两项所占的份额极小。由于各个国家医疗服务水平不同,各国居民的医疗照射的频率和所受剂量相差很大。在发达国家,接受X(γ)射线检查的频率每年约每千人口300~900人次,发展中国家居民接受X(γ)射线检查的频率约为发达国家的10%左右。我国每年为每千人口150次左右,随着国民经济的快速发展和医疗保健服务的完善,医疗照射水平也在不断增加。

伴随核技术的发展,核能已成为世界上重要的能源之一。核能生产包括铀矿开采和化学处理、核燃料生产、反应堆运行及核燃料的后处理。每一环节都会有少量放射性物质排放到环境中,对其周围的居民形成照射,据粗略估计,2000年只相当于天然本底照射的0.05%,即使到2500年也不过是天然辐射照射水平的1%。

大气层核试验产生的裂变产物,会形成全球性的放射性沉降物,称之为落下灰。落下沉降在地表空气中,被人吸收后形成内照射,沉降于植物或土壤中,形成外照射或被食入引起内照射。从1945年到1980年止,世界各核国家共进行了423次大气层核试验。这种核试验所引起的人均年有效剂量,在1963年达到最大,相当于天然辐射源引起的年平均有效剂量的7%,目前则低于1%。除上述几种人工辐射源外,人类还受到其他一些杂散辐射源的照射,如人们生产和生活活动(燃煤发电、磷肥生产造成的环境放射性污染等)增大的天然辐射源的照射以及微量放射性消费品等人工辐射源的照射。但所造成的有效剂量很小,总计低于天然辐射的1%。

二、电离辐射的分类

1. 激发和电离　原子核外的电子因与外界相互作用获得足够的能量,挣脱原子核对它的束缚,造成原子的电离(ionization)。电离是由具有足够动能的带电粒子,如电子、质子、α粒子,与原子中的电子碰撞引起的。由于核外电子受原子核的束缚不同,因而带电粒子必须具有不小于原子核外壳层电子的束缚能量,才能使物质的原子电离。不带电粒子,如光子、中子等,本身不能使物质电离,但借助它们与原子的壳层电子或原子核作用产生的次级带电粒子,如电子、反冲核等,再与物质中的原子作用,也会引起原子的电离。

由带电粒子通过碰撞直接引起物质的原子或分子的电离称为直接电离(direct ionization),这些带电粒子称为直接电离粒子。不带电粒子通过它们与物质相互作用产生带电粒子引起原子的电离称为间接电离(indirect ionization),导致间接电离的不带电粒子称为间接电离粒子。由直接电离粒子或间接电离粒子、或两者混合组成的辐射称为电离辐射（ionizing radiation）。电离辐射又称高能辐射，其辐射的能量高达 $10^4 \sim 10^6$eV 以上。而另有一些辐射如红外线、可见光、微波等电磁波以及低能粒子，由于能量较低不能引起物质原子的电离，称为非电离辐射（non ionizing radiation）。

带电粒子所携带的能量不同，其电离本领也不同。用电离比值（ionization ratio）表示带电粒子的电离本领的强弱。电离比值是带电粒子通过的每厘米长径迹中产生的离子对数目。电离比值的大小取决于带电粒子的电荷数、速度及介质密度。带电粒子的电荷数越多，静电力的作用就越强，能量传递得越多；带电粒子的速度越快，与核外电子作用的时间就越短；介质密度越大，其电子的密度就越大，带电粒子通过时与电子的作用机会就越多。1MeV 的 α 粒子在空气中的电离比值为 4×10^4 离子对 / 厘米，1MeV 的 β 粒子在空气中的电离比值为 50 离子对 / 厘米。

当带电粒子在原子核轨道电子附近掠过时，在相互静电力的作用下，轨道电子获得能量，不足以克服原子核的束缚成为自由电子，但是其能量状态由低能级跃迁到高能级，使原子处于较高的能级状态的过程称为激发（excitation）。激发过程就是原子能级状态由基态跃迁到激发态的过程。处于激发态的原子很不稳定，在很短的时间里，它就会自发地由激发态跃迁至基态，将其多余的能量以电磁波的形式释放出来，同时发射光子。如果电离出来的电子仍具有足够的动能，能进一步引起物质电离，则称它们为次级电子或 δ 电子。由次级电子引起的电离称为次级电离（secondary ionization）。

2. 弹性散射和韧致辐射 带电粒子在介质中通过时，由于受到原子核静电力的作用而改变运动的方向，这种现象称为弹性散射（elastic scattering）。α 粒子的质量较大，其散射现象不很显著，在介质中的径迹是直的。β 粒子的质量很小，容易受到原子核的散射，它在介质中的径迹是弯曲的。由于 β 粒子的质量远小于反冲原子，所以，β 粒子因弹性散射损失的能量可以忽略不计。

带电粒子在原子核电场的作用下，其速度受到阻碍而骤减，一部分能量转化为电磁波释放出来，这种现象称为韧致辐射（bremsstrahlung）。韧致辐射与介质的原子序数的平方成正比，与带电粒子质量的平方成反比，同时与带电粒子所携带的能量有关，能量越大辐射增强。α 粒子的质量较大，能量不够大，韧致辐射可以忽略。β 粒子的质量很小，韧致辐射较为明显。X 线中的连续谱就是由于韧致辐射而产生的。

第二节　带电粒子与物质的相互作用

一、带电粒子与物质相互作用的主要方式

具有一定能量的带电粒子入射到靶物质中，与物质原子发生作用，主要方式有：①与核外电子发生非弹性碰撞；②与原子核发生非弹性碰撞；③与原子核发生弹性碰撞；④与原子核发生核反应。

1. 带电粒子与核外电子的非弹性碰撞 带电粒子因与核外电子的非弹性碰撞，导致物质原子电离和激发而损失的能量称为碰撞损失或电离损失。线性碰撞阻止本领（记

作 S_{col} 或 $\left(\dfrac{\mathrm{d}E}{\mathrm{d}l}\right)_{col}$)和质量碰撞阻止本领(记作 $\left(\dfrac{S}{\rho}\right)_{col}$ 或 $\dfrac{1}{\rho}\left(\dfrac{\mathrm{d}E}{\mathrm{d}l}\right)_{col}$)是描述电离(碰撞)损失的两个物理量。线性碰撞阻止本领(linear collision stopping power)是指入射带电粒子在靶物质中通过单位长度路程时电离损失的平均能量,质量碰撞阻止本领(mass collision stopping power)等于线性碰撞阻止本领除以靶物质密度。

根据量子电动力学理论,可导出重带电粒子和电子的质量碰撞阻止本领计算公式。

2. 带电粒子与原子核的非弹性碰撞 当带电粒子从原子核附近掠过时,在原子核库仑场的作用下,运动方向和速度发生变化,一部分动能变成具有连续能谱的 X 线辐射出来,即轫致辐射。与线性碰撞阻止本领和质量碰撞阻止本领类似,用线性辐射阻止本领(linear radiative stopping power)(记作 S_{rad} 或 $\left(\dfrac{\mathrm{d}E}{\mathrm{d}l}\right)_{rad}$)和质量辐射阻止本领(mass radiation stopping power)(记作 $\left(\dfrac{S}{\rho}\right)_{rad}$ 或 $\dfrac{1}{\rho}\left(\dfrac{\mathrm{d}E}{\mathrm{d}l}\right)_{rad}$)描述单位路程长度和单位质量厚度的辐射能量损失。根据量子电动力学理论,可推得

$$\left(\frac{S}{\rho}\right)_{rad} \propto \frac{z^2 Z^2}{m^2} NE \tag{2-1}$$

式中 z 为带电粒子的电荷数; Z 为靶原子的原子序数; N 为单位质量靶物质中的原子数; m 为带电粒子的静止质量; E 为带电粒子的能量。

3. 带电粒子与原子核的弹性碰撞 当带电粒子与靶物质原子核库仑场发生相互作用时,不辐射光子,也不激发原子,只改变带电粒子的运动方向和速度,则此相互作用满足动能和动量守恒,属弹性碰撞,也称弹性散射。碰撞发生后,绝大部分能量被散射的带电粒子带走。若是重带电粒子,由于质量大,与原子核发生弹性碰撞时运动方向改变小,散射现象不明显,因此它在物质中的径迹比较直。相反,电子质量很小,与原子核发生弹性碰撞时运动方向改变会很大,而且还会与轨道电子发生弹性碰撞。经多次散射后,电子在物质中的径迹很曲折。

弹性碰撞发生的概率很小,与带电粒子的种类和能量有关。对于能量在 $10^4 \sim 10^6 eV$ 范围的电子,发生弹性碰撞的概率仅占 5%。当电子能量高出这个范围时,弹性碰撞发生的概率进一步减小。只有当带电粒子的能量很低、其速度比玻尔轨道的电子速度 $(2.183 \times 10^8 \mathrm{cm \cdot s^{-1}})$ 小很多时,才会有明显的弹性碰撞过程。重带电粒子发生弹性碰撞的概率相对会更小一些。

4. 带电粒子与原子核发生核反应 当一个重带电粒子具有足够高的能量(约 $100 MeV$),有一个或数个核子被入射粒子击中,并且碰撞距离小于原子核半径时,被撞粒子将在受激后离开原子核,其飞行方向主要倾向于粒子入射方向。失去核子的原子核处于高能的激发态,将通过发射所谓的"蒸发粒子"(主要是一些较低能量的核子)和 γ 射线而退激。当核反应发生时,入射粒子的一部分动能被中子和 γ 射线带走,而不是以原子激发和电离的形式被局部吸收,因此这将影响吸收剂量的空间分布。比如对于质子束,若在计算剂量时未考虑核反应,计算值将会偏高 1% ~ 2%。对于电子束,核反应的贡献与轫致辐射比可以忽略。

二、总质量阻止本领

总质量阻止本领(total mass stopping power)定义为带电粒子在密度为 ρ 的介质中穿过路程 $\mathrm{d}l$ 时,各种作用方式的总能量损失 $\mathrm{d}E$ 除以 $\rho\mathrm{d}l$ 而得的商,用符号 $\frac{1}{\rho}\left(\frac{\mathrm{d}E}{\mathrm{d}l}\right)$ 或 $\frac{S}{\rho}$ 表示。

对于电子,在常规能量范围内,总能量损失可认为就是电离损失和辐射损失之和,其他作用过程的能量损失可以忽略不计,即

$$\frac{S}{\rho} = \left(\frac{S}{\rho}\right)_{col} + \left(\frac{S}{\rho}\right)_{rad} \tag{2-2}$$

对于重带电粒子,辐射损失可以忽略,式(2-2)可改写为

$$\frac{S}{\rho} = \left(\frac{S}{\rho}\right)_{col} \tag{2-3}$$

电子的辐射损失和电离损失的相对权重可用式(2-4)表示

$$\frac{(S/\rho)_{rad}}{(S/\rho)_{col}} = \frac{ZT}{800MeV} \tag{2-4}$$

这里,T 是高速电子的动能(以 MeV 为单位),Z 是靶物质的原子序数。

电离损失与辐射损失相等时的电子能量称为临界能量。随物质的原子序数或有效原子序数增加,电子的临界能量减少。

三、质量角散射本领

一电子束垂直入射到一物质元时,会以上述四种形式作用,一部分被吸收,余下部分将经多次散射后从物质元另一侧飞出。这些散射电子的飞行方向可能各不相同,从而形成一个散射角的概率分布。此分布特征可用国际辐射单位与测量委员会(ICRU)定义的质量角散射本领(mass angle scattering power)来描述,即为均方散射角 $\overline{\theta^2}$ 除以吸收块密度 ρ 和厚度 l 之积所得的商。

理论计算表明,质量散射本领与原子序数的平方成正比,因此当相同能量的电子入射到高原子序数物质时要比入射到低原子序数物质散射得大;质量散射本领还与入射电子的动量平方近似成反比,因此随电子能量增加,质量散射本领减少。

四、射程

带电粒子在与物质相互作用的过程中不断损失动能,最终将动能耗尽而停止运动(不包括热运动)。粒子沿入射方向从入射位置至完全停止位置所经过的距离称为射程(range)。由于粒子的运动轨迹是曲折的,因此射程总是小于实际路程(路径长度)。粒子与物质的相互作用是一个随机过程,即使能量相同路径长度和射程均仍可能不一样,整个粒子束的路径长度和射程将构成统计分布。平均路径长度用来描述路径分布特点,而平均射程和外推射程等概念用来描述射程分布特点。

射程既可以通过理论计算,也可通过实验测量。测量的条件为:一束单能平行粒子束垂直入射到不同厚度的吸收块上,用探测器测量穿过吸收块的粒子数。设 $N(t)$ 是通过厚度 t 的粒子数,则平均射程为

$$\overline{R} = \frac{1}{N_0}\int_0^\infty t(-\mathrm{d}N(t)/\mathrm{d}t)\mathrm{d}t \tag{2-5}$$

重带电粒子因其质量大,与核外电子的一次碰撞只损失一小部分能量,运动方向也改变很小,并且与原子核发生弹性散射的概率小,其运动轨迹比较直,因此粒子数随吸收块厚度变化曲线表现为开始时平坦部分和尾部的快速下降部分。电子因其质量小,每次碰撞的电离损失和辐射损失比重带电粒子大得多,运动方向也有大改变,路径曲折,因此与原子核发生弹性碰撞的概率大,粒子的射程分布在一个很宽范围,即电子射程发生了较严重歧离,因此粒子数随吸收块厚度变化曲线呈逐渐下降趋势,如图2-1所示。

外推射程(R_e)定义为粒子数随吸收块厚度变化曲线最陡部分作切线外推与横坐标相交,相交位置对应的吸收块厚度。

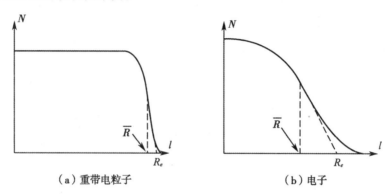

（a）重带电粒子   （b）电子

图2-1 粒子数随吸收块厚度变化曲线

五、传能线密度

传能线密度(energy transfer line density)L_Δ(LET)是描述辐射品质的物理量,定义为$\mathrm{d}E$除以$\mathrm{d}l$而得的商,即

$$L_\Delta = \left(\frac{\mathrm{d}E}{\mathrm{d}l}\right)_\Delta \tag{2-6}$$

式中$\mathrm{d}E$是特定能量的带电粒子在物质中穿行$\mathrm{d}l$距离时,能量转移小于某一特定值Δ的历次碰撞所造成的能量损失。

上述定义中的Δ是能量截止值,以"电子伏特"为单位。即凡由能量转移小于Δ值的碰撞所造成的能量传递均认为是在局部授予物质的。至于Δ值的大小,很大程度上取决于授予能量微观分布的那个质量元的大小。

当Δ值很小时,L_Δ会明显小于$\left(\frac{\mathrm{d}E}{\mathrm{d}l}\right)_{col}$,随$\Delta$值增大,$L_\Delta$与$\left(\frac{\mathrm{d}E}{\mathrm{d}l}\right)_{col}$差别逐渐减小;当$\Delta \to \infty$时,$L_\infty = \left(\frac{\mathrm{d}E}{\mathrm{d}l}\right)_{col}$。

重带电粒子的能量损失沿其径迹的分布,要比电子的密集得多,因而它们具有较高的L_Δ值和$\left(\frac{\mathrm{d}E}{\mathrm{d}l}\right)_{col}$值。

生物效应依赖于电离辐射微观体积内局部授予的能量。就一级近似而言，L_∞ 相等的辐射预期能产生相同的生物效应，L_∞ 高的辐射比 L_∞ 低的辐射有着更高的生物学效能。

第三节　X(γ)射线与物质的相互作用类型

一、X（γ）射线在人体内的衰减

X 线射入人体后，一部分被吸收和散射，另一部分透过人体沿原方向传播，形成了 X 线影像。透过的光子与衰减的光子具有同等的重要性。如果光子没有衰减而全部都透过，则没有任何的影像；如果所有的光子都被吸收，同样也不能形成影像。可见，X 线影像是人体的不同组织对射线不同衰减的结果。

1. 人体的物质组成　从物质的构成上看，人体由骨骼、软组织、肺和消化道以及腔体内的气体组成。骨骼由胶体蛋白和钙组成，骨骼中钙约占 50% ~ 60%，其中 $Ca_3(PO_4)_2$ 占 85%、$CaCO_3$ 占 10%、$Mg_3(PO_4)_2$ 占 5%。软组织占人体组织的大部分，它包括肌肉、脂肪和碳水化合物等。软组织内的水占 75%，蛋白质、脂肪和碳水化合物占 23%，剩余的是钾、磷、镁、钠等。表 2-1 给出了四种人体组织的元素构成及它们的质量百分数。

表 2-1　人体组织中所含元素质量的百分数(%)

元素	脂肪组织	肌肉	骨	水
H	11.2	10.2	8.4	11.2
C	57.3	12.3	27.6	
N	1.1	3.5	2.7	
O	30.3	72.9	41.0	88.8
Na		0.08		
Mg		0.02	7.0	
P		0.2	7.0	
S	0.06	0.5	0.2	
K		0.3		
Ca		0.007	14.7	

2. 混合物和化合物的质量衰减系数　混合物和化合物都是由多种元素组成的。如果物质是混合物或化合物，其密度为 ρ，所含各元素的质量衰减系数分别为 $(\mu/\rho)_1$、$(\mu/\rho)_2$、……、$(\mu/\rho)_n$，则混合物或化合物的质量衰减系数为

$$\frac{\mu}{\rho} = \sum_i \left(\frac{\mu}{\rho}\right)_i P_i \tag{2-7}$$

式中，P_i 表示第 i 种元素在混合物或化合物中其质量占总质量的百分数。

例 2-1　若空气中各组分的质量百分比为氮 75%，氧 23.2%，氩 1.3%，试计算在能量为 20keV 光子作用下，空气的质量衰减系数。已知氮、氧、氩的质量衰减系数分别为 0.36、0.587 和 8.31（$m^2 \cdot kg^{-1}$）。

解：空气的质量衰减系数为：

$$\mu/\rho = (\mu/\rho)_N P_N + (\mu/\rho)_O P_O + (\mu/\rho)_{Ar} P_{Ar}$$
$$= 0.36 \times 0.75 + 0.587 \times 0.232 + 8.31 \times 0.013$$
$$= 0.514 (m^2 \cdot kg^{-1})$$

3. 化合物的有效原子序数　光子与物质的作用截面随原子序数的增加而增大,故射线束的衰减系数也随原子序数的增加而显著地增大,所以高原子序数的物质对 X 线有较强衰减。对于混合物或化合物,采用有效原子序数来描述其对 X 线的衰减性质。所谓的有效原子序数是指在相同的照射下,1kg 混合物或化合物与 1kg 单元素物质所吸收的辐射相同时,则此单元素的原子序数就称为混合物或化合物的有效原子序数(Z)。在医用诊断 X 线能量范围内,有效原子序数的计算公式为

$$\overline{Z} = \left(\sum_i a_i Z_i^{2.94} \right)^{1/2.94} \tag{2-8}$$

其实验近似公式为

$$\overline{Z} = \left[\frac{\sum a_i Z_i^4}{\sum a_i Z_i} \right]^{1/3} \tag{2-9}$$

两式中,a_i 为第 i 种元素原子在分子中的原子个数,Z_i 是第 i 种元素的原子序数。

X 线在物质中衰减,主要是 X 光子与物质中的电子相互作用,因此,电子数目越多的物质,更易使 X 线衰减。表 2-2 给出了人体部分组织的物理性能。

表 2-2　人体组织的物理性能

物质	有效原子序数	密度（kg/m³）	电子密度（×10²⁶电子/kg）	每立方米电子数（×10²⁹电子/m³）
空气	7.6	1.29×10^{-3}	3.01	0.0030
水	7.4	1.00	3.34	3.43
肌肉	7.4	1.00	3.36	3.36
脂肪	5.9 ~ 6.3	0.91	3.34 ~ 3.48	3.17
骨	11.6 ~ 13.8	1.65 ~ 1.85	3.00 ~ 3.10	5.55

4. X 线在人体中的衰减　X 线与人体组织作用时,除一部分直接透射外,其余部分主要通过与物质相互作用被吸收和散射,致使 X 线经过人体后强度衰减。诊断用的 X 线是宽束、连续的,因此 X 线在人体中的衰减规律不能简单地用单能窄束 X 线的衰减公式来描述,而是用宽束X线的衰减规律公式表征。

人体各种组织器官的密度、有效原子序数、厚度不同,对 X 线的吸收程度各不一样。当 X 线穿过人体组织,由于透过量不同,从而形成带有信息的 X 线影像,这种影像是肉眼看不见的,当它到达荧光屏或 X 线胶片时,将不可见的 X 线影像变为可见光影像,供临床观察分析。

导致 X 线在通过人体时被吸收、散射衰减的原因主要是 X(γ)射线与物质的相互作用。X(γ)射线既有波动性又有粒子性,在与物质相互作用过程中,大多表现出粒子性。

X(γ)射线与人体相互作用,是一个非常复杂的过程,如图2-2所示。

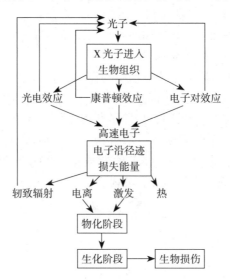

图2-2 X(γ)线与生物组织相互作用的结果

X(γ)射线与物质相互作用的主要过程有光电效应、康普顿效应和电子对效应,其他次要的作用过程有相干散射、光核反应等。以下详细介绍各种相互作用类型及其相对重要性。

二、光电效应

1. 作用过程 能量为 $h\nu$ 的 X(γ)光子通过物质时,与物质原子的轨道电子发生相互作用,把全部能量传递给电子,光子消失,获得能量的电子挣脱原子束缚成为自由电子(称为光电子);原子的电子轨道出现一个空位而处于激发态,它将通过发射特征X线或俄歇电子的形式很快回到基态,这个过程称为光电效应(photoelectric effect),如图2-3所示。在人体组织中特征X线和俄歇电子的能量低于 0.5keV,这些低能光子和电子很快被周围组织吸收。

可见,在光电效应过程中,将产生:①负离子(光电子、俄歇电子);②正离子(丢失电子的原子);③特征X线。

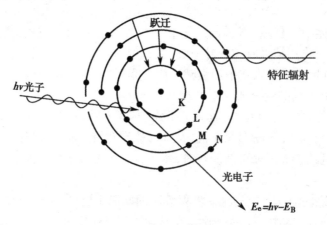

图2-3 光电效应示意图

由能量守恒定律,发生光电效应时,入射 X 光子能量 hv 和光电子动能 E_e 满足关系

$$hv = E_e + E_B \tag{2-10}$$

式中 E_B 为原子第 i 层电子的结合能,与原子序数和壳层数有关。

2. 作用系数　若 X 光子通过单位距离吸收物质时,因光电效应而导致的衰减称为光电线性衰减系数,用符号"$\mu\tau$"表示;而光电质量衰减系数,用符号"$\mu\tau/\rho$"表示。实验和理论都准确地证明光电质量衰减系数与原子序数、光子能量之间的关系可表示为

$$\frac{\mu_\tau}{\rho} \propto \frac{Z^{n-1}}{(hv)^3} \tag{2-11}$$

式中 n 是原子序数的特征量,对低原子序数材料 n 近似取 4,对高原子序数材料 n 近似取 4.8。式(2-11)表明:光电质量衰减系数与 Z 的 3~3.8 次方成正比,随原子序数的增大,光电效应发生的概率迅速增加,也就是说,电子在原子中束缚得越紧,其参与光电效应的概率越大;光电质量衰减系数与光子能量的 3 次方成反比,随能量增大,光电效应发生的概率迅速减小。

当光子的能量小于 K 壳层的结合能时,光电效应仅发生在 L 壳层或离原子核更远的壳层;当光子的能量等于或大于 K 壳层的结合能,光电效应主要发生在 K 壳层;这就说明光电效应的概率在光子能量等于 K、L 等壳层电子结合能时发生突然的跳变,概率最大。光电效应发生的概率特别大的地方称为吸收限(absorption limit)。

光电效应发生的概率随光子能量变化如图 2-4 所示。用水代表类似于组织的低原子序数物质,铅代表高原子序数物质。水的 μ_τ/ρ 与 X 光子能量在双对数坐标中成线性关系,直线的斜率近似为负 3,这正是式(2-11)所示的关系。对于铅,吸收限在能量大约为 14keV 和 88keV 处,由于水分子中的氢原子和氧原子的 K 层电子结合能均小于 1keV,因而在图中的衰减曲线上观察不到突变现象。

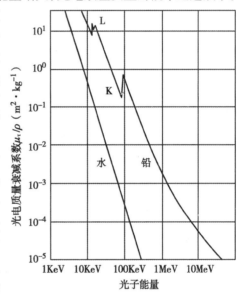

图 2-4　水和铅的光电质量衰减系数与 X 线光子能量的关系

入射 X 线的能量最终转化为两部分,一部分为次级电子(光电子和俄歇电子)的动能,另一部分为特征 X 线能量。在 X 线诊断摄影中,光电效应与其他相互作用相比占主要地位;对于低原子序数的人体组织,轨道电子的结合能约为 0.5keV,而低能 X 线的光电效应只能产生低能次级电子,这时的辐射损失能量可以忽略。

3. 光电子的角分布　单位立体角内放出的光电子角度分布由式(2-12)决定

$$\frac{\mathrm{d}N}{\mathrm{d}\Omega} = \frac{\sin^2\theta}{(1-\beta\cos\theta)^4} \tag{2-12}$$

式中,θ 是 X 光子的入射方向与光电子出射之夹角;β 是光电子速度与光速之比。由式(2-12)可知,光电子的角分布与光子的能量有关。如图 2-5 所示,在 0° 和 180° 方向没有光电子,而在某一角度光电子出现概率最大;当入射 X 光子能量很低时,垂直入射方向出现光电子概率最大;随入射 X 线光子能量增加,角分布逐渐倾向沿光子入射方向。

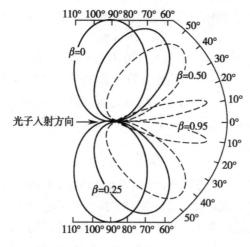

图2-5　光电子出射的角分布

4. 诊断放射学中的光电效应　在诊断放射学中,可从两个方面评价光电效应的利弊。利是能产生质量好的影像,其原因是:①不产生散射线,大大减少了照片的灰雾;②可增加人体不同组织和造影剂对射线的吸收差别,产生高对比度的X线照片。钼靶乳腺X线摄影,就是利用低能X线在软组织中因光电吸收的明显差别产生高对比度照片的。

弊是入射X线通过光电效应可全部被人体吸收,增加了受检者的剂量。从防护原则看,需尽量减少每次X线检查的剂量。为此,应设法减少光电效应的发生。由于光电效应发生概率与光子能量3次方成反比,利用这个特性在实际工作中采用高千伏摄影技术,即可达到降低剂量的目的。不过,在乳腺X线摄影中,要注意平衡对比度和剂量之间的矛盾。

三、康普顿效应

1. 作用过程　当入射X光子和原子内一个轨道电子发生相互作用时,光子损失一部分能量,并改变运动方向,电子获得能量而脱离原子形成反冲电子,这个过程称为康普顿效应(Compton effect)。损失能量后的X光子称为散射光子(scattered photons)。在康普顿效应中,反冲电子是由结合能很小的轨道电子生成的,因此在推导有关的公式时,可忽略结合能的作用,将康普顿效应看做是光子与近似静止的"自由"电子之间的弹性碰撞,如图2-6所示。

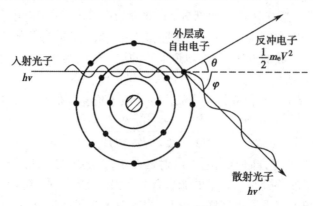

图2-6　康普顿效应示意图

设散射光子与入射方向成 φ 角,反冲电子与入射方向成 θ 角。碰撞中光子损失能量等于反冲电子的动能 T。设散射前光子的频率为 v,散射后为 v',根据能量守恒得

$$hv - hv' = T \qquad (2-13)$$

若反冲电子的动量为 P_e,根据动量守恒,互相垂直两方向动量分量为

$$\frac{hv}{c} = \frac{hv'}{c}\cos\varphi + P_e\cos\theta$$

$$0 = \frac{hv'}{c}\sin\varphi + P_e\sin\theta$$

另外,从相对论中可知电子的动能和动量之间的关系为

$$T + m_0c^2 = \sqrt{(m_0c^2)^2 + (p_ec)^2}$$

以上四式联立,并考虑到 $\lambda v = c$,最后整理得

$$\lambda' - \lambda = \frac{h}{m_0c}(1-\cos\varphi) \qquad (2-14)$$

式(2-14)为入射光子被静止质量为 m_0 的电子散射到角度 φ 时,波长的改变。其改变量与电子的静止质量 m_0 和散射角 φ 有关,与入射光子波长无关。$\dfrac{h}{m_0c}$ =0.0243Å,称为电子的康普顿波长。

利用前面公式还可求出散射光子能量 hv' 和反冲电子的动能 T

$$hv' = \frac{hv}{1+\alpha(1-\cos\varphi)} \qquad (2-15)$$

$$T = hv - hv' = \frac{\alpha(1-\cos\varphi)}{1+\alpha(1-\cos\varphi)}hv \qquad (2-16)$$

式中 α 为入射 X 光子能量 hv 和电子的静止能量 m_0c^2 的比值,m_0c^2=0.512MeV。

反冲角 θ 和散射角 φ 之间的关系为

$$ctg\theta = (1+\alpha)tg(\varphi/2) \qquad (2-17)$$

式(2-15)和式(2-16)说明,当入射 X 光子能量一定时,散射光子能量随 φ 增大而减少,相应地反冲电子动能将增大。在 φ 一定的情况下,散射光子能量随入射 X 光子能量增加而增加,但增加速度逐渐减慢;反冲电子动能随入射 X 光子能量增加而同速增加。

当 φ=0° 时,$hv'=hv$,$T=0$,即未发生散射,入射 X 线光子从电子旁掠过。

当 φ=90° 时,$hv'=hv/(1+\alpha)$,$T=\alpha hv/(1+\alpha)$。由于 $(1+\alpha)>\alpha$,故 $hv'<(hv/\alpha)$=0.512MeV,说明不管入射 X 光子能量有多高,90° 散射光子能量最大不超过 0.512MeV。

当 φ=180° 时,$hv'=hv/(1+2\alpha)$,$T=2\alpha hv/(1+2\alpha)$,散射光子能量最小,相应地反冲电子动能最大。由于 $(1+2\alpha)>2\alpha$,故 $hv'<(hv/2\alpha)$=0.256MeV,说明不管入射 X 线光子的能量有多高,180° 散射光子的能量最大不超过 0.256MeV。

例 2-2　若一能量为 20keV 的光子与物质发生康普顿散射,则反冲电子获得的最大能量是多少?

解:当光子波长改变最大时(φ=180°),转移给电子的能量最大。最大改变波长为

$$\Delta\lambda_{max} = \lambda' - \lambda = 0.00243[1-\cos(180°)] = 0.00486nm = 0.005nm$$

20keV 光子的波长为

$$\lambda = \frac{1.24}{hv} = \frac{1.24}{20\text{keV}} = 0.062\text{nm}$$

在 180° 方向上散射光子的波长为

$$\lambda' = \lambda + \Delta\lambda = (0.062 + 0.005)\text{nm} = 0.067\text{nm}$$

散射光子的能量为

$$hv' = \frac{1.24}{\lambda'} = \frac{1.24}{0.067\text{nm}} = 18.6\text{keV}$$

这样,反冲电子的能量 E_k 为

$$E_k = hv - hv' = (20 - 18.6)\text{keV} = 1.4\text{keV}$$

通过此题进一步说明了,当低能光子经历康普顿作用时,入射光子的大部分能量被散射光子带走,反冲电子仅获得很少的能量。

2. 作用系数 X 光子通过单位距离的吸收物质时,因康普顿效应而导致的衰减称为康普顿线性衰减系数,用符号"μ_σ"表示;而康普顿质量衰减系数,记作"μ_σ/ρ"。

如前面所述,康普顿效应是光子和"自由"电子之间的相互作用。它意味着入射光子能量比电子的结合能必须大很多,这与光电效应形成一个对比,当入射 X 光子能量等于或大于电子的结合能,光电效应最可能发生。随着入射 X 光子的能量的增加,光电效应发生率很快降低,这时康普顿效应变得越来越重要。实验和理论都准确地证明康普顿质量衰减系数与入射光子能量之间的关系为

$$\frac{\mu_\sigma}{\rho} \propto \frac{1}{hv} \qquad (2\text{-}18)$$

既然康普顿效应涉及的是吸收物质中的自由电子,那么康普顿效应发生的概率与原子序数 Z 无关,仅与物质的每克电子数相关。由于所有物质的每克电子数均十分接近(氢除外),故各种物质康普顿质量衰减系数几乎相同。随着入射光子能量的增加,光电效应发生概率下降,康普顿效应发生概率相对提高,在医学影像上的表现是骨骼与软组织的对比度下降。

3. 散射光子和反冲电子的角分布 由式(2-17)知,散射光子可在 0°~180° 的整个空间范围内散射,而反冲电子只可能出现在 0°~90° 的范围内。图 2-7 和图 2-8 分别给出了康普顿散射光子和反冲电子的角分布。图中曲线上任何一点到 0 点的距离表示在该方向

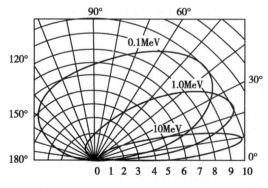

图 2-7　康普顿散射光子的角分布图

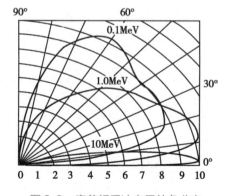

图 2-8　康普顿反冲电子的角分布

上散射线或反冲电子的强度。随着入射 X 光子能量的增大,散射光子和反冲电子的角分布都趋向前方。

4. 诊断放射学中的康普顿效应 康普顿效应中产生的散射线是辐射防护中必须引起注意的问题。在 X 线诊断中,从受检者身上产生的散射线能量与原射线相差很少,并且散射线比较对称地分布在整个空间,这个事实必须引起重视,并采取相应的防护措施。另外,散射线增加照片的灰雾,降低了影像的对比度,但与光电效应比受检者的剂量较低。

四、电子对效应

1. 作用过程 当 X 光子从原子核旁经过时,在原子核库仑场的作用下形成一对正负电子,此过程称为电子对效应(electron pair effect),如图 2-9 所示。电子对效应是 X 光子与原子核相互作用的一种方式。

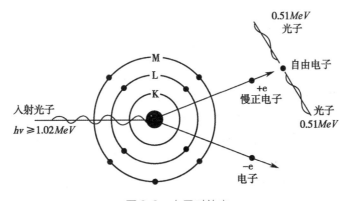

图 2-9 电子对效应

因为原子核的质量很大,故它所获得的能量可忽略,因此可认为 X 光子能量全部转变为一对正负电子的静能 $2m_0c^2$ 和动能 E_+ 和 E_-。由能量守恒得

$$hv = E_+ + E_- + 2m_0c^2 \tag{2-19}$$

由此可知,只有当入射 X 光子能量大于 $2m_0c^2 = 1.02MeV$ 时,才能发生电子对效应。对一定能量的入射 X 光子,电子对的动能之和为常数,但单个电子的动能可以取 0 到 $(hv - 2m_0c^2)$ 之间的任意值。正负电子的角分布与 X 光子能量的关系和光电子与能量的关系相似,即随入射 X 光子能量的增加,正负电子的角分布取向于光子的入射方向。

正电子的寿命极短,极易和一个自由电子结合而转变为两个光子,此过程称为电子对湮没,湮没时放出的光子属湮没辐射。根据能量守恒和动量守恒,两个光子的能量均为 $0.512MeV$,飞行方向正好相反。

2. 作用系数 当 X 光子通过单位距离的吸收物质时,因电子对效应而导致的衰减称为电子对线性衰减系数,用符号"μ_p"表示;而电子对质量衰减系数,记作"μ_p/ρ"。实验证明,电子对质量衰减系数与原子序数和光子能量的关系可表示为:

当 $hv > 2m_0c^2$ 时,$\dfrac{\mu_p}{\rho} \propto Zhv$;当 $hv \gg 2m_0c^2$ 时,$\dfrac{\mu_p}{\rho} \propto Z\ln(hv)$。

由此可见,电子对质量衰减系数与原子序数成正比;当能量较低时,随 X 光子能量线性增加；高能时，随 X 光子能量的变化逐渐变慢。

除上述三种主要相互作用过程外，与辐射防护相关的过程还有相干散射和光核反应。

五、相干散射

相干散射（coherent scattering）也称为经典散射或瑞利散射，是入射光子和束缚较牢固的内壳层轨道电子发生的弹性散射（也称为电子的共振）。在此过程中，一个束缚电子吸收入射光子而跃迁到高能级，随即又放出一个能量约等于入射光子能量的散射光子。由于束缚电子未脱离原子，故反冲体是整个原子，从而光子的能量损失可忽略不计。相干散射是 X 光子与物质相互作用中唯一不产生电离的过程。在整个诊断 X 线的能量范围内都有相干散射产生，但所占比例很小。在总的衰减系数计算中还是要考虑相干散射的贡献。相干散射质量衰减系数与原子序数和入射 X 光子能量的关系可表示为

$$\frac{\mu_{coh}}{\rho} \propto \frac{Z}{(h\nu)^2} \tag{2-20}$$

六、光核反应

光核反应（photo nuclear reaction）是光子与原子核作用而发生的核反应。是一个光子从原子核内击出数量不等的中子、质子和 γ 光子的作用过程。对不同物质只有当光子能量大于该物质发生核反应的阈能时，光核反应才会发生。其发生率不足主要作用过程的5%。光核反应在诊断 X 线能量范围内不可能发生。但应注意到，某些核素在进行光核反应时，不但产生中子，而且反应产物是放射性核素。

七、各种相互作用的重要性

1. 总衰减系数 在上述五种作用形式中，光电效应、康普顿效应和电子对效应是主要作用形式，相干散射发生的概率很小但不可忽略，光核反应则可以忽略。虽然单个光子与物质相互作用一次仅有一种过程发生，但在多次作用中，各种过程都可能发生。因此，总的质量衰减系数（mass attenuation coefficient）为

$$\frac{\mu}{\rho} = \frac{\mu_\tau}{\rho} + \frac{\mu_\sigma}{\rho} + \frac{\mu_p}{\rho} + \frac{\mu_{coh}}{\rho} \tag{2-21}$$

相干散射仅在非常低的能量（小于 10keV）和高原子序数物质中是重要的。

2. 各种相互作用的发生率 X 线与物质相互作用的三种主要形式与 X 光子能量、吸收物质原子序数的关系各不相同，表现为对不同原子序数在不同能量范围，它们的作用截面占总截面的份额有变化。如图 2-10 所示，左侧曲线表示光电效应和康普顿效应截面相等，右侧曲线表示康普顿效应和电子对效应截面相等。在 10keV ~ 100MeV 能量范围的低能端部分光电效应占优势，中间部分康普顿效应占优势，高能端部分电子对效应占优势。

在实验室里，根据人体软组织特性与水相似，常用水代替人体中的低原子序数物质，如肌肉、脂肪、体液等，用钙代替人体内的中等原子序数物质，如骨骼。在 X 线造影检查中要用到的阳性造影剂，它属于高原子序数物质，常以碘化钠为代表。表 2-3 给出了不同能量 X 线对此三种物质的光电效应的百分数（其余为康普顿散射和相干散射，Z

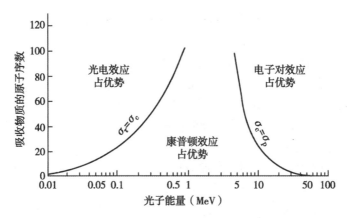

图 2-10　三种主要相互作用与光子能量、吸收物质原子序数的关系

为有效原子序数）。从表中可以看出，随着能量的增加，发生光电效应的概率下降，但原子序数增加时，光电效应的概率增加。对 20keV 的低能 X 线，不管吸收物质的原子序数如何，主要是光电效应。但对高原子序数的碘化钠来说，在整个诊断用 X 线能量范围内（10～100keV），均以光电效应为主，而对原子序数较低的水和骨，随 X 线能量的增加康普顿散射占主要地位。应指出，随 X 线能量的提高，X 线透过的比率也增加，当 X 线能量为 100keV 时，透过人体的 X 线约占 30%。

表 2-3　光电效应的百分数

X 线能量（keV）	水（Z=7.4）	骨（Z=13.8）	碘化钠（Z=49.8）
20	65%	89%	94%
60	7%	31%	95%
100	2%	9%	88 %

再以手部拍片为例，说明不同能量 X 线通过人体不同组织的衰减差别。可以只考虑骨和软组织的对比，用水代表软组织。20keV 的低能 X 线在不同组织中均以光电效应为主，这时骨的线性衰减系数是水的 6 倍，这样大的差别在 X 线照片上呈现出强烈的对比。如果使用 100keV 的 X 线摄影，则衰减的差别就没有那么大，虽然这时骨对 X 线的衰减仍比水大，但差别仅为 0.6 倍，所以影像的对比明显下降。这是因为随着射线能量的增加，散射作用占了绝对优势，而光电效应占很小的份额，这时骨与水的衰减差别完全决定于密度的差别。

第四节　中子与物质的相互作用

一、中子特性

1. 中子静止质量　中子质量为 $1.6749286 \times 10^{-27}$kg，比质子的质量稍大（质子的质量为 $1.672621637 \times 10^{-27}$kg）。

2. 中子总体为电中性　但实验结果显示：中子内部有电荷分布，可以

知识链接 2
中子源

想象,如果内部正负电荷中心稍有不重合,中子就应有电偶极矩。

3.中子具有自旋角动量,具有磁矩。

4.中子结构 高能电子、μ子或中微子轰击中子的散射实验显示中子内部的电荷和磁矩有一定的分布,说明中子不是点粒子,而具有一定的内部结构。中子是由 3 个更深层次的粒子——夸克构成的,其中包含两个具有"–1/3"电荷的下夸克和一个具有"+2/3"电荷的上夸克,其总电荷为零,所以它是个复合粒子。在轻核中含有几乎相等数目的中子和质子;在重核中,中子数则大于质子数,例如铀共有 146 个中子和 92 个质子。对于一定质子数的核,中子数可以在一定范围内取几种不同的值,形成一个元素的不同同位素。

5.中子的分类 根据中子能量的高低,可以把中子分为慢中子(能量小于 5kev,其中能量为 0.025eV 的称为热中子),中能中子(其能量范围为 5～100keV)和快中子(0.1～500MeV)3 种。

6.中子源 产生中子的装置称为中子源。用高能粒子(α粒子、氘核、质子 P、γ光子等)去轰击原子核,使原子核获得的能量大于中子的结合能,中子便从核内释放出来。中子源大致可以分为四类:同位素中子源、自发裂变中子源、加速器中子源和反应堆中子源。

7.中子的稳定性 自由中子是不稳定的,平均寿命约为 17 分钟。

二、中子与物质的相互作用

中子不带电,因此,中子与原子核或电子之间没有静电作用。中子有很强的穿透能力,在物质中能穿行很长的距离(故中子可用于测井)。当中子与物质相互作用时,主要是和原子核内的核力相互作用,与外壳层的电子不会发生作用。

中子与物质的原子核相互作用过程基本上可以分为两类:散射(scattering)和吸收(absorption)。散射又可以分为弹性散射(elastic scattering)和非弹性散射(inelastic scattering)。慢中子与原子核作用的主要形式是吸收,中能中子和快中子与物质作用的主要形式是弹性散射,对于能量大于 10MeV 的快中子,以非弹性散射为主。

1.非弹性散射 高能中子(快中子)穿过原子核,与原子核相互作用,被靶核吸收形成复核,然后放出一个能量较低的中子,靶核处于激发态,即处于较高的能级。处于激发态的靶核发射 γ 射线回到基态。这种作用过程中,中子与靶核碰撞前后系统的总动能不守恒,故称为非弹性散射,或称为(n,n')核反应。

非弹性散射的反应式为:$_Z^A X + n \rightarrow _Z^{Am} X + n'$ $_Z^{Am} X \rightarrow _Z^A X + \gamma$

只有快中子才能发生非弹性散射。非弹性散射主要发生在中子发射后的 $10^{-8}～10^{-7}$ 秒时间间隔内。中子能量高且靶核质量大,非弹性散射截面也就大。同位素中子源发射的中子能量低,发生非弹性散射的概率小,加速器中子源发射的中子能量较高,较易发生非弹性散射。

2.弹性散射 中子与原子核发生碰撞后,系统的总动能不变,中子所损失的动能全部转变成反冲核的动能,而反冲核仍处于基态。这种作用过程称为弹性散射,也称为(n,n)核反应。

反应式为:$_Z^A X + n \rightarrow _Z^A X + n$

弹性散射是中子与原子核作用中最简单的一种形式,无论中子具有何种能量,无论是轻核还是重核,都可能发生弹性散射。能量低的中子与轻核相互作用主要是弹性散射。高能中子在极短的时间内,经过一、二次非弹性散射,放出的低能中子只能与原子核发生弹性散射。弹性散射主要发生在中子发射后的 $10^{-6} \sim 10^{-5}$ 秒时间间隔内。

3. 俘获(吸收)反应 快中子经过一系列的非弹性碰撞及弹性碰撞,能量逐渐减小,最后当中子的能量与组成地层的原子处于热平衡状态时,中子不再减速。处于这种能量状态的中子称为热中子(thermal neutron)。热中子在介质中的辐射过程与气体分子的扩散类似,即从热中子密度大的区域向密度小的区域扩散,直到被该介质中的原子核俘获(capture)为止。物质中的原子核俘获一个热中子而变成激发态的复核,处于激发态的复核放射出一个或几个核子而衰变。这将可能产生(n, p)、(n, α)、(n, n)、(n, n′)、(n, γ)以及复合核裂变(n, f)等反应。这一反应称为辐射俘获核反应(radiation capture nuclear reaction)。

在上述的中子和物质的相互作用过程中,除了弹性散射之外,其余各种现象均会产生次级辐射(secondary radiation)。从辐射防护的观点来看,是相当重要的。在实际工作中,大多数情况遇到的是快中子,快中子与轻物质发生弹性散射时,损失的能量要比与重物质作用时多得多,例如,当快中子与氢核碰撞时,交给反冲质子的能量可以达到中子能量的一半,因此含氢多的物质,像水和石蜡等均是屏蔽中子的最好材料,同时水和石蜡,由于价格低廉,容易获得,效果又好,是最常用的中子屏蔽材料。

本章小结

习题二

2-1 简述电离辐射的来源。

2-2 简述电离辐射的分类。

2-3 简述带电粒子与物质的相互作用形式。

2-4 简述 X 线与物质相互作用的形式。

2-5 在康普顿散射中,X 线波长为 0.02nm,若从与入射光束成 90° 角的方向去观察散射线。求:①波长改变量;②波长改变量与原波长的比值是多少?

[答案:0.002 43nm; 0.1]

2-6 假定骨骼组成如下:骨胶原蛋白占 70%(平均原子序数用水代替),$Ca_3(PO_4)_2$ 占 25.5%,$CaCO_3$ 占 3%,$Mg_3(PO_4)_2$ 占 1.5%,求骨组织的有效原子序数。

[答案:14.8]

2-7 简述中子与物质相互作用类型。

2-8 快中子与原子核发生哪些核反应?

[答案:非弹性散射、弹性散射]

2-9 热中子与原子核发生哪些核反应?

[答案:辐射俘获反应]

(张瑞兰)

习题解答

教学基本要求

1. 熟练掌握粒子注量、能量注量及其关系；熟练掌握照射量（率）、吸收剂量（率）、比释动能的基本定义和物理意义。
2. 理解空腔理论及其应用，理解带电粒子平衡概念。
3. 掌握常用电离辐射量的基本计算方法。
4. 了解辐射量及单位的应用类别和发展进程。

辐射效应的研究和应用，是一个交叉广泛、综合性强的领域。它涉及物理学、医学、化学、生物学和电子学等多方面的知识。在电离辐射与物质相互作用的过程中，射线将施予物质一定能量，并引起物质内部能量等特征的变化。辐射量及单位就是为描述辐射源和辐射场以及辐射作用于物质时的能量传递，和受照物质内部的特征变化程度及演变规律而建立的特征量及其量度单位。

国际上选择和定义辐射特征量及单位的权威组织是"国际辐射单位和测量委员会（ICRU：International Commission on Radiological Units and Measurements）"和"国际辐射防护委员会（ICRP：International Commission on Radiation Protection）"。ICRU和ICRP的职能主要是为临床放射学、放射生物学和放射防护学等领域归纳和给定电离辐射量及其单位的定义，并对这些量的测量和应用方法提出建议；推荐这一领域内最新的数据和知识。随着现代医学的发展，ICRU和ICRP已经规范出一套较为完善的电离辐射量和单位，对辐射效应的定量研究也发展成一门专门的学科，即辐射剂量学，同时还随之产生一门新交叉学科——放射防护学。

知识链接 1
国际辐射防护组织与体系简介

第一节 描述电离辐射的量

电离辐射存在的空间称为辐射场，它是由辐射源产生的。按辐射种类，辐射源可分为 X 线源、γ 线源、中子射线源、β 射线源等，与它们相应的辐射场称为 X 线场、γ 线场、中子射线场、β 射线场等。在对放射线的应用过程中我们需要定量了解、分析射线在辐射场中的分布。这种分布可以用粒子注量、能量注量等描述辐射场性质的量来直接表征。

一、粒子注量

图 3-1 表示的是一个非平行辐射场的情况。假若以辐射场中某点 P 为中心划出一个小的球形区域，这样粒子可以从各个方向进入截面积为 da 的球体。如果从各个方向进入该球体的粒子的总数为 dN，则 dN 除以 da 的商，即定义为辐射场中 P 点处的粒子注量（particle fluence）Φ

$$\Phi = \frac{dN}{da} \qquad (3-1)$$

Φ 的 SI 单位是 m^{-2}。

由于小球内的截面积可任意选取,对无论从任何方向入射到小球上的粒子,都可选取出相应的截面积。故 ICRU 定义的粒子注量不仅适应平行辐射场,也适应非平行辐射场。也就是说,粒子注量与粒子的入射方向无关。在一般情况下,通过单位截面的粒子数不等于粒子注量,只有在粒子单向平行垂直入射的特殊情况下才等于粒子注量。

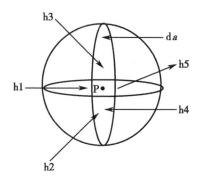

图 3-1 非平衡辐射场的粒子注量

在实际中遇到的辐射场是一种非常复杂的能量演变空间,其中每个粒子不可能都具有相同的能量。即使从辐射源发出时其初始能量相同(单能),进入物质后,由于相互作用,其能量沿着各自的轨迹和趋势逐渐减少,最后为零。因此辐射场任何一点(任何一小球体范围),其射线粒子具有从 E_{max} 到 0 的各种可能的能量,此时粒子能量计算公式为

$$\Phi = \int_0^{E_{max}} \Phi_E \mathrm{d}E \tag{3-2}$$

式中,Φ_E 表示每单位能量间隔内的粒子注量,它定义为进入小球内能量介于 E 到 $(E+\mathrm{d}E)$ 之间的粒子数与该球体的截面积的比值。

在辐射防护实践中,辐射特征量随时间变化的规律具有重要的研究意义。这里常用粒子注量率(particle fluence rate)表征粒子注量在辐射场中随时间变化的速率。因此粒子注量率 φ 定义为

$$\varphi = \frac{\mathrm{d}\Phi}{\mathrm{d}t} \tag{3-3}$$

它表示每单位时间进入单位截面积球体内的粒子数。在辐射防护中,它表示单位时间内粒子注量的增加,粒子注量率的 SI 单位为 $\mathrm{m}^{-2} \cdot \mathrm{s}^{-1}$。

二、能量注量

除了用粒子数目,还可以通过辐射场中某点的粒子携带的能量来表征辐射场的性质。能量注量就是为此目的而引入的一个量,它是用于计算间接致电离辐射在物质中发生的能量传递,以及物质对辐射能量的吸收的。

能量注量(particle fluence rate)定义为进入辐射场内某点处截面积为 $\mathrm{d}a$ 的小球体内所有粒子的能量(不包括静止能量)之和 $\mathrm{d}E_{fl}$ 除以 $\mathrm{d}a$ 所得的商,即

$$\Psi = \frac{\mathrm{d}E_{fl}}{\mathrm{d}a} \tag{3-4}$$

对于单能光子束,dE_{fl}就是光子数dN与光子能量hv之积,即

$$dE_{fl}=dN \cdot hv \qquad (3-5)$$

Ψ的SI单位是$J \cdot m^{-2}$。

单位时间内能量注量的增量,称为能量注量率(energy fluence rate),SI单位为$J \cdot m^{-2} \cdot s^{-1}$。

三、粒子注量与能量注量的关系

粒子注量Φ和能量注量Ψ都是描述辐射场性质的物理量,二者之间的关系是:

对单能辐射场有

$$\Psi = \Phi \cdot E \qquad (3-6)$$

对非单能辐射场

$$\Psi = \int_0^{E_{max}} \Phi_E E dE \qquad (3-7)$$

上两式中E为粒子能量,Φ_E是同一位置粒子注量的微分能量分布,它等于进入小球的能量介于E和$(E+dE)$之间的粒子数与该球体的截面积的比值。

四、谱分布

实际上,到达辐射场任一点的粒子,未必都有相同的能量。因而,上述的粒子注量Φ、粒子注量率$\dot{\Phi}$、能量注量(Ψ)、能量注量率$\dot{\Psi}$都存在按粒子能量的分布,简称谱分布。谱分布有微分分布和积分分布两种形式。这里,以粒子注量、能量注量的谱分布为例来讨论。

特定位置上,粒子注量、能量注量按粒子能量的微分谱分布(Φ_E,Ψ_E),是指单位能量间隔内,能量为E的那些粒子构成的粒子注量或能量注量

$$\Phi_E = \frac{d\Phi(E)}{dE} \qquad (3-8)$$

$$\Psi_E = \frac{d\Psi(E)}{dE} = \frac{d\Phi(E)}{dE}E \qquad (3-9)$$

其中,和$d\Psi(E)=\Psi_E \cdot dE$分别是能量在$E \sim E+dE$之间的粒子构成的粒子注量和能量注量。粒子注量微分谱分布的SI是$m^{-2} \cdot keV^{-1}$。显然,粒子注量率微分谱分布的SI是$m^{-2} \cdot s^{-1} \cdot keV^{-1}$。

粒子注量、能量注量按粒子能量的积分谱分布($\Phi(E)$、$\Psi(E)$),是指能量从最小值到特定能量E(即累加终点)为止的那些粒子累计构成的部分粒子注量或部分能量注量

$$\Phi(E) = \int_0^E \Phi_E \cdot dE \qquad (3-10)$$

$$\Psi(E) = \int_0^E \Psi_E \cdot dE \qquad (3-11)$$

显然,如果式(3-10)和(3-11)中的累加重点扩大到∞,即可得到相关位置上由各种能量的粒子构成的全部粒子注量或全部能量注量。

既然,Φ_E代表单位能量间隔内进入单位截面积小球的能量为E的粒子数,由这些粒子带来的能量就为$E \cdot \Phi_E$,因此,到达相关位置上粒子的平均能量便为

$$\overline{E} = \int_0^\infty E \cdot \Phi_E \cdot dE / \int_0^\infty \Phi_E \cdot dE \qquad (3\text{-}12)$$

这里,分子代表由各种能量的粒子带到相关位置上的总能量,分母就是到达相关位置的粒子总数。

第二节 描述电离辐射与物质相互作用的量

X(γ)线穿过空气时,与空气中的原子相互作用从而产生高能的次级电子,然后再有这些次级电子导致空气电离。这些次级电子在使空气产生离子对的过程中,最后全部损失本身的能量。X(γ)线的能量越高、数量越多,对空气的电离本领越强,被电离的总电荷量越多。因此,次级电子在空气中产生的任何一种离子(电子或正离子)的总电荷量,反映着 X(γ)线对空气的电离本领。照射量就是根据对空气的电离本领的大小来度量 X(γ)射线的一个物理量。

一、照射量

1. 照射量及其单位 照射量(exposure)是指 X(γ)线在质量为 dm 的空气中释放出的所有次级电子完全被空气阻止时(这意味着 100% 的能量转换,没有剩余能量),在空气中形成的同一种符号的离子总电荷的绝对值 dQ 除以 dm 所得的商,即

$$X = \frac{dQ}{dm} \qquad (3\text{-}13)$$

照射量是度量 X(γ)辐射对空气电离本领的一个物理量,不能用于其他类型辐射(如中子或电子束等)和其他物质。根据照射量的定义,dQ 中不包括次级电子发生轫致辐射被吸收后产生的电离。由于现有技术还不能对能量很低和很高的 X(γ)线的照射量做精确的测量,因此,照射量实际仅适用于光子能量介于几千电子伏至几兆电子伏范围内的 X(γ)线。

照射量的 SI 单位,按定义是 $C \cdot kg^{-1}$,没有专用名称。沿用的旧单位是伦琴,用符号 R 表示。1 伦琴就是在 1 千克空气中产生 2.58×10^{-4} 库仑的电荷量,即

$$1R = 2.58 \times 10^{-4} C \cdot kg^{-1}$$

或

$$1C \cdot kg^{-1} = 3.877 \times 10^3 R$$

另外,暂时还用毫仑、微仑等单位。

为了确定辐射场中的某点照射量的伦琴数,须知道 X(γ)线在该点某个空气体积 dV 中产生的次级电子在空气中所造成的总电离的情况。X(γ)线在 dV 空气中产生的次级电子,由于这些次级电子具有一定的射程,它们在空气中所形成的离子对不仅分布在空气体积 dV 内,且有一部分离子还分布在 dV 之外,在确定照射量时,所有这些离子的电荷都应计算在内。而空气体积 dV 外产生的次级电子所形成的离子即使分布在空气体积 dV 之内,在确定照射量时,也不应计算在内。

照射量率(exposure rate)$\dot{X}$ 即为照射量随时间的变化率。或称做单位时间内照射量的增量。即

$$\dot{X} = \frac{\mathrm{d}X}{\mathrm{d}t} \tag{3-14}$$

照射量率的 SI 单位为 C·kg^{-1}·s^{-1}。旧单位是 R·s^{-1}、R·min^{-1}、mR·H^{-1} 等。

2. 照射量与能量注量的关系 对于单能 X（γ）射线，在空气中某点的照射量 X 与同一点上的能量注量 Ψ 之间有以下关系

$$X = \Psi \cdot \frac{\mu_{en}}{\rho} \cdot \frac{e}{\overline{W}} \tag{3-15}$$

式中 μ_{en}/ρ 是给定的单能 X（γ）射线在空气中的质能吸收系数；e 是电子的电荷；$\overline{W} = 33.97\mathrm{eV}$，是电子在空气中每形成一个离子对所消耗的平均能量。

式（3-15）中每个量均取 SI 单位，则照射量 X 的单位即为"C·kg^{-1}"。如果照射量用"R"表示，式（3-15）可写为

$$X = 3.877 \times 10^3 \cdot \Psi \cdot \frac{\mu_{en}}{\rho} \cdot \frac{e}{\overline{W}} \tag{3-16}$$

代入 $\overline{W}$ 和 e 的数值后，式（3-16）可改写为

$$\frac{\Psi}{X} = 8.73 \times 10^{-3} \frac{\mu_{en}}{\rho} \tag{3-17}$$

式中 Ψ/X 是每伦琴的能量注量，它表示在空气中某点产生 1 伦琴照射量所需的能量注量。

同样，可以导出每伦琴的光子注量。

如果知道连续 X 线在空气中某点的能谱 $N(E)$，则照射量可由式（3-18）计算

$$X = \int_0^{E_{max}} N(E) \cdot E \cdot \frac{\mu_{en}(E)}{\rho} \cdot \frac{e}{\overline{W}} \cdot \mathrm{d}E \tag{3-18}$$

二、比释动能

1. 比释动能及其单位 照射量是以电离电量的形式间接反映 X 或 γ 射线在空气中的辐射强度大小的物理量，它不能反映出射线在吸收介质中能量的转移过程。射线的吸收及其引起的效应直接取决于射线在介质中的能量转移。当间接致电离辐射在辐射场中与物质相互作用时，首先是间接致电离粒子将能量传给直接致电离粒子，然后直接致电离粒子再在物质中引起电离、激发，导致粒子的能量最后被物质所吸收。辐射剂量学中以比释动能描述间接致电离粒子与物质相互作用时，传递给直接致电离粒子能量的大小。

比释动能（kinetic energy released in material, Kerma）K 是指不带电的致电离粒子（光子或中子）与物质相互作用时，在单位质量物质中由间接致电离辐射所产生的全部次级带电粒子的初始动能之和。它等于 $\mathrm{d}E_{tr}$ 除以 $\mathrm{d}m$ 所得的商

$$K = \frac{\mathrm{d}E_{tr}}{\mathrm{d}m} \tag{3-19}$$

式中，$\mathrm{d}E_{tr}$ 为间接致电离辐射在给定物质的体积元 $\mathrm{d}m$ 内，释放出来的全部带电粒子的初始动能总和。比释动能只适用于度量间接致电离辐射，但适用于任何物质。

比释动能的 SI 单位 J·kg^{-1}；专用名为戈瑞（Gy）

$$1\mathrm{Gy} = 1\mathrm{J} \cdot \mathrm{kg}^{-1} \tag{3-20}$$

同样,根据辐射场实际情况,也有毫戈瑞(mGy)、微戈瑞(μGy)等,其关系为

$$1Gy = 10^3 mGy = 10^6 \mu Gy \qquad (3-21)$$

单位时间内比释动能的增量,称为比释动能率(kerma rate),单位为 $J \cdot kg^{-1} \cdot s^{-1}$。

2. 照射量与比释动能的关系 在电子平衡的条件下,单能辐射场中同一点照射量与能量注量的关系是

$$X = \Psi(\mu_{en}/\rho) \frac{e}{\overline{W}} \qquad (3-22)$$

式中 e 是每一个离子的电荷,$\overline{W}$ 是在空气中形成一个离子对消耗的平均能量,μ_{en}/ρ 是给定能量光子在空气中的质能吸收系数。

对于一种给定的单能间接致电离辐射,辐射场中某点的比释动能 K 与能量注量 Ψ 之间存在如下关系

$$K = \Psi \cdot \frac{\mu_{tr}}{\rho} \qquad (3-23)$$

式中 μ_{tr}/ρ 表示物质对一定能量的间接致电离粒子的质能转移系数,即间接致电离粒子在物质中穿行单位长度路程时,其能量转变为次级电子的初始动能的份额。可得质能吸收系数 μ_{en}/ρ 和质能转移系数 μ_{tr}/ρ 之间关系为

$$\mu_{en}/\rho = (\mu_{tr}/\rho) \cdot (1-g)$$

其中 g 为次级电子以轫致辐射损失其能量得份额。实际上在低原子序数介质如空气、水、软组织中,电子的初始动能的大部分消耗于与介质电子发生非弹性碰撞,引起原子的电离或激发,仅有一小部分消耗于与原子核发生辐射效应(轫致辐射)。比如,当 X(γ)光子辐射的能量低于 1.25MeV 以下时,g 很小,约为 0.003,因此可以忽略不计。

如果在带电粒子平衡及射线在介质中由次级带电粒子产生的轫致辐射损失的能量忽略不计,则有 $\mu_{tr}/\rho = \mu_{en}/\rho$,在空气中,代入此条件并将式(3-22)和式(3-23)联用可求得

$$K = X\left(\frac{\overline{W}}{e} \right) \qquad (3-24)$$

一般吸收物质的辐射光子能量较低时,射线在空气中的比释动能及照射量可用式(3-24)表达。

三、吸收剂量

1. 吸收剂量及其单位 比释动能所描述的是间接致电离辐射在介质中转移给次级带电粒子的能量,在辐射场中,次级带电粒子获取的能量一部分用于电离、激发,另一部分则转化为轫致辐射。轫致辐射是带电粒子与场物质作用时,能量直接转换成电磁辐射散发出去,因此在考虑吸收问题时不包括这部分能量。射线所引起的各种效应只与其在介质中用于电离和激发的能量有关,这些能量是射线真正在介质中所"沉积"的能量。射线在介质中所"沉积"的能量越多,即介质吸收的辐射能量越多,则由辐射引起的效应就越明显。辐射剂量学以"吸收剂量"来衡量物质吸收辐射能量的多少,并以此研究能量吸收与辐射效应的关系。

吸收剂量(absorbed dose)D 等于 $d\bar{\varepsilon}$ 除以 dm 所得的商,$d\bar{\varepsilon}$ 是任何电离辐射授予质量为 dm 的介质的平均授予能

$$D = \frac{\mathrm{d}\bar{\varepsilon}}{\mathrm{d}m} \qquad (3\text{-}25)$$

平均授予能 $\mathrm{d}\bar{\varepsilon}$ 为进入质量为 $\mathrm{d}m$ 的体积元内的全部带电粒子和不带电粒子能量的总和与离开该体积元的全部带电粒子和不带电粒子能量的总和之差,再减去在该体积内发生任何核反应或基本粒子反应所增加的静止质量的等效能量。

对某一物质来说,在一定体积内接受的平均能量越多,则吸收剂量越大。不同物质吸收辐射能量的本领是不同的。因此,讨论吸收剂量必须说明是什么物质的吸收剂量。

吸收剂量的 SI 单位是 $J \cdot kg^{-1}$,专业名称与比释动能的单位相同,也叫"戈瑞",简称"戈",用符号"Gy"表示。在放射剂量治疗学中,计算病人剂量和处方剂量时,为了方便,通常使用厘戈瑞(cGy)作为吸收剂量单位

$$1Gy = 100cGy$$

吸收剂量沿用的旧单位是拉德,符号记作"rad"。

$$1rad = 10^{-2}Gy$$

吸收剂量适用于任何类型的电离辐射和受到照射的任何物质。在论及吸收剂量时,应明确辐射类型、介质种类和特定的位置。

各种辐射的生物效应,不仅与吸收剂量的大小有关,还与吸收的速率有关,是一个随时间变化函数。因此需引入吸收剂量率的概念。一般说来,吸收剂量率(absorbed dose rate)($\dot{D}$)表示单位时间内吸收剂量的增量。即

$$\dot{D} = \frac{\mathrm{d}D}{\mathrm{d}t} \qquad (3\text{-}26)$$

吸收剂量率的 SI 单位用 $J \cdot kg^{-1} \cdot s^{-1}$ 表示,其专有名称为 $Gy \cdot s^{-1}$。

例 3-1 某一质量为 0.5g 的物质,在 10s 内吸收电离辐射的平均能量为 200erg(尔格),求该物质的吸收剂量和吸收剂量率。

解:根据题意义已知: $\qquad \mathrm{d}m = 0.5g = 5 \times 10^{-4}kg$

$$\mathrm{d}E_{en} = 200erg = 2 \times 10^{-5}J$$

$$\mathrm{d}t = 10s$$

则该物质的吸收剂量和吸收剂量率分别为

$$D = \frac{\mathrm{d}E_{en}}{\mathrm{d}m} = \frac{2 \times 10^{-5}}{5 \times 10^{-4}} = 0.04Gy = 40mGy$$

$$\dot{D} = \frac{\mathrm{d}D}{\mathrm{d}t} = \frac{40}{10} = 4.0mGy \cdot s^{-1}$$

通过解此题可以理解吸收剂量和吸收剂量率的概念,以及掌握旧单位与 SI 单位的换算。

2. 照射量与吸收剂量的关系 在电子平衡的条件下,单能辐射场中同一点吸收剂量与能量注量的关系是

$$D = \Psi(\mu_{en}/\rho) \qquad (3\text{-}27)$$

在空气介质中,根据式(3-26)和式(3-27),可得吸收剂量与照射量的关系为

$$D_a = X\left(\frac{\overline{W}}{e}\right) \qquad (3\text{-}28)$$

式中角标 a 表示空气介质，若 W 取 33.97eV，则有

$$D_a(\text{J/kg}) = X(\text{C/kg}) \times 33.97(\text{J/C}) \quad (3\text{-}29)$$

进一步，若吸收剂量的单位为 Gy，照射量以常用单位 R 表示，则有

$$D_a(\text{Gy}) = X(\text{R}) \times 0.876(\text{Gy/R}) \quad (3\text{-}30)$$

由式（3-27）可见，若有两种物质在同样条件下受到 X（γ）光子的照射，则它们的吸收剂量与质能吸收系数成正比。即

$$D_1/D_2 = (\mu_{en}/\rho)_1/(\mu_{en}/\rho)_2 \quad (3\text{-}31)$$

所以，只要知道一种物质中的吸收剂量，即可算出同时照射情况下另一种物质的吸收剂量。

由式（3-22）和式（3-24），可以得到物质中的吸收剂量 D_m 和空气中照射量 X 之间的关系

$$D_m = 33.97 \frac{(\mu_{en}/\rho)_m}{(\mu_{en}/\rho)_a} \cdot X \quad (3\text{-}32)$$

式中照射量 X 用国际单位量度。引入 f 值表达，式（3–32）写成

$$D_m = f \cdot X \quad (3\text{-}33)$$

其中

$$f = 33.97 \frac{(\mu_{en}/\rho)_m}{(\mu_{en}/\rho)_a}$$

f 称为照射量 – 吸收剂量转换系数，或称作照射量 – 吸收剂量转换因子。它是以 "C·kg^{-1}" 表示的照射量换算成以 "Gy" 为单位的吸收剂量的一个系数。

转换因子 f 值取决于光子能量和被照射物质的性质。表 3-1 给出了水、肌肉和骨骼对不同能量光子的 f 值。

表 3-1　水、骨骼和肌肉在不同光子能量下的 f 值（单位：Gy·kg·C^{-1}）

光子能量（MeV）	水	骨骼	肌肉
0.010	35.35	137.21	35.85
0.020	34.15	163.95	35.50
0.030	33.68	170.16	35.27
0.040	34.03	160.47	35.62
0.050	34.57	138.76	35.89
0.060	35.08	112.79	36.01
0.080	36.12	74.03	36.40
0.100	36.74	56.20	36.74
0.200	37.71	37.95	37.33
0.300	37.44	36.36	37.09
0.400	37.44	35.97	36.98
0.500	37.44	35.85	37.09
0.600	37.44	35.85	37.09
0.800	37.40	35.66	37.05
1.000	37.40	35.74	37.05

续表

光子能量（MeV）	水	骨骼	肌肉
2.000	37.44	35.70	36.98
3.000	37.29	35.97	36.98
4.000	37.13	36.05	36.74
5.000	36.98	36.20	36.59
6.000	37.21	36.78	36.78
8.000	37.05	37.05	36.59
10.00	36.24	37.21	36.01

由此可见，水的 f 值与肌肉的相近，而对于低能光子即使照射量相同，骨的吸收剂量也要比肌肉高出 3～4 倍，可是由实验表明，这时脂肪的吸收剂量却只有肌肉的一半左右。然而当光子能量超过 0.200MeV 后，对于相同的照射量，各种物质的吸收剂量都非常接近。

若求某种物质的吸收剂量时，只要在物质待测点位置留一个小腔，然后将电离室放入，测出小腔内空气的照射量 X，再根据 f 值，就可以计算出物质内该点的吸收剂量来。

例 3-2 用电离室测得体模内一点照射量率为 $2.58 \times 10^{-5} C \cdot kg^{-1} \cdot h^{-1}$，已知光子的能量为 0.10MeV，求体模该位置的吸收剂量率和体模 15 分钟内的吸收剂量。

解：已知 $\dot{X} = 2.58 \times 10^{-5} C \cdot kg^{-1} \cdot h^{-1}$；查表 3-1 得：$f_水 = 36.74 Gy \cdot kg \cdot C^{-1}$。因此

$$\dot{D}_水 = 36.74 \times 2.58 \times 10^{-5} = 9.48 \times 10^{-4} Gy \cdot h^{-1}$$

$$D_水 = 9.48 \times 10^{-4} Gy \cdot h^{-1} \times 1/4(h) = 2.37 \times 10^{-4} Gy$$

第三节 带电粒子平衡

一、带电粒子平衡

以上已经给出了辐射剂量学中三个比较重要的辐射特征量，即吸收剂量 D、比释动能 K 和照射量 X。其中照射量是通过电离空气的电荷多少以间接的方式反映辐射场强度的特征量，而吸收剂量和比释动能则是从射线能量转移的角度反映物质在与射线相互作用时，物质所吸收的射线能量。它们之间既相互联系，又有本质区别。利用照射量可计算空气的比释动能和吸收剂量或利用比释动能计算吸收剂量。在讨论三者关系的时候，必须附加条件，而电子平衡或广义的带电粒子平衡就是其中最重要的条件之一。

如图 3-2 所示，设体积为 V 的介质受到 X(γ)射线的照射，通过相互作用，X(γ)光子在其中释放出次级电子，由于次级电子具有一定的射程，X(γ)光子在其中 O 点附近的小体积 ΔV 内交给次级电子的能量因次级电子 a 逃逸 ΔV 而不能全部被小体积 ΔV 吸收；同时，在小体积 ΔV 外产生的次级电子 b 也可能把部分能量带入小体积 ΔV 内。如果所有离开 ΔV 的次级电子带走的能量等进入 ΔV 的次级电子带入的能量，则称在 O 处存在"电子平衡（electronic balance）"。

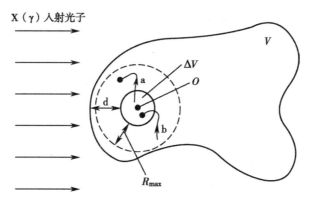

图 3-2　电子平衡示意图

设 dE_{en} 表示介质某体积元吸收的能量 dE_{tr} 为射线转移给该体积元的能量，dE_{out} 表示次级电子从体积元中带出的能量，dE_{in} 为体积元外产生的次级电子带入体积元的能量。则有

$$dE_{en} = dE_{tr} - dE_{out} + dE_{in}$$

当达到"电子平衡"时，$dE_{out} = dE_{in}$，因此有

$$dE_{en} = dE_{tr}$$

达到电子平衡的条件是：

①小体积 ΔV 周围的 X（γ）辐射场必须是均匀的，以使 ΔV 周围 X（γ）光子释放出的电子注量率保持不变。这不仅要求 ΔV 周围的辐射强度和能谱不变，而且要求 ΔV 周围（图中虚线以内部分）的介质是均匀介质。

②小体积 ΔV 在各个方向离介质边界的距离 d 要足够大，至少大于次级电子在介质中的最大射程 R_{max}。

严格讲，上述条件难以实现，特别是靠近辐射源处，辐射强度随位置变化显著；另外，在两种介质交界处附近，为非均匀介质，都不可能满足电子平衡的必要条件。但在实践中，需要对某些条件作适当的近似处理，以便在一定的精度范围内，可认为电子平衡成立。当 X（γ）射线能量较低 [设低于 $^{60}C_0$ γ 射线能量（1.25MeV）] 时，由于次级电子射程相对较短，X（γ）光子的衰减可以忽略，则在受照射的某些介质中，可认为近似存在电子平衡。

二、吸收剂量与比释动能的关系

如上所述，在带电粒子平衡的情况下，间接致电离辐射在质量为 dm 内的物质中交给带电粒子的能量 dE_{tr} 等于该体积元内物质所吸收的能量 dE_{en}，因此

$$D = \frac{dE_{en}}{dm} = \frac{dE_{tr}}{dm} = K \tag{3-34}$$

该式表明，在带电粒子平衡的条件下，不考虑带电粒子由于韧致辐射而损耗的能量，吸收剂量等于比释动能。但带电粒子的一部分能量有可能转变为韧致辐射而离开质量元 dm，因此这个时候虽然仍旧存在带电粒子平衡，但吸收剂量也会小于比释动能，即两者关系精确表达为

$$D = K(1 - g) \tag{3-35}$$

式中，g 表示带电粒子能量转化为韧致辐射的份额。然而，除了高能电子与物质作用

情况外,一般轫致辐射 g 所占的份额都很小,可以忽略不计,式(3-35)回归到式(3-34)。

如上所述,当满足电子平衡条件,且次级电子产生的轫致辐射可忽略时,吸收剂量和比释动能相等。但是若电子平衡条件不能成立,为使两者之间能进行数值转换,需引入一个电子平衡系数 q_e,它等于 X(γ)光子辐射在所指定的体积内沉积的能量 E_{dep} 与辐射在同一体积释放出的能量 E_{col} 之比,即 $q_e = E_{dep}/E_{col}$。

如图 3-3 所示,X(γ)光子入射到视为均匀介质的水中。在浅表位置,X(γ)光子在其作用点周围的小体积元内释放的部分能量并未全部沉积在该体积元内,未建立电子平衡,$q_e<1$,即比释动能大于吸收剂量。如果 X(γ)光子在水中的衰减可以忽略,当深度等于次级电子的最大射程时,电子平衡条件满足,$q_e=1$,吸收剂量和比释动能相等,并随深度的增加数值保持不变,如图 3-3 虚线部分。实际上,随着深度的增加,一方面由于入射光子的强度逐渐减弱,比释动能下降;另一方面沿 X(γ)光子入射方向产生的次级电子数目在达到其电子射程之前逐渐增加,造成吸收剂量增加。当随着深度增加所增加的次级电子数目等于因入射光子衰减而使释出的次级电子减少的数目时,吸收剂量达到最大值,完成其剂量建成。随着深度的继续增加,比释动能与吸收剂量同时变小。由于次级电子在某一点沉积的能量主要起源于它前面某点产生的次级电子,因此位于电子平衡点以后的各点,$q_e>1$,此时,比释动能小于同一位置的吸收剂量。比释动能和吸收剂量随深度的变化的特点如图 3-3 所示。

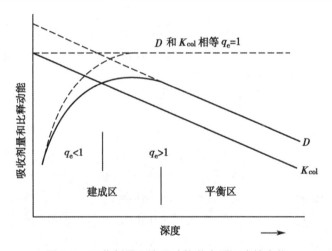

图 3-3　吸收剂量和比释动能随介质深度的变化

第四节　空腔理论

为了测量在介质中的吸收剂量,必须将对辐射灵敏的仪器(剂量计)引入到介质中。一般情况下,剂量计中的灵敏介质与被测介质不是同一种材料,比如,设定好条件的空气常被用来做剂量计中的灵敏介质,因此,剂量计内介质所处的空间又被称作空腔(cavity)。空腔理论(cavity theory)即以辐射与不同物质作用的相关性为依据将辐射剂量计灵敏介质(空腔)中的吸收剂量与空腔周围待测介质的吸收剂量用数学模型表述和应用的理论。与光子在空腔介质中产生的次级带电粒子的射程相比,空腔可划分为较小、中等、较大三种尺度。如果带电粒子(电子)的射程比空腔直径大很多,可认为空腔尺度较小;反之,如果带电粒子(电子)的射程比空腔直径小很多,可认为空腔尺度较大;中等则代表带电粒子(电子)射程与空腔直径是相近的。空腔理论根据空腔直径的大小建立了不同的数学模型。例如,Bragg-Gray 理论和 Spencer-Attix 理论适用于很小的空腔。对于中等或较大的空腔,可直接用本章第二节讨论的照射量和吸收剂量的关系式换算和测量。

一、Bragg-Gray 空腔理论

Bragg-Gray 理论是由 Bragg 在 1910 年提出,并随后由他的博士研究生 Gray 完成。该理论主要有两个假设:

(1)空腔的直径比带电粒子在其中的射程小很多,以至于空腔的存在并没有干扰带电粒子在介质中的注量。

(2)空腔中的吸收剂量仅仅是由带电粒子穿过空腔时沉积的,即忽略光子在空腔中的相互作用。

第 1 个假设等效地要求空腔中的带电粒子注量等于介质中的。在带电粒子平衡(CPE)和准带电粒子平衡区域(TCPE)内,这种情况确实存在。另外,空腔的存在总是引起一定程度的注量干扰,这就要求引入注量干扰因子。

第 2 个假设表明在空腔中沉积剂量的所有电子是在空腔外产生并完全穿过空腔。因此,在空腔中既没有次级电子产生也没有次级电子被阻止在内。

在上述 2 个假设下,根据 Bragg-Gray 空腔理论,空腔位置处介质的吸收剂量 D_m 与空腔的吸收剂量 D_a 间的关系是

$$D_m = D_a \left(\frac{\bar{S}}{\rho} \right)_{m,a} \tag{3-36}$$

其中,$\left(\dfrac{\bar{S}}{\rho} \right)_{m,a}$ 是介质的平均质量阻止本领与空腔的平均质量阻止本领之比。

二、Spencer-Attix 空腔理论

Bragg-Gray 理论是没有考虑初级电子在剂量计灵敏体积内,因碰撞而慢化时产生次级电子 δ 粒子剂量的一种近似理论。相比之下,Spencer-Attix 空腔理论则为更普适的阐述。该理论考虑到了产生的次级电子(δ 粒子)中,会有一部分电子有足够的能量进一步产生电离,在空腔中释出的这些电子中一部分有足够的能量逃出空腔,并带走它们的能量,导致在空腔中的吸收能量降低,因此,必须对阻止本领加以修正。Spencer-Attix 空腔理论依然是在 Bragg-Gray 的 2 个假设下工作,但是这 2 个假设现在不仅要应用到初级粒子注量,还要应用到次级粒子注量。

根据定义的能量限值 Δ,在 Spencer-Attix 空腔理论中次级电子注量被分成两部分。动能 $E_k < \Delta$ 的次级电子被认为是局部沉积能量的慢电子,动能 $E_k \geqslant \Delta$ 的次级电子被认为是快电子,并具有电子能谱的一部分。这样,慢化电子能谱就具有低能限值 Δ 和高能限值 E_{k0},E_{k0} 代表初始电子的动能。

在 Spencer-Attix 空腔理论中,空腔位置上介质的吸收剂量 D_m 与空腔的吸收剂量 D_a 间的关系改写为

$$D_m/D_a = S_{m,a} \tag{3-37}$$

这里，$S_{m,a}$ 是介质的平均受约束的质量阻止本领与空腔的平均受约束的质量阻止本领之比，其具体表达式为

$$S_{m,a} = \frac{\int_\Delta^{E_{k0}} \Phi_{m,E_k}^{e-e}(E_k) \cdot \left(\frac{L_{\Delta,m}}{\rho}\right) \cdot dE_k + TE_m}{\int_\Delta^{E_{k0}} \Phi_{m,E_k}^{e-e}(E_k) \cdot \left(\frac{L_{\Delta,a}}{\rho}\right) \cdot dE_k + TE_a} \tag{3-38}$$

其中，Φ_{m,E_k}^{e-e} 是快电子注量，$e-e$ 代表在慢化能谱中 δ 电子的贡献；$\dfrac{L_{\Delta,m}}{\rho}$ 和 $\dfrac{L_{\Delta,a}}{\rho}$ 分别是介质和空腔的受约束的质量阻止本领；TE_m 和 TE_a 是"径迹末端项"，表示初始动能介于 $\Delta \sim 2\Delta$ 之间的电子沉积能量的一部分。损失能量的电子使其动能低于 Δ。此事发生后，它们剩余的能量将沉积在该点，电子就从能谱中去掉。径迹末端项可近似为

$$TE_m = \Phi_{m,E_k}^{e-e}(\Delta) \cdot \left(\frac{S_m(\Delta)}{\rho}\right) \cdot \Delta \tag{3-39}$$

和

$$TE_a = \Phi_{m,E_k}^{e-e}(\Delta) \cdot \left(\frac{S_a(\Delta)}{\rho}\right) \cdot \Delta \tag{3-40}$$

蒙特卡罗计算显示 Spencer-Attix 和 Bragg-Gray 空腔理论的差异有时是不能忽略的，当光子辐射能量足够高时（但不是充分高），获得高能电离辐射的带电粒子射程远比空腔的直径大得多，且可以忽略小尺寸空腔内次级带电粒子的沉积能量，因而可以近似用 Bragg-Gray 空腔理论测量介质的吸收剂量。

三、空腔理论计量吸收剂量的基本原理

对辐射场内吸收剂量的确定基本上是通过直接测量照射量（率）的大小，再根据不同的测量条件，通过换算得到相应的吸收剂量（率）。临床上对辐射场内吸收剂量的测量和换算的基本原理主要是 Bragg-Gray 原理和空腔电子平衡条件。

应该明确，对于辐射理论的研究都是从物理学原理上，建立在一定的物理模型基础上的，实际应用中需要根据具体条件作必要的修正。这里，我们主要讨论两种情况。

1. 中低能 X(γ)射线吸收剂量的测量 空气中的照射量可由指形电离室测定（测定原理将在第四章阐述），而测量任意物质中的吸收剂量又可以利用照射量和吸收剂量的关系间接获得。因此，在实际测量某种物质的吸收剂量时，首先确定其中直接测量照射量相对定义式（3-13）具体设置为

$$X = \frac{Q}{\rho \cdot V} \cdot \frac{1}{A} \tag{3-41}$$

这里 Q 为在空气腔中释放出的电离电荷，ρ 为空腔中的空气密度，V 为空腔体积，A 为传输系数，表示能量通过室壁的份额，其值略小于 1。

设 Ψ_a、D_a 分别为空气中某点的能量注量和吸收剂量，Ψ_m、D_m 分别为相同位置以某种介质（如水）置换空气后的能量注量和吸收剂量。在电子平衡条件下，D_a 和 D_m 的关系可在理论公式（3-31）的基础上具体表示为

$$\frac{D_m}{D_a} = \frac{(\bar{\mu}_{en}/\rho)_m}{(\bar{\mu}_{en}/\rho)_a} \cdot A \qquad (3\text{-}42)$$

式中 A 就是上面所述的传输系数,数值上等于相同位置处的 $\varPsi_m/\varPsi_a$。

在电子平衡条件下,将空气中的吸收剂量与照射量的关系式代入式(3-28),得

$$D_m = X \cdot \frac{W}{e} \cdot \frac{(\bar{\mu}_{en}/\rho)_m}{(\bar{\mu}_{en}/\rho)_a} \cdot A \qquad (3\text{-}43)$$

式(3-43)也可由公式(3-33)借助 f 值表达为

$$D_m = f \cdot A \cdot X$$

对中低能 X(γ)射线电子平衡能够建立,由此可见,介质中的吸收剂量可用相同位置处的照射量进行转换来确定。

例 3-3　某实验室在已知辐射场(测得该条件下的照射量)做动物的放射生物学实验。分别测得此系统在 20keV 和 200keV X 线均匀照射下的照射量为 $2.5 \times 10^{-3} \text{C} \cdot \text{kg}^{-1}$ 和 $4.2 \times 10^{-3} \text{C} \cdot \text{kg}^{-1}$;又知两种过程的能量传输系数分别为 0.97 和 0.98。试比较上述同等条件下犬的骨骼和肌肉的吸收剂量。

解:经查第四章 f 值骨骼和肌肉在 20keV 和 200keV 时分别为:

20keV 时　　$f_{骨骼} = 163.95 \text{Gy} \cdot (\text{C} \cdot \text{kg})^{-1}$;$f_{肌肉} = 35.5 \text{Gy} \cdot (\text{C} \cdot \text{kg})^{-1}$

200keV 时　　$f_{骨骼} = 37.95 \text{Gy} \cdot (\text{C} \cdot \text{kg})^{-1}$;$f_{肌肉} = 37.33 \text{Gy} \cdot (\text{C} \cdot \text{kg})^{-1}$

分别代入上面公式计算有:

20keV 时　　$D_{骨骼} = f \cdot A \cdot X = 163.95 \times 0.97 \times 2.5 \times 10^{-3} = 398 \text{mGy}$

　　　　　　$D_{肌肉} = f \cdot A \cdot X = 35.5 \times 0.97 \times 2.5 \times 10^{-3} = 86 \text{mGy}$

200keV 时　　$D_{骨骼} = f \cdot A \cdot X = 37.95 \times 0.98 \times 4.2 \times 10^{-3} = 156 \text{mGy}$

　　　　　　$D_{肌肉} = f \cdot A \cdot X = 37.33 \times 0.98 \times 4.2 \times 10^{-3} = 154 \text{mGy}$

可见,如果用于成像,两种条件下 20keV 由于吸收剂量有很大反差而成像清晰;但是 200keV 时则因吸收剂量基本相同而无法辨别。

2. 高能辐射吸收剂量的测量　我们在前面已经讨论过,从照射量计算吸收剂量的方法有一定局限性。例如,当光子能量大于 3MeV,或电子平衡不存在时,照射量就不能被真实地定义,此测量方法也不再适用。另外,照射量仅用于 X(γ)射线辐射,并不能测量其他类型的电离辐射,如电子和中子等。因此,对高能电离辐射吸收剂量的测量需应用 Bragg-Gray 空腔理论。该理论不受这些限制,能直接用电离室在介质中测量来计算吸收剂量。

我们现在从实际应用出发,再来深入分析一下 Bragg-Gray 空腔理论和它的基本假设。首先应该明确,Bragg-Gray 空腔理论认为电离辐射在介质中的沉积能量即介质吸收剂量,可通过测量其放置在介质中的小气腔内的电离电荷量直接转换。设在一均匀介质中,有一充有空气的气腔,如图 3-4 所示,X(γ)射线等电离辐射,在介质中产生的次级电子穿过气腔时会在其中产生电离,这种电离可以是 X(γ)射线在气腔空气中产生的次级电子所致(称为"气体作用");也可以是在电离室空气等效壁材料中产生的次级电子所致(称为"室壁作用")。假定气腔的直径远小于次级电子的最大射程,则应该有以下三个条件成立:①X(γ)射线在空腔中所产生的次级电子的电离可以忽略;②气腔的引入并不影响次级电子的注量及能谱分布;③气腔周围的相邻介质中,X(γ)射线辐射场是均匀的,气腔的引入并不改变次级电子的分布。则空腔位置上介质的吸收剂量 D_m 与气腔中所产生的

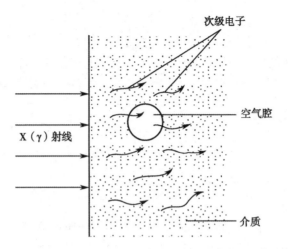

图3-4 布喇格-戈瑞空腔理论示意图

电离量 J_a 有如下关系

$$D_m = J_a \cdot \frac{W}{e} \cdot \frac{(\bar{S}/\rho)_m}{(\bar{S}/\rho)_a} \qquad (3\text{-}44)$$

式中 $J_a = \dfrac{Q}{m}$，Q 为气腔中产生的电荷量，m 为气腔中空气的质量；$\dfrac{W}{e} = 33.97\text{J/C}$ 为在空气中产生一个离子对所消耗的能量；$\dfrac{(\bar{S}/\rho)_m}{(\bar{S}/\rho)_a}$ 为介质与空气的平均质量阻止本领之比。

需要指出的是，式（3-45）成立与否取决于上述三个条件，并与气腔的大小、室壁材料和电离辐射的能量有关。同时，公式中使用的质量阻止本领依赖于次级电子的能谱，计算较为复杂，理论上由公式（3-39）表示。许多学者指出，阻止本领的计算应利用简化的 Spencer-Attix 公式表示为

$$\bar{L}/\rho = \frac{\displaystyle\int_{\Delta}^{E_0} \Phi(E) \cdot L/\rho(E) \mathrm{d}E}{\displaystyle\int_{\Delta}^{E_0} \Phi(E) \mathrm{d}E} \qquad (3\text{-}45)$$

式中 $\Phi(E)$ 是电子能量注量分布；L/ρ 是截止能量为 Δ 的限制性质量碰撞阻止本领。在测量高能电离辐射的吸收剂量时，截止能量一般取 10～30keV。式（3-44）可写为

$$D_m = J_a \cdot \frac{W}{e} \cdot \frac{(\bar{L}/\rho)_m}{(\bar{L}/\rho)_a} \qquad (3\text{-}46)$$

综合中低能 X（γ）射线和高能辐射（包括电子、X（γ）射线等）的测量原理，应注意：对中低能 X（γ）射线测量时，只要电离室壁材料和空气等效，对空腔的大小没有特别的限制，如在空气中测量低水平辐射，电离室体积往往较大；用空腔理论测量高能电离辐射的吸收剂量时，气腔应足够小，一般应小于次级电子的最大射程，但也不能太小，以致造成有次级电离产生的电子大量跑出气腔，而使 Bragg-Gray 关系式失效。

知识链接2
医用辐射场的剂量学计量中所考虑的几个主要问题及其解决办法

本章小结

习题三

3-1 带电粒子平衡的条件和能量特征是什么？

[答案：平衡条件为：①辐射场均匀；②介质厚度大于等于带电粒子最大射程。
能量特征：对转移给体积元的能量全部吸收。]

3-2 将一 X 线源放置在水中，测量其辐射场强弱的辐射特征量应是哪一个？

A. 照射量　　　　　B. 比释动能　　　　　C. 当量剂量　　　　　D. 照射率

[答案：B]

3-3 1 伦琴单位的定义是：在 X 线照射下，温度为 0℃、标准大气压下 1cm^2 干燥空气中所产生的次级电子形成 1 静电单位的正离子或负离子的电荷量。试证明：

$$1R = 2.58 \times 10^{-4} C/kg$$

3-4 在对临床普通摄影用 X 线进行吸收剂量校准中，照射量校准因子与空气比释动能校准因子之比的数值为多少？

A. 33.97J·C^{-1}　　　B. 33.97eV　　　C. 0.029eV　　　D. 0.029C·J^{-1}

[答案：D]

3-5 设空气体积为 0.3cm^3，在标准状态下该体积空气的质量是 0.388mg，若被 X 线照射 10 分钟，在其中产生的次级电子在空气中形成的正离子（或负离子）的总电荷量为 10×10^{-9}C。此时，被照空气处的 X 线照射量和照射量率各是多少？

[答案：$X = 2.58 \times 10^{-2} C·kg^{-1}$；$\dot{X} = 2.58 \times 10^{-4} C·kg^{-1}·min^{-1}$]

3-6 质量为 0.2g 的物质，10s 内吸收电离辐射的平均能量为 100erg（尔格），求该物质的吸收剂量和吸收剂量率。

[答案：$D = 50mGy$；$\dot{D} = 5.0mGy·s^{-1}$]

3-7 已知 ^{60}Co–γ 射线在空气中某点处的照射量为 0.1C·kg^{-1}，求空气中该点的吸收剂量。

[答案：3.397Gy]

3-8 用电离室测得体模内一点照射量率为 2.58×10^{-5} C·kg^{-1}·h^{-1}，已知光子的能量为 0.10 MeV，能量传输系数为 0.95。求体模该位置 2 个小时内的吸收剂量。

[答案：1.8×10^{-3}Gy]

3-9 石墨里有一个体积为 0.3cm^3 的空气腔，由 ^{137}Cs 的 γ 射线产生 4×10^{-9}C 的电离电荷。求腔中的空气吸收剂量 D。

[答案：0.355Gy]

3-10 在一块树脂的空腔的 4cm^3 空气中，受到 ^{60}C$_0$ 的光子的照射，产生的总电离电荷 6×10^{-9}C，求透明树脂在空腔处的吸收剂量。

[答案：43.4rad]

（石继飞　侯淑莲）

为确定电离辐射的存在,并且定量地加以表述,需要专门的测量仪器。另一方面,通过计算得到的辐射剂量值是否正确,采用的辐射防护措施能否满足防护安全的要求,也必须通过实际的测量来验证。

电离辐射与物质相互作用产生的各种效应,是电离辐射剂量探测的物理基础。目前有许多方法用于吸收剂量的测量,如在实验室中主要应用的量热法和化学剂量计法,以及在现场应用的电离室、热释光、半导体和胶片法等。其中有两种方法被广泛应用:一种是电离室法,目前已被国际权威性学术组织和国家技术监督部门确定为用于放射诊断及治疗的吸收剂量校准及日常检测的主要方法之一;另一种是热释光法,因其在计数过程中可以不用人在现场,而备受以放射防护为目的的临床实时监测的青睐;同时又根据它稳定、安全、精确、便捷的记录数据方式而广泛应用于个人外照射剂量的长期监测。

第一节　电离室工作的基本原理

电离室(ionization chamber)是最早应用于电离辐射的探测系统,迄今已有100多年的历史,至今仍被广泛应用。电离室根据测量目的不同大小规格不一,可以是一个特殊的密闭房间;也可以像一只精致的手电筒。

电离室测量吸收剂量的基本过程是,由测量电离辐射在与物质相互作用过程中产生的次级粒子的电离电荷量,通过计算得出吸收剂量。

一、自由空气电离室

自由空气电离室是根据照射量的定义设计的一个封闭系统,如图4-1所示。它主要由两个相互平行的平板形电极构成,极间相互绝缘并分别连接到电源高压的正负端,电极间充有空气。电离室的一个极板与高压源的正端或负端相连;另一极板与静电计输入端相连,构成收集极。以收集极确定边界的两个电极间(存在电场)的区域即为电离室的灵敏体积。在灵敏体积外的电极称为保护极,它使灵敏体积边缘处的电场保持均匀,并同时使绝缘子的漏电流不流经测量回路,减少对被测信号的影响。当电离辐射如X(γ)射线射入电离室时,经与其中的空气介质相互作用,产生次级电子,这些电子在其运动径迹上使空气的原子电离,产生一系列正

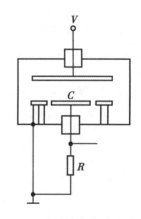

图4-1　自由空气电离室结构

负离子对。灵敏体积内是电子平衡区,在那里的电场作用下,电子、正离子分别向两极漂移,引起相应极板的感应电荷量发生变化,从而在外接电路中形成电离电流。在电子平衡条件下,测量到的电荷理论上应为次级电子所产生的全部电离电荷量。

为了定出照射量 X 的数值,需要确定测量体积(灵敏体积)内空气的质量 m。实际测量中,射线束是发散的,如果射线束所张的立体角不太大,且忽略射线束的衰减,则收集电极收到的离子总电荷量 Q,在数值上等于

$$Q = \int_{f+l}^{f+l+L} \Psi_s \left(\frac{\mu_{en}}{\rho} \right) \frac{e}{W} \rho_0 a_s \mathrm{d}s \tag{4-1}$$

式中 a_s 与 Ψ_s 分别是距射线源 S 处射线束的截面积和相应能量注量,μ_{en}/ρ 是空气的质能吸收系数,$a_s \cdot \mathrm{d}s$ 是介于 $s+\mathrm{d}s$ 之间的测量体积元,ρ_0 是标准状态下的空气密度,f 是射线源到光栏的距离,l 是光栏到收集板前沿的距离,L 是收集板有效长度,如图 4-2 所示。

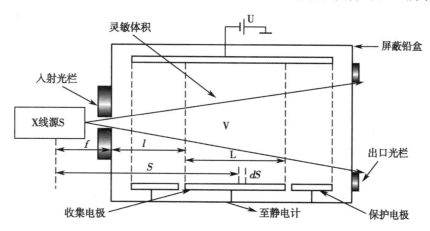

图 4-2　测量体积的确定

在发散的情况下,能量注量按离开射线源距离的平方而减少,而射线束的截面积则随这一距离的平方而增大。因而在离开射线源的不同距离上,射线束的截面积与该截面上的能量注量的乘积为常数,即

$$a_s \Psi_s = a_0 \Psi_0 \tag{4-2}$$

式中,a_0 和 Ψ_0 分别是入口光栏孔处射线束的截面积和相应的能量注量。

将式(4-2)代入式(4-1)可得

$$Q = \int_{f+l}^{f+l+L} \Psi_0 \left(\frac{\mu_{en}}{\rho} \right) \frac{e}{W} \rho_0 a_0 \mathrm{d}s = \Psi_0 \left(\frac{\mu_{en}}{\rho} \right) \frac{e}{W} \rho_0 a_0 L \tag{4-3}$$

式中,$\Psi_0 \left(\frac{\mu_{en}}{\rho} \right) \frac{e}{W}$ 就是 X 线束在入口光栏孔处的照射量 X_0,因此

$$X_0 = \frac{Q}{\rho_0 a_0 L} \tag{4-4}$$

在实际应用中,电离室的输出信号电流约在 10^{-10}A 量级,为弱电流,必须使用静电计(弱电流放大器)对其放大,此类静电计通常被称为剂量测量仪,其详细内容可参照有关文献和技术手册。

自由空气电离室一般为国家一级或二级剂量标准实验室所配置,作为标准,对现场使用的电离室型剂量仪进行校准。因此又称作标准型电离室。

二、指形电离室

标准型电离室的体积庞大,应用技术复杂。当 X、γ 光子能量较高时,建立"电子平衡"的空气厚度较大,因此不能用作现场测量仪器。指形电离室就是根据自由空气电离室的原理,为现场使用而设计的,又称实用型电离室。

如果我们将"收集电极"外的空气进行压缩,如图 4-3(a)所示,假定空气外壳的半径等于电离辐射在空气中产生的次级电子的最大射程,满足进入气腔中的电子数与离开的相等,则既能满足"电子平衡"条件,同时又可以大幅度缩小电离室的体积。此条件下的电离室可认为与自由空气电离室具有相同的功能。如果将图 4-3(a)中的空气外壳压缩,则可形成图 4-3(b)所示的固态的空气等效外壳。所谓空气等效(air-equivalent)就是该种物质的有效原子序数与空气有效原子序数相等。由于固体空气等效材料的密度远大于自由空气密度,该种材料中达到电子平衡的厚度可远小于自由空气厚度。例如,对 100~250kV 的 X 线,其空气等效壁的厚度约为 1mm,就可达到电子平衡。根据上述设想而制成的指形电离室的剖面图如图 4-3(c)所示。在电离室的内壁涂有一层导电材料,形成一个电极;另一个电极位于中心作收集极,用较低原子序数材料(如石墨或铝)制成。空气腔产生的电离电荷,是由室壁中的次级电子所产生的。为使指形电离室与自由空气电离室具有相同的效应,它的室壁应与空气外壳等效,即在指形电离室壁中产生的次级电子数和能谱与在空气中产生的一样。指形电离室壁材料一般选用石墨、酚醛树脂和塑料等,它们的有效原子序数略小于空气的有效原子序数。比如空气的有效原子序数是 $\bar{Z}=7.78$,而石墨是 $\bar{Z}=7.67$。所以用作室壁的材料如石墨这种室壁材料在空气腔中产生的电离电荷也会略小于自由空气电离室。为此,选用有效原子序数略大的材料制成中心收集极,并注意其几何尺寸和在空腔中的位置,可部分补偿室壁材料的不完全空气等效。

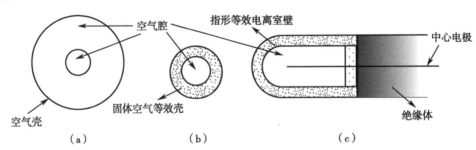

图 4-3　指形电离室结构示意图

三、电离室的工作特性

为了保证电离室测量的精度,除定期(每年一次)将其和静电计送国家标准实验室校准外,在实际使用中,还应了解电离室本身具有的特性并按照测量要求给予必要的修正。

1. 电离室的方向性 电离室结构决定其具有角度依赖性。电离室灵敏度会受电离辐射入射方向的影响。电离室的角度依赖性直接影响电离室的灵敏体积,同时指形电离室还与中心电极和室壁厚度和均匀性等因素有关。正确的使用方法是,平行板电离室应使其前表面垂直于射线束的中心轴,指形电离室应使其主轴线与射线束入射方向垂直。图4-4是常用的英国 NE 公司 Farmer 2571 0.6cc 型指形电离室灵敏度与射线束入射角度的关系曲线。

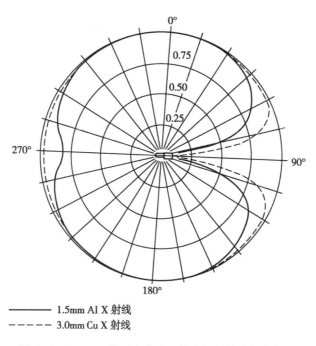

————— 1.5mm Al X 射线

- - - - - 3.0mm Cu X 射线

图 4-4 Farmer 指形电离室灵敏度与射线束角度关系

2. 电离室的饱和效应 X 线进入电离室并电离空气产生正、负离子。如果在室壁和收集极间加上电压形成电场会使离子定向移动,并被收集电极收集形成电流。入射电离辐射强度不变时,电离电流与电离室工作电压关系如图4-5所示。如果电压较低,室内离子会因热运动有密度大处向密度小处产生扩散运动;同时,正、负离子在达到收集极前可能相遇复合成原子或分子而损失一部分由电离辐射产生的离子对数。从而表现为较小电流值。工作电压越低,正负离子的复合与扩散作用显得越突出。当加大电压时,电流值渐渐增大,最后达到某一饱和值(AB 段)。这种状态是产生的离子被全部收集的状态。此时的电离电流称为饱和电离电流(saturation ionization-current),它与电极电压无关。因此,应用电离室测量时要在饱和状态下进行。图4-5曲线也称为电离室的"饱和特性(saturation speciality)"。

但是在实际应用过程中,图4-5中 *AB* 饱和区段表示的电离室收集极电流并非恒值,随工作电压增加而有一定的增加,这主要由于边缘效应的影响。当工作电压改变时,电离室灵敏体积会有微小改变,正负离子的复合并不能完全消除,以及绝缘材料的漏电流等,都是造成饱和区电流变化的重要原因。饱和区的长度及其电流变化是衡量电离室饱和特性的主要技术指标。

71

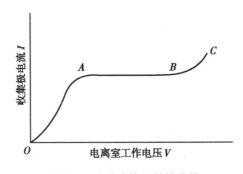

图 4-5 电离室饱和特性曲线

3. 电离室的杆效应 在辐射场中,因为电离室的金属杆、绝缘体和电缆会在电场中产生微弱的电流,叠加在电离室的信号电流中,形成电离室杆的泄漏,这一效应称为杆效应(pole effect)。

影响杆效应的主要因素是杆效应与 X(γ)射线能量的依赖性。X(γ)射线能量越大,杆效应越明显。而对电子束,杆效应的影响不甚明确。另一特点是,当电离室受照范围较小时,杆效应影响较大,而当受照长度增大到超过 10cm 时,杆效应对系统影响不明显。

杆效应主要影响电离室的灵敏度。一般情况下其影响较小(<1.0%),但也有的电离室会高达 10%,故在实际应用中应尽力避免并给予校正。方法参照图 4-6 的提示,即具体测量时,电离室若转至虚线所示方位时,受照射长度保持不变,杆效应发生率将相对降低。

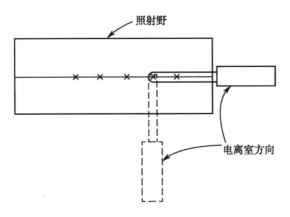

图 4-6 指形电离室杆效应测量示意图

4. 电离室的复合效应 如上所述,电离室即使工作在饱和区,也存在正、负离子复合效应的影响,并随辐射类型和辐射强度(注量率)变化,这种影响可用收集效应表示。收集效应为电离室收集的离子对数与由电离辐射产生的离子对数之比。显然,收集效应值越大,电离室的复合效应越小。复合效应的校正,通常采用称为"双电压"的实验方法。具体做法是,对相同的辐射场,电离室分别加两种不同的工作电压 V_1 和 V_2,其中 V_1 为常规工作电压,并且 V_1 与 V_2 的比值要大于或等于 3,得到不同工作电压时的收集电荷数 Q_1 和 Q_2,然后利用国际原子能机构(IAEA)技术报告丛书第 277 号中所推荐的二次多项式计算得出复合较正因子 P_s。

$$P_s = a_0 + a_1(Q_1/Q_2) + a_2(Q_1/Q_2)^2 \qquad (4-5)$$

式中 a_i 为实验拟合系数。

实验证实电离室的复合效应依赖于电离室的几何尺寸,工作电压的选择和正负离子产生的速率。对医用加速器的脉冲式辐射。特别是脉冲扫描式辐射,复合效应的校正尤为重要;但对连续式电离辐射,如放射性核素产生的 γ 射线,复合效应非常小。

5. 电离室的极化效应　对给定的电离辐射,电离室收集的电离电荷会因收集极工作电压极性的改变而变化,这种变化现象称为极化效应(polarization effect)。当电离室正常工作在饱和区时,引起极化效应的主要原因是:

①对指形电离室,因电离室的电极结构的形式,造成空间电荷的分布依赖于电离室收集极的极性。因为正负离子的迁移率不同,造成收集效率的差异。这一差异可通过提高收集极电压而减少,但并不能最终消除。

②由高能光子产生的高能次级电子如康普顿电子可形成康普顿电流,这也会因收集极不同的极性增加或减少信号电流。消除这一误差,可通过变换电离室工作电压的极性,将不同极性电压测量结果的平均值,视为真实的电离电流。

③电离室灵敏体积以外收集到的电流,也会引起极化效应。电离室的极化效应对电子束测量的影响,要高于对光子测量的影响,并随电子束能量的减少而增加。与杆效应一样,可以通过电离室的设计和辅助电路削弱电离室的极化效应。

6. 环境因素对工作特性的影响　非密封型电离室在现场使用时,室腔中的空气质量随环境温度和气压变化而改变,直接影响电离室的测量灵敏度,校正系数与温度和气压的关系为

$$K_{pt} = \frac{273.2 + t}{273.2 + T} \cdot \frac{1013}{P} \qquad (4-6)$$

式中 T 为电离室在国家实验室校准时的温度,一般为20℃;t 为现场测量时温度;P 为现场测量时的气压,以毫巴为单位。

电离室工作环境中空气的相对湿度的影响一般比较小。如电离室校准时的相对湿度为50%,若现场测量时的相对湿度在 20%～70% 范围内,不需要对电离室的灵敏度作相对湿度的校正。

综上所述,电离室有其固有的一些特性。为保证吸收剂量测量的精度,除对其正确使用外,在选择时也应该注意其相关的技术指标。放射治疗测量用的电离室应具备的性能技术指标是:①**漏电流**:电离辐射照射前5分钟内漏电流应小于 $10^{-14}A$,照射后1分钟内漏电流应小于 $5 \times 10^{-13}A$ 和5分钟内小于 $10^{-13}A$;②**重复性**:钴-60照射5Gy,读数重复性在 0.5% 以内;③**杆效应**:10cm×35cm 射野,电离室主轴与照射野长轴平行,照射后的读数与照射野旋转90°后的读数差别应小于0.5%;④**能量响应**:电离室对中低能X线的响应与60钴γ射线(测量时带平衡帽)的响应系数差别小于5%;⑤**角度依赖性**:指形电离室沿其主轴旋转,角度依赖性应小于0.5%;⑥**极化效应**:X(γ)光子辐射条件下,改变电离室收集极极性,电离室响应差别应小于0.5%;⑦**收集效率**:用"双电压"法测量直线加速器X线辐射场,剂量率为4Gy/min,收集效率应好于99.5%;⑧**环境影响**:非密封型电离室的灵敏体积,应在1小时内达到与环境的热平衡。

四、特殊电离室

指形电离室不适合测量表面剂量,对于高能光子束,为了测量在建成区内的剂量,探测器必须很薄以至于穿过灵敏体积时没有剂量梯度;另外,电离室受照射野的影响不明显。为达卜述要求,设计了一些特殊电离室如外推电离室和平行板电离室。

外推电离室实际上是一个空腔体积可以改变的平行板电离室,早先是为测量 X(γ)射线吸收剂量设计的,现在更多地用来测定电子束的吸收剂量。通过测量以电极间距离作为函数的单位体积内的电流,然后利用外推空腔体积无限小时(电极间距离为零)来估计表面剂量。

平行板电离室除电极间距离不能变化外,类似于外推电离室。平行板电离室电极间的距离很小(约 2mm 左右),壁或窗非常薄(0.01～0.03mm)。许多国家和国际学术组织都推荐使用平行板电离室用来校准放射治疗中的电子束。

第二节　吸收剂量的测量方法

我们在第三章里已经讨论了空腔理论测量吸收剂量的基本原理。因此,直接用电离室在介质中测量来计算吸收剂量,是测量吸收剂量的一种基本方法。除此之外,在实践中还有一些其他方法测量吸收剂量,比如量热法、化学剂量计法等。而对于常规各种治疗机的剂量测量和定期校准,特定照射技术剂量分布的研究,治疗过程中患者剂量的监测等场合,热释光、半导体、胶片等剂量测量方法更为常用,具有许多电离室型剂量仪无法比拟的优点。

知识链接 1
电离室法测量
辐射吸收剂量

一、量热法

量热法(calorimetry)是一种测量介质中的吸收剂量最直接,最基本的方法。基本原理源于介质受到电离辐射照射所吸收的辐射能量,除少部分可能引起化学反应外,主要会转化成热能,从而导致该介质温度升高。温度的变化直接反映了介质吸收辐射能量的程度,由此可确定介质的吸收剂量。根据这一原理制成的吸收剂量测量装置称为量热计。作为量热计热敏材料的吸收体过去常用石墨和聚苯乙烯等,近十几年来,以水为吸收体的水量热计亦有了发展。

如果一小体积介质与周围介质热绝缘,则该体积中的吸收剂量 D 正比于它所吸收的电离辐射能量

$$D = \frac{dE_r}{dm} + \frac{dE_s}{dm} \qquad (4\text{-}7)$$

式中 dE_r 是在质量为 dm 的吸收体中以热形式显现的能量;dE_s 是由辐射诱发的化学变化吸收或产生的能量,称为热盈亏。吸热时 dE_s 为正;放热为负。对于水吸收体可忽略热盈亏项,则由式(4-7)得

$$1Gy = 1J \cdot Kg^{-1} = \frac{1}{4.18} cal \cdot Kg^{-1} \qquad (4\text{-}8)$$

4.18 是热功当量。水的比热为 $10^3 \mathrm{cal \cdot Kg^{-1} \cdot ℃^{-1}}$，则 1Gy 剂量使 1kg 水温度上升值 ΔT 应为

$$\Delta T = \frac{1}{4.18}(\mathrm{cal \cdot Kg^{-1}}) \cdot \frac{1}{10^3}(\mathrm{Kg \cdot cal^{-1} \cdot ℃}) = 2.39 \times 10^{-4} ℃ \tag{4-9}$$

测量如此小的温度变化，必须使用特制的热敏电阻，原理如图 4-7 所示。热敏电阻（thermistor）为一种半导体材料，它随温度的微小变化而改变其阻值，约每 1℃ 变化 5%。应用特制的仪器，如威斯特电桥测量阻值的变化，即可测量吸收剂量。

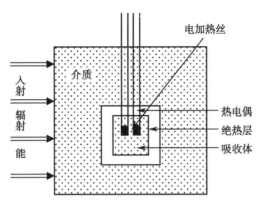

图 4-7　量热法测量吸收剂量

应用量热法测量吸收剂量，不像电离室法那样换算烦琐和校正复杂，而是较为直接地通过实验测试得到吸收剂量。

量热法具有良好的能响特性和极高的精度，一般在国家标准实验室里作为吸收剂量的测量基准。近些年来，在国外一些先进的医院实验室里，利用自行设计的水量热计进行吸收剂量校准，并达到很高的精度。美国物理学家 Schulz 用氮气 - 水饱和溶液做吸收体的水量热计，测量高能 X(γ) 射线吸收剂量，并与电离室方法（根据 AAPM 测量规程）的测量结果相比较，在能量为钴 -60 γ 射线及 4MV，6MV 和 25MV X 线范围内，达到很好的一致性，为 1.001 ± 0.001。

二、化学剂量计法

物质吸收电离辐射的能量而引起化学变化，利用这一变化可以使用化学剂量计法来测量吸收剂量。目前使用最普遍，测量精度最高的是硫酸亚铁化学剂量计，或称弗瑞克剂量计。基本原理是，硫酸亚铁水溶液经电离辐射照射，溶液中的二价铁离子 Fe^{2+} 会被氧化成三价铁离子 Fe^{3+}。Fe^{3+} 的浓度正比于硫酸亚铁水溶液所吸收的辐射能量，用紫外分光光度计，在波长为 244nm 和 304nm 处测量三价铁离子的浓度，即可确定吸收剂量。

显然，Fricke 剂量计中，生成的三价铁离子 Fe^{3+} 的浓度，与吸收辐射能量的定量关系，是确定吸收剂量的关键。通常，引入一物理量，即辐射化学产额 $G(Fe^{3+})$ 来表示这一数量关系。$G(Fe^{3+})$ 定义为吸收 1J 辐射能量 $FeSO_4$ 水溶液所产生的 Fe^{3+} 的量（μmol），或实用定义为每吸收 100eV 辐射能量硫酸亚铁溶液所产生的三价铁离子 Fe^{3+} 的数目。

对 $FeSO_4$ 水溶液

$$G(Fe^{3+}) = 1.61 \mu mol \cdot J^{-1}（SI 或我国法定单位）$$

或

$$G(Fe^{3+})=15.5/100eV（实用单位）$$

因此

$$D=\frac{\Delta M}{G\cdot\rho}（J\cdot Kg^{-1}即Gy）\qquad（4-10）$$

式中ρ为$FeSO_4$水溶液密度（$kg\cdot L^{-1}$），稀溶液时$\rho=1$；ΔM为三价铁离子浓度（$\mu mol\cdot L^{-1}$）。

式（4-10）表达了测量的电离辐射吸收剂量与三价铁离子浓度ΔM间的关系式。三价铁离子浓度ΔM由紫外分光光度计确定

$$\Delta M=\frac{\varepsilon-\varepsilon_0}{\varepsilon_m l}\qquad（4-11）$$

式中ε_0和ε为溶液受照前后的吸光度，ε_m为三价铁离子的摩尔吸光系数（$L\cdot mol^{-1}\cdot cm^{-1}$），$l$为分光光度计中液杯的光程长度（cm）。

在$0.4mol\cdot L^{-1}$的硫酸溶液中可测定从钴-60γ射线到30MV X线的能量G值为15.5，但此测量在高能段有约为2%的较大误差；对高能电子束，G值为15.75。化学剂量计所用的溶液主要成分为水，且G值能响较好（仅有微小变化），所以这种测量方法有较高的准确性。

三、热释光剂量计法

热释光剂量仪（thermoluminescence dosimeter）由热释光测量元件——热释光剂量片及其读取装置构成。其中热释光剂量片是具有晶格结构的固体粉末。基本原理如图4-8所示，根据固体能带理论，具有晶体结构的固体因含有杂质，或组成晶格的原子（离子）缺位、错位，造成晶格缺陷，称为"陷阱"。当价带上的电子获得电离辐射的能量，跃迁到导带，不稳定而落入"陷阱"。剂量片吸收的辐射能量越多，落入"陷阱"的电子数目亦越多。如对该物质加热，会使电子重新回到价带上，并将电离辐射给予的能量，以可见光的形式辐射出去。发光强度与"陷阱"所释放的电子数成正比，而电子数又与物质吸收辐射能量有关。经过标定，可测量吸收剂量。常用的热释光剂量片为氟化锂（LiF，TLD-100），其有效原子序数为8.2，与软组织（$\overline{Z}=7.4$）比较接近，适合临床应用。图4-9给出典型的热释光剂量计的框图和LiF的发光曲线。

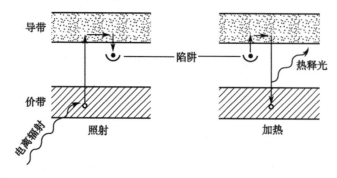

图4-8 热释光原理图

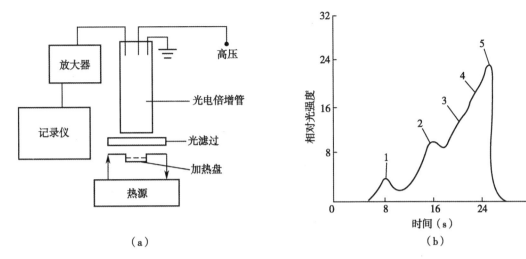

图4-9 热释光剂量计

热释光剂量片的剂量响应与其受辐照和加热时间过程和初始状态有关,在使用前必须退火。如 LiF 在照射前要经过 1 小时 400℃高温和 24 小时 80℃低温退火。它的剂量响应,一般在 10Gy 以前成线性变化,大于 10Gy 则出现超线性现象。其灵敏度基本不依赖于 X(γ)射线光子的能量,但对于低于 10MeV 的电子束,灵敏度下降 5% ~ 10%。

用热释光剂量片进行测量的装置叫热释光仪,是用来读出剂量片所存贮的辐射能量的装置。将被照射过的热释光剂量片,放入热释光测读仪的加热单元中加热,剂量片受热发光,经滤光后照射到光电倍增管上。并将其转换为电流信号,经电流 / 频率转换后,以脉冲频率形式输送给计数系统,再进行记录或存储打印。

热释光剂量片经加热后,其贮存的能量信息会全部释放,因此它不能重复读数。但是热释光剂量元件可以重复使用。用高温退火炉对元件加温后(热释光仪具备此项功能),其因受到射线照射后进入带电中心陷阱中的电子全部逸出,可恢复辐射之前的状态。

选择具有发光效率高,曲线简单和易于成型的优点。物理和化学性能稳定的热释光剂量片,制成不同形状及大小,在剂量建成区、近距离治疗放射源周围的剂量分布,以及患者剂量监测和剂量比对等特别需要场合使用特别方便。热释光剂量计由于其灵敏度高、量程范围宽、体积小、重量轻、携带方便、材料来源丰富并且实用性强,因此被广泛应用于 X、γ 射线的个人剂量监测(dose monitor)以及辐射场所和环境监测。

四、胶片剂量测定法

射线通过人体在胶片上成像是临床影像诊断不可缺少的方法,同时也可以利用其原理进行放射治疗的剂量测定。当射线穿过感光胶片时,胶片中的灵敏物质如溴化银便形成潜影,经过化学处理(显影、定影)后,其光学密度发生改变,变化程度与胶片吸收辐射能量的多少有关,这种关系在一定的剂量范围内成线性。在实际应用中,选择特定胶片,控制剂量水平在感光曲线的线性范围内,即可用光学密度曲线来分析相对的剂量曲线。在临床放射治疗中,主要用胶片剂量仪(dosifilm)来获得一组完整的剂量曲线或复杂照射技术的等剂量曲线。这种方法比较方便和快捷,它已广泛地应用于高能光子和电子束的测量中。

由于胶片剂量测定法的光度学特征,胶片在受到辐射照射后形成潜影的过程,以及在显影、定影中处理信息的过程,均受环境因素影响较大。比如高温、高湿环境都会使潜影有很大的衰退,而且这种冲洗变化还会影响密度值所对应的剂量值。因此要注意胶片冲洗温度及方法,最好采用自动控制系统控制药液温度。对于不同的辐射,感光胶片密度与剂量值的响应也不同。另外,胶片使用前应该用不透光的黑纸妥善密封。

胶片在剂量学中的应用主要有三个方面:①检查射野的平坦度和对称性;②获取临床常用剂量学数据,如高能 X(γ)线的离轴比、电子束的百分深度剂量和离轴比;③验证剂量分布,如相邻射野间剂量分布的均匀性、治疗计划系统剂量计算的精确度。测量时应保持胶片与模体紧密贴合,以免空气间隙造成不规则的花斑和条纹;如果胶片放置于射野中心轴平面内,应保证胶片边缘与模体边缘齐,以保证图像质量。

五、半导体剂量仪

半导体剂量仪(semiconductor dosimeter)使用的探测器实际上是一种特殊的 PN 型二极管。根据半导体理论,在两种导电类型半导体材料结合在一起时,在结合部会形成一个空间电荷区,它的作用犹如两个电极之间绝缘层,当这种探测器受到电离辐射照射时,会产生电离,从而形成新的载流子——电子和空穴对,如图 4-10。在电场作用下,它们很快分离并分别被"拉"到正极和负极,形成脉冲信号,在外电路形成电离电流。电离电流的大小正比于入射辐射的强度,因此,半导体探测器与空气电离室工作原理类似,由此,有人称半导体探测器为"固体电离室"。

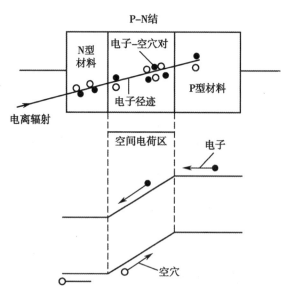

图 4-10 半导体探测器的测量原理图

半导体剂量仪有很多优点,用硅晶体制成的半导体探测器与空气电离室相比较,具有极高的灵敏度。因为硅的密度为 $2.3g \cdot cm^{-3}$,远远高于空气密度 $0.00129g \cdot cm^{-3}$,同时在硅晶竺中产生一个离子对(电子 - 空穴对),只需辐射能量 3.5eV,而在空气中需要

33.97eV,所以相同体积的半导体探测器,要比空气电离室的灵敏度高 18 000 倍左右。这样的半导体探头可以做得非常小(0.3 ~ 0.7mm^3),除常规用于测量剂量梯度比较大的区域,如剂量建成区、半影区的剂量分布和用于小野剂量分布的测量外,近十年来,半导体探测器越来越被广泛用于患者治疗过程中的剂量监测。

像其他电离辐射剂量仪一样,半导体探测器在实际使用中,也受到一些限制。应特别注意以下三点:

1. 由于硅的原子序数(Z=14)比水的有效值高,对中低能 X 线(200KeV 以下)的反应截面大,这样在大照射野的边缘或深处测量时,会影响剂量分布。为克服这一缺陷,往往在探头的侧面及底部增加一层屏蔽材料,起滤过低能光子的作用。不过这样做会导致半导体探头的方向性效应的变化。

2. 由于热效应的影响,半导体探测器即使工作在无偏压状态,也会产生"暗"电流,这一现象在低剂量率辐射场中较为明显。且对 N 型半导体探测器的影响比对 P 型的影响要大,因此在治疗中常选用 P 型半导体探测器作患者治疗中的剂量测量。

3. 高能辐射轰击硅晶体,会使其晶格发生畸变,导致探头受损,灵敏度下降。如 20MeV 电子束对探头的损伤要比 8MV X 线的损伤大 20 倍左右。

因此在实际使用中,对每一个半导体探头,都应做上述等诸多因素的修正,并定期校验。

第三节 放射性计数测量

一、放射性探测器

我们在前面围绕着表述电离辐射的基本特征量即照射量和吸收剂量,介绍了主要的测量方法。其实,还可以从另一个角度概括电离辐射的检测类别,了解放射性作用特征和分布规律,即应用放射性探测器(radioactive detector)体系。

放射性探测器可分为两个体系。一是收集电离电荷的射线探测器,即收集电离作用产生的电子或离子,记录由这些电荷或次级电荷产生的电流(电压)信号。在这一体系中,从被测物质性质的角度又可以分出气体和固体探测器两种类型:气体探测器中包括电离室(详见本章第一节)、正比计数管和盖革 – 弥勒(GM)计数管;而固体探测器是近年来快速发展的半导体探测器(详见木章第二节"五")。放射性探测器的另一个体系是收集荧光的射线探测器,即闪烁计数器。它利用光电倍增管来收集射线通过某些发光材料所激发的荧光、经过放大转变成电信号进行测量。闪烁计数器又分固体、液体和气体三种。

为了进一步加以说明,我们从放射性探测器两个体系中各选出一种具有代表性的探测器,即 GM 计数管和闪烁计数器做一基本介绍。因为不论是 GM 计数管还是闪烁计数器,都是以计数的形式来测量辐射场的剂量大小的,这就是放射性计数测量。这类测量也是被广泛应用于医学放射防护的基本方法。

二、GM 计数管

GM 计数管(Geirer-Muller counter tube)是一种具有两个电极的气体放电管。GM 计数管是盖革－缪勒计数管的简称。它由盖革(Geiger)和缪勒(Muller)两位科学家联合发明。

1. GM计数管的结构 GM计数管有各种各样的结构。较为常用的是棒状和钟罩形计数管。它由三部分组成,即外壳、阳极、阴极。计数管的内部充以工作气体,其构造如图4-11所示。

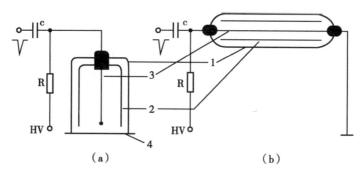

图4-11 GM计数管构造图

(a)为钟罩形计数管;(b)为棒状计数管;1.外壳;2.阴极;3.阳极;4.端窗

GM计数管的阴极用铜或不锈钢制作。阳极用钨丝制作,位于计数管中心。阴极环绕阳极。钟罩形计数管还设有端窗。为减少对α、β粒子的吸收,端窗用薄云母片制作。GM计数管的外壳用玻璃或金属制作。这种计数管的外壳也是阴极。

2. 工作原理 在GM计数管的阴极和阳极之间加上电压(几百伏~上千伏),当辐射入射到管内时,管内的气体将产生电离,且正、负离子分别向阴极、阳极运动。这些离子在运动过程中又与其他气体分子碰撞,产生新的电离。这些由新电离产生出来的离子又能使其他气体分子继续电离。由此一次接一次的电离形成电子"雪崩",我们称之为放电。这个过程实质是一个由于气体放大使离子成倍数增加的过程。每产生一次放电,在外线路上就形成一个脉冲。脉冲信号的强弱主要取决于两个因素:一是GM计数管的端电压;另一个因素就是辐射场的剂量大小。因此,我们在确定了GM计数管的工作电压后,即可以由此测量辐射量的大小。

GM计数管的工作气体是在氮、氖等惰性气体中加入乙醇、甲酸乙酯等有机气体或微量卤素气体。这种添加的有机气体和卤素气体是用来起淬灭作用的,相应的此类GM计数管又称作有机管和卤素管。

3. GM计数管的特性 将一给定辐射照射在GM计数管上,改变加在计数管上的电压求计数率,得到的GM计数管特性曲线形状与图4-5(电离室的饱和特性曲线)相似。实验以计数率为纵坐标。开始计数的电压称为起始工作电压,当计数率达到基本恒定的坪区,则是放射计数的有效测试段。因此,实际工作时GM计数管工作电压应选择在坪中央或稍低一些。质量好的GM计数管不仅坪长,而且坪的斜率也要尽量小。

GM计数管每发生一次放电后,就有正离子残存在阳极周围,由于这种空间电荷的作用,即使下一个辐射粒子进来,GM计数管也不能立即响应。这个GM计数管不能工作的时间,叫做死时间,一般为几百微秒。

充入有机气体的GM计数管有一定寿命,一般为$10^8 \sim 10^9$个计数。这是由于每次放电都有少量淬灭气体被分解。但用卤素气体为淬灭气体的GM计数管,由于管内卤素气体在放电被分解后还会再次结合。所以不会因为放电而缩短寿命。

入射到 GM 计数管上的辐射粒子数或光子数与计数管给出的脉冲数之比称为 GM 计数管的探测效率(detection efficient)。对于 α、β 粒子之类的带电粒子,只要修正了入射窗的吸收损失,GM 计数管的探测效率可达到 100%。对于 γ 射线,由于它可以与计数管内气体或阴极物质相互作用产生次级电子,这些次级电子射入管内灵敏区引起放电,所以效率较低。对于能量从几百 KeV 到几 MeV 的 γ 射线,其计数效率只在百分之几的水平。

三、闪烁计数器

1. 闪烁计数器原理和特性　闪烁计数器(flicker counter)又称闪烁探测器或闪烁探头。其探测原理是:利用辐射使某些物质产生荧光的特性,当射线与闪烁体作用时,在闪烁体内将产主荧光。这种荧光很微弱,而且持续时间也很短。利用光电倍增管可以使荧光放大并转换成脉冲或电流信号,再由电子学线路进行测量,从而达到测量辐射的目的。

闪烁体有固体、液体和气体,种类和形状可任意选择,可以做成适合探测各种辐射的探测器。其特点是:①对于 γ 射线和中子的辐射有较高探测灵敏度;②时间分辨好;③可根据其输出信号进行脉冲幅度分析,达到能量测量目的。

2. 闪烁计数器的构造　闪烁计数器由闪烁体、光电倍增管、前置放大器三部分组成。所有器件均装在一个密封闭光的匣子里。计数原理如图 4-12 所示。

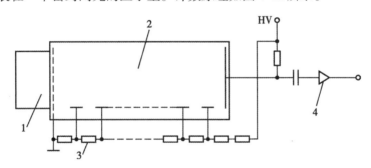

图 4-12　闪烁计数器原理图

1.闪烁体;2.光电倍增管;3.分压器;4.前置放大器

3. 闪烁体　由荧光物质组成,常用的有碘化钠(铊激活)[NaI(Tl)]、硫化锌(银激活)[ZnS(Ag)]以及塑料闪烁体等。有单晶也有粉末。可根据不同测量任务进行选择。当辐射入射到闪烁体上面时,闪烁体内的原子中电子因受激脱离原来的轨道,成为自由电子。当这些电子由激发态反回基态时,把受激能量转化成光子释放出来,产生闪光。这种闪光持续时间很短,约 10 纳秒,而且很微弱。

4. 光电倍增管　属于电真空器件,由玻璃壳、光阴极、多个打拿极和阳极构成,如图 4-13(a)所示。

由闪烁体转换来的光子,射到阴板上,并在阴极又打出电子。光电倍增管阴极与阳极之间加以高电压(见图 4-13(b)),而且此高压被管中的打拿极分割串联,各打拿极由分压电阻给出一级比一级高的电压。当光阴极打出电子后﹒电子就在光电倍增管高压所形成的电场中由阴极经各打拿极跑向阳极,这就形成了电流,电流在光电倍增管阳极负载电阻 R_a 上产生输出电压。

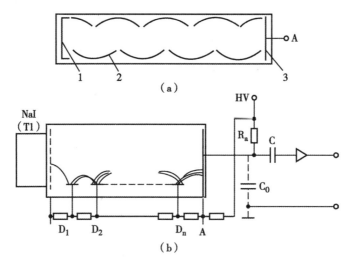

图 4-13　光电倍增管

1. 光阴极；2. 打拿极；3. 阳极

仅由光阴极打出的电子跑向阳极所形成的电流是极弱的。然而，由于电子从阴极跑向阳极的过程中经过许多打拿级，而打拿极的作用是，当每个电子打在上面后，又产生许多新的电子，每一个打拿极都有这种作用。因此光阴极打出的电子跑向阳极的过程是电子倍增的过程，最后被阳极收集起来形成较强的电流。在阳极负载电阻 R_a 上产生较大的脉冲信号。

需要注意，光电倍增管对光很敏感，使用时一定要避光，在通有高压的情况下不能打开密封匣子。为减小暗电流还要保持光电倍增管清洁干燥。

综上所述可以明确，不论是 GM 计数管还是闪烁计数器，都是以计数的形式来测量辐射场的剂量大小的，这就是放射性计数测量。这类测量也是被广泛应用于医学放射防护的基本方法。

知识链接 2
放射线质的测量

本章小结

习题四

4-1　自由空气电离室的用途是(　　　)。

A. 现场测量 X 线

B. 用于检验空气的化学成分

C. 作为标准电离室对实用型电离室进行校正

D. 测量空气对辐射的吸收性质

[答案：C]

4-2　影响标准电离室测量条件的不稳定因素有哪些？

4-3　不适合作为实用型电离室室壁的材料有(　　)。

A.石墨　　　　　　　B.水　　　　　　　C.电木　　　　　　　D.塑料

[答案:B]

4-4　用化学剂量计法测量物质吸收电离辐射的能量。在同等条件下,当分光光度计中液杯的光程长度增加一倍时,所测吸收剂量将如何变化?

A.减小一倍　　　　　B.增加一倍　　　　　C.减小二倍　　　　　D.增加二倍

[答案:A]

4-5　以下哪种现象(过程)不适用于热释光剂量计法测量吸收剂量的应用?

A.晶格缺陷　　　　　B.高温退火　　　　　C.电子逸出　　　　　D.带电粒子平衡

[答案:D]

4-6　如果应急测量某辐射场的吸收剂量,你将在"电离室法"和"热释光剂量计法"两种方法中选择哪一种? 为什么?

[答案:"电离室法"]

4-7　总结吸收剂量的测量方法共有哪几种? 试比较它们的特点。

4-8　当电离室室温从标准的 20℃向上浮动 1.5℃;气压向下浮动 2.0mmHg 时,求其对环境条件的校正系数。

[答案:1.008]

(单晶心　周　玲)

习题解答

一个多世纪以来,辐射技术有了长足发展,在给人类带来巨大利益的同时,对人类也有着潜在的危害。实际上人们最初并不了解辐射的危害及对人的损伤,这部分是由于辐射效应的迟发性,以及即使看到了这些损伤,又往往将其归咎于其他一些因素造成的,诸如电效应、紫外线等。世界上第一例辐射诱发癌症的报道,是 1902 年 10 月在德国汉堡医学会展示的,该患者 1898 年开始用其右手检验 X 线装置,1902 年在照射范围内形成皮肤溃疡并发展成癌症,后虽截肢,但几年后因腋下转移而死亡。可以看出过量的辐射会对人体产生危害。人类为了在电离辐射应用中最大限度地获取利益,同时保护自身和后代及其他物种免受电离辐射的有害影响,人们在辐射生物效应方面进行了长期不懈的研究。

第一节 电离辐射损伤机制

辐射对人体的影响是在原子水平相互作用的结果,这些原子相互作用以电离或者轨道电子激发的形式存在,结果是能量沉积在组织中,沉积的能量引起分子的变化。当一个原子被电离,它的化学性质发生变化。如果该原子是大分子的组成部分,电离可能引起分子的破裂或分子内原子的重排。异常分子可能表现不适当的功能或功能丧失,这能导致一系列损伤或细胞死亡。这个过程是可逆的:电离的原子可以被自由电子吸引重新变为中性,分子可被修复,被电离辐损伤的细胞和组织可再生和恢复。

由电离辐射引起的生物效应,是一个极为复杂的过程,按现代放射生物学观点,DNA(或基因组)和膜(特别是核膜)是受照细胞中的主要靶子,是引起细胞一系列生化变化的关键,染色体畸变是 DNA 损伤的结果,蛋白质和酶的辐射效应以及一些重要代谢的紊乱,均为引起机体生理和病理变化的重要因素。在射线引起上述一系列损伤的同时,机体在一定范围内进行着反馈调节、修补和修复,试图减轻和改变这些损伤,这两种相反过程的消长和变化,决定着细胞的存活、老化、癌变和死亡。

一、直接作用与间接作用

电离辐射作用于机体的损伤机制包括直接作用和间接作用,如图 5-1 所示。

1. 直接作用 当人体组织受到射线照射时,处在射线径迹上的重要生物分子,如脱氧核糖核酸(DNA)或具有生物功能的其他分子吸收射线的能量,直接被电离或被激发,从而引起这些大分子损伤,这种效应称为直接效应或直接作用(direct effect)。

在生物机体中,直接作用主要指辐射作用于具有生物活性的分子,如核酸、蛋白质等,使它们发生电离、激发或化学键的断裂等变化,造成结构的改变,从而引起其正常功

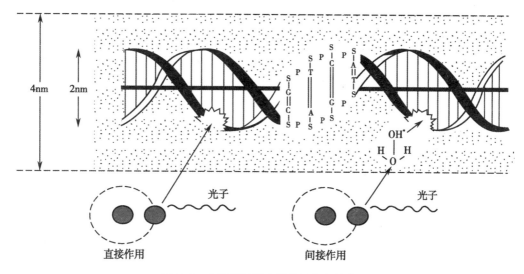

图 5-1 电离辐射的直接作用和间接作用

能和代谢作用障碍。实验证明,辐射可以引起 DNA 断裂、解聚、黏度下降等。某些酶受到辐射作用而降低或丧失活性。此外,辐射可直接破坏膜系的分子结构,如线粒体、溶酶体、内质网、核膜和质膜,从而干扰细胞器的正常功能。

在细胞的正常生活状态下,生物大分子存在于大量水分的环境中,而关于直接作用的实验都是在干燥状态或含水量很少的大分子上进行的。只有当物质含水量极低时才可以说辐射效应的发生主要是由于直接作用。细胞中有些较密集的生物大分子,如 DNA,可能在辐射作用时直接吸收辐射能量而出现结构和功能的变化。电离辐射对核酸大分子的直接作用,主要引起碱基破坏或脱落、单链或双链断裂、氢键破坏、螺旋结构出现交联或核酸之间、核酸与蛋白质之间出现交联。电离辐射对蛋白质的直接作用,主要引起蛋白质侧链发生变化,氢键、二硫键断裂,导致高度卷曲的肽链出现不同程度的伸展,空间结构改变。

2. 间接作用 生物分子并未处在射线的径迹上从而也未直接接受到射线能量,而射线能量先作用于细胞内的溶剂分子而形成活性物质,通过这些活性物质再作用于溶质分子使其破坏,从而引起生物分子损伤。此过程中,水分子是射线能量的直接接受者,生物分子并未直接接受射线的能量,故而称作间接效应或间接作用(indirect effect)。

大部分生物组织中存在大量的水,细胞是由水和各种溶质分子组成的溶液物质,当射线作用于机体时,辐射能量直接沉积于水分子上,引起水的分解,产生多种高活性、高毒性的自由基,这些自由基非常活跃,很容易与它们周围物质相互作用,使生物大分子内较弱的化学键断裂,造成生物大分子的损伤或变性。在电离辐射的间接作用中,其辐射能量沉积在水分子上,而生物效应则发生在生物大分子上。

无论直接作用还是间接作用,造成辐射损伤的原理均相同。即高能光子或亚原子微粒最终被生物分子破坏性吸收的结果,使组成细胞的分子结构和功能发生变化,而导致由它们构成的细胞发生死亡或丧失正常的活性而发生突变。细胞死亡主要是指细胞丧失了分裂生产子细胞的能力;而细胞突变主要指癌变、基因突变和先天畸变。

辐射能量的传递方式有许多种,绝大多数辐射能量向生物体传递时,使相遇原子中较外层轨道的电子被移动,造成原子激发;高能粒子的贯穿辐射可使原子中电子被逐出,引起电离。

虽然在实验条件下可以区分辐射的直接作用和间接作用,但在活细胞内部则两种作用经常是同时存在的。因此,用其中单独一种作用来解释生物效应是片面的。在活机体的放射性损伤的发生中,实际上直接作用或间接作用是相辅相成的。

二、原发生物过程与继发生物过程

原发生物过程是指射线作用于机体后将能量传递给生物大分子,造成机体内蛋白质、核酸蛋白、脂肪脂蛋白及酶类等生物大分子的损伤。这个过程包括物理、化学和生物化学三个阶段,是机体受到照射后出现临床症状和体征之前所经历的一系列变化过程。

继发生物过程是在生物大分子损伤的基础上细胞代谢发生改变,功能、结构发生破坏,从而导致组织和器官的一系列病理改变,是机体出现临床症状以后的一系列变化。

用电离辐射的原发生物过程(primary biological process)和继发生物过程(secondary biological process)来描述,如图5-2所示。

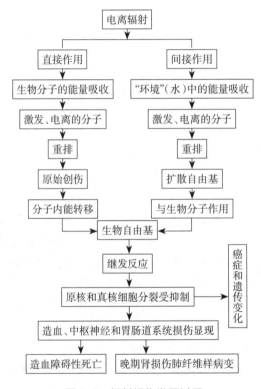

图5-2　辐射损伤发展过程

辐射作用原发生物过程的三个阶段包括物理、化学和生物化学阶段。在辐射作用的原发生物过程中,辐射能量的吸收和传递、分子的激发和电离、自由基的产生及化学键断裂等,都是在有高度组织的机体内进行的。能量的吸收和传递使细胞中排列有序的大分子处于激发和电离状态,特殊的生物结构也使电子传递和自由基连锁反应得以进行,从而导致初始生化损伤(生物化学阶段)。由于亚细胞结构的破坏引起酶的释放,代谢的方向性和协调性的紊乱导致初始生化损伤的进一步发展,从而引起生理生化变化直至病变或死亡(生物学阶段)(表5-1)。

表5-1 电离辐射作用时间表

	时间/s	发生进程
物理阶段	10^{-18}	快速粒子穿过原子
	$10^{-16} \sim 10^{-17}$	电离作用:H_2O电离为$H_2O^+ + e^-$,生物分子B直接电离为B^+
	10^{-15}	H_2O和生物分子的激发,产生H_2O^+和B^*
	10^{-14}	离子–分子反应,如:$H_2O^+ + H_2O \rightarrow OH\cdot + H_3O^+$
		分子振动导致激发态解离,如$H_2O^* \rightarrow OH\cdot + H\cdot$,$B^* \rightarrow B_1 + B_2$
	10^{-12}	转动弛豫,离子水合作用,如$e^- \rightarrow e^-_{aq}$
化学阶段	$< 10^{-12}$	e^-水合前与高浓度的活性溶质反应
	10^{-10}	e^-_{aq}、$OH\cdot$、$H\cdot$及其他基团与活性溶质的反应
	$< 10^{-7}$	刺团内水自由基之间的相互作用
	10^{-7}	自由基扩散和均匀分布
	10^{-3}	e^-_{aq}、$OH\cdot$、$H\cdot$及其他基团与低浓度活性溶质的反应
	1	自由基基本完成
	$1 \sim 10^3$	生物化学过程
生物学阶段	数小时	细胞分裂受抑制
	数天	中枢神经系统及胃肠道损伤出现
	约1个月	造血障碍性死亡
	数月	晚期肾损伤、肺纤维样变性
	数年至数十年	癌症和遗传变化

三、辐射与自由基

辐射的自由基学说是目前被公认作研究放射生物效应产生机制的核心理论。

放射线作用于机体后,以直接作用和间接作用两种方式使细胞分子发生反应,造成损伤。由于机体细胞的含水量较高,一般达到70%~80%,细胞内生物大分子存在于含大量水的环境中,因此,间接作用在引起生物大分子损伤中具有实际意义。

(一)自由基的产生

自由基是带有一个或多个不配对电子的分子或原子团,具有极强的活性,因此非常不稳定,存活时间少于1毫秒,一般寿命在10^{-9}秒。在此期间,它可以通过细胞并在一个远处的地点反应。

当辐射作用于人体时,因为人体是包含约80%水分子的水溶液,水的辐射是表现主要的机体辐射作用。当水被照射,它分解为另外的分子产物,这种反应叫做水的放射分解。激发或电离的水分子经迅速的分子重组,产生大量活泼的自由基。它们的化学反应如下

$$H_2O \xrightarrow{\text{激发}} H_2O^* \rightarrow H\cdot + OH\cdot \tag{5-1}$$

$$H_2O \xrightarrow{\text{电离}} H_2O^+ + e^- \tag{5-2}$$

$$e^- + H_2O \rightarrow H_2O^\cdot \rightarrow H\cdot + OH\cdot \tag{5-3}$$

$$e^- + H^+ \rightarrow H\cdot \tag{5-4}$$

$$e^- + H_2O \rightarrow e_a^- q \tag{5-5}$$

$$H_2O^+ + H_2O \rightarrow H_3O^+ + OH^· \tag{5-6}$$

式中 $e_a^- q$ 为水合电子,即原初过程释放出的电子(e^-)极化邻近的水分,成为稳定的水合电子($e_a^- q$)。水的 3 种主要放射分解产物($OH^·$、$H^·$、$e_a^- q$)能扩散一定的距离,有效地与生物分子反应。

上述放射分解产物是在非常短的时间、非常小的体积内产生的,反应体积中的自由基还可发生重合反应形成次级产物(H_2、H_2O、H_2O_2)。辐射与水的全部反应可以总结为

$$H_2O \xrightarrow{\text{辐射}} H^·, OH^·, e_a^- q, H_2, H_2O, H_2O_2, H_3O^+, OH^-$$

其中 $OH^·$ 自由基和 $e_a^- q$ 的产出率较高,它们和各种生物分子反应能力也较强。

(二)自由基的损伤机制

自由基包含多余的能量可以传递到另外的分子使连接断裂,并在一定距离以外产生占位病变。自由基作为毒性因子也能产生另外的对细胞有毒多种产物。

放射生物作用在瞬间就可以产生大量高活性的自由基,这些自由基可以通过以下几种途径造成组织或细胞的损害。

1. 破坏细胞膜,使细胞膜脂质过氧化,引起膜结构的改变。

2. 使细胞蛋白质氧化、脱氢,造成失活、结构改变、化学链断裂,或使蛋白质交联和聚合。

3. 使糖链断裂和失活。

4. 引起核酸损伤,造成细胞死亡。

在溶液系统中,间接作用表现为溶质分子与辐射引起的溶剂分子反应产物之间的相互作用。在生物机体中,间接作用表现为水的原发射解产物($H^·$、$OH^·$、$e_a^- q$、H_2、H_2O_2)等对生物大分子的作用,从而引起其损伤。为了说明间接作用的存在,常举出稀释效应、氧效应、温度效应和防护效应作为证据。

四、靶理论

我们知道,细胞中包含很多种分子,有些种类的分子是丰富存在的,但它们的辐射损伤可能不会导致能被注意到的细胞损伤,因为还有类似的分子能继续支持细胞。另一方面,细胞中还有一些并不是丰富存在的分子,但却被认为对正常细胞功能特别重要。这种分子甚至可能一个细胞中仅有一个。辐射对这种分子操作能严重影响细胞,因为没有相似分子作为替代物以维持细胞功能。这种敏感关键分子的概念是靶理论的基础。

遵从靶理论(target theory),活细胞内存在对射线特别敏感的区域,称作"靶"。一个细胞照射后死亡,它所谓的靶分子一定是无活性的。电离辐射损伤总是以离散的径迹形式作用于靶部位,故辐射过程可以用靶理论的概念从特殊靶受损的角度予以考虑。基因组 DNA 是公认的辐射作用细胞最基本的靶分子,辐射的生物效应是通过对细胞 DNA 损伤表现的。有大量实验证据支持靶理论,提示靶分子就是 DNA,开始,靶理论被用于细胞致死率。随着目前研究的深入,它也可以被应用于描述非致死辐射产生的细胞失常。

根据靶理论,细胞内存在充满靶分子的区域或者靶分子的敏感点,称作靶区(target area)。靶区被认为是随着敏感分子的运动可以随时间不断变化位置的区域。由于辐射和这些成分之间的相互作用是随机的,因此,在靶区发生电离辐射相互作用也是随机的。

辐射并不专门针对靶分子,靶分子的敏感性仅仅由于它在细胞中的重要功能。

当辐射反应不发生在靶区,此作用被称作"一击";辐射反应发生在非靶分子甚至无生物功能的分子上也可导致一击。直接和间接一击是不可能区分的。当一击通过间接效应发生,由于自由基的运动会使靶区扩大。这种增大的靶区使间接辐射效应变得更加重要。

用靶理论可以解释线性能量传递(LET)与直接或间接效应之间的关系。如果低LET辐射,无氧存在时,一击在靶分子的可能性是低的,因为在电离事件有相当大的距离。如果有氧,自由基形成并且围绕每个电离区的容积是大的,相应的一击可能增大。而当高LET辐射时,电离间距是很近的,因此直接效应一击的可能性很高,可能比低LET、间接效应更高。氧环境对高LET照射影响不大。原因是有氧时每个电离事件影响的是增加区域,虽然靶区增大,但不会导致额外的击打,因为击打的最大值已能被高LET辐射的效应产生。

射线与靶区的作用是一种随机过程,是彼此无关的独立事件,"击中"概率服从泊松分布;射线在靶区内的能量沉积超过一定值便发生效应,不同的靶分子或靶细胞具有不同的"击中"数。按照这一学说,可根据经受照射剂量的细胞或生物分子的比例来计算靶结构的大小,还可以进一步预测引起相同生物效应的不同射线的电离效率。

五、生物靶的调节作用

无论何种类型的辐射生物损伤,从发生机制上讲都是自由基对生物分子的损伤。而机体在受到照射时则会产生多种生物靶的调节作用,即具有对外来辐射进行自发地反馈调节、修补和修复细胞的功能。这种生物靶的调节和修复功能从本质上看可以归结为抵制和清除自由基的作用。

1. 稀释效应　实验表明,用固定量电离辐射照射某种溶液产生的自由基数量是恒定的,即溶液中产生自由基的多少取决于辐射量大小,而与溶液浓度无关。若只考虑自由基的间接破坏作用,因为只有一定数量的自由基产生效应,所以失活的溶质分子数与溶液浓度无关,如图5-3b稀释效应示意图的曲线2所示;因为固定数量的自由基只能使固定数量的溶质分子失活,所以间接作用过程中,随溶液浓度增加,溶质的分子数目增多,但失活的溶质分子数不变,因此,失活的分子的百分数随溶液浓度增加而下降,如图5-3(a)稀释效应示意图的曲线2所示。若作用是直接的,则失活的溶质分子数将取决于受照射溶液中的溶质分子数,并与溶液浓度成正比,如图5-3(b)稀释效应示意图的曲线1所示。

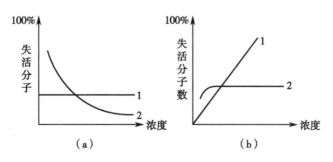

图5-3　稀释效应示意图
1- 直接作用　2- 间接作用

而失活的分子的百分数与溶液浓度无关,如图 5-3a 稀释效应示意图的曲线 1 所示。图 A 的两条曲线叠加可以表明,最大的相对效应发生在最稀释的溶液中,这就是稀释效应(dilution effect)。比如可以从实验中观察到,不同浓度酶溶液受到一定剂量辐射作用时,当浓度相差 60 倍时,失活的酶分子数仍然相同。所以,在稀释溶液系统中间接作用占主要地位。

2. 氧效应　组织在有氧状态下比在无氧状态或低氧状态下对辐射更加敏感。组织的这种特性称为氧效应(oxygen effect),并被定量描述为氧增强比(OER),它定义为无氧状态下达到同样设定的效应所需剂量与有氧状态下达到同样效应所需剂量的比值。OER 与 LET 相关,低 LET 辐射的 OER 是高的,最大值大约为 3。高 LET 辐射将减少到大约为 1。

通常情况下,组织照射是在富氧条件下进行。比如,高压氧用于放射肿瘤学试图提高肿块的放射敏感性。有血管的肿瘤比适当供血的肿瘤放射敏感性低。另外,诊断用 X 线是在富含氧的状态下施加的。

受照射组织、细胞或溶液系统,其辐射效应随周围介质中氧浓度的增加而增大,这种效应称为氧效应。比如肿瘤细胞在增加氧的情况下对辐射的敏感性也增高。胸腺细胞悬液在体外照射时,同样剂量下,氧环境中较氮环境中损伤效应要大,图 5-4 给出了有氧和无氧条件下胸腺细胞放射损伤效应比较。

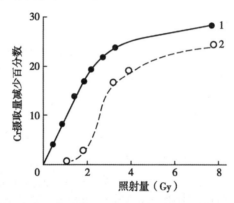

图 5-4　有氧和无氧条件下胸腺细胞放射损伤的效应比较(照射后 40 小时)

1–100%O_2; 2–100%N_2

氧效应与间接作用的联系,主要在于氧与水的电离产物——自由基相互作用,形成更活泼的产物,水的电离首先形成 $H^\cdot$ 和 $OH^\cdot$。由于液体中氧的存在,使具有还原作用的 $H^\cdot$ 减少,而使具有氧化作用的 $OH^\cdot$、$HO_2^\cdot$ 及 H_2O_2 增加,从而增加氧化能力,增强对有机化合物的破坏作用,因而加强辐射的损伤效应。比如使蛋白质的氨基酸脱氨基而破坏了蛋白质结构;将亚铁离子变成 3 价铁离子,从而使血红蛋白丧失活性等。

3. 防护效应　在溶液系统中,由于其他物质的存在而使一定剂量的辐射对溶质的损伤效应降低,这种效应称为防护效应(protective effect)。即其他物质对溶质起到保护作用。实验证明,向酶的稀释溶液中加入蛋白质等其他物质,可使辐射引起的酶失活率减轻,如表 5-2 所示。

表 5-2　蛋白质对脱氧核糖核酸酶的防护效应

加入物质（40μg/ml）	脱氧核糖核酸酶失活（%）
未加物质	57
血红蛋白	19
血清球蛋白	19
卵清蛋白	5
过氧化氢酶	11
核糖核酸酶	8

注：8.7Gy X 线照射，酶浓度为 0.5kg/L

　　防护效应的解释是基于间接作用中对自由基的竞争。水中的自由基非常活泼，且不具专一性，故当溶液中存在 2 种以上溶质分子时，都可以与自由基发生反应，即加入物质与原溶质争夺有限的自由基，使原溶质受自由基损害的机会减少。如果溶质是酶分子，则使其失活率减低。在某些情况下，已经失活的酶分子还可与自由基反应，这样酶就成为其本身的防护剂，从而降低进一步发生的损伤。

　　4. 温度效应　溶液系统或机体受照射时，降低温度或使之处于冰冻状态可使辐射损伤减轻，这种效应称为温度效应（protective effect）。温度效应的解释基于低温或冰冻条件下自由基的扩散受阻。以上均以间接作用为主，但对直接作用的生物损伤也有一定影响，如干燥的噬菌体或过氧化氢酶在低温下需要更大的照射量才能失活。

　　5. 抗自由基的氧化酶系效应　电离辐射通过水的辐射降解反应产生大量的自由基，而在生物进化的过程中，动物和人类为了自身保护的需要在自身体内形成了一系列能清除自由基的酶类，这种以酶类清除自由基的效应称为抗自由基的氧化酶系效应（anti-free radical oxidase system effect）。人体内产生的这种酶有过氧化氢酶、过氧化物酶和超氧化物歧化酶等。

　　过氧化氢酶和过氧化物酶均通过催化 H_2O_2 转变为 H_2O 而产生辐射防护效应。过氧化氢酶可直接将 H_2O_2 分解为 H_2O 和 O_2；而过氧化物酶则先使 H_2O_2 去氧化特定的底物，再以该底物为氢的供体来形成 H_2O。因底物不同，过氧化物酶可分为谷胱甘肽过氧化物酶、细胞色素 C 过氧化物酶及抗坏血酸过氧化物酶。

　　（1）过氧化氢酶抗放射作用

　　1）清除红细胞内的 H_2O_2，防止血红蛋白氧化成高铁血红蛋白。

　　2）清除微粒体中尿酸酶、黄嘌呤氧化酶、α-羟酸氧化酶等酶促反应产生的 H_2O_2。

　　3）清除线粒体的 H_2O_2。

　　（2）过氧化物酶抗放射作用

　　1）清除有机氢过氧化，尤其是自由基造成脂质过氧化时大量产生的脂质过氧化物。

　　2）在过氧化氢酶含量较低的组织中起代替作用清除 H_2O_2。

　　（3）超氧化物歧化酶抗放射作用：超氧化物歧化酶（SOD）是一组金属酶。按其所含金属离子的不同可分为含铜锌离子 SOD（CuZn-SOD）、含锰离子 SOD（Mn-SOD）和含铁离子 SOD（Fe-SOD）。

　　在催化 O_2^- 歧化反应中会产生 H_2O_2，将 H_2O_2 分解为 H_2O 需要过氧化氢酶或过氧化物酶的参与和协同才能实现,但人体中的 O_2^- 经某些化学反应会生成毒性更强的 $\cdot$OH 自由基。SOD 可清除 O_2^-,有效降低 $\cdot$OH 的含量,从这一点来说,SOD 又被称为"一线抗氧化酶"。以下动物实验结果可以说明 SOD 抗放射作用。

以静脉给药方法观察了 SOD 对照射小鼠存活率的影响。分别按每克体重以 15、35、70、100μg SOD 药量静脉注射,均可降低 6.5Gy 剂量全身照射小鼠 30 日时的死亡率,其中每克体重 35g 给药量的效果最佳。如在照射前均给予 SOD,受照小鼠的死亡率可进一步降低,见表 5-3 所示。

表 5-3 6.5Gy 辐射量照射小鼠死亡率(n=48)

SOD(mg/kg 体重)	30 日死亡率(%)
对照(0.1mol/L NaCl)	85
15	26
35	21
70	45
100	32

抗自由基氧化酶系从细胞、器官和动物机体水平来观察均具有明显的抗辐射间接损伤的防护作用。

第二节 辐射对人体的影响

研究辐射对人体的影响,可从辐射损伤效应发生的规律、辐射效应影响广度和辐射损伤出现时间的早晚等方面入手,分为随机效应与确定性效应、躯体效应与遗传效应、近期效应与远期效应来全面而深入探查辐射生物效应及其损伤机制。

一、随机效应和确定效应

根据辐射效应的发生与剂量之间的关系,可把辐射对人体的危害分为随机效应和确定效应(ICRP 在 2007 年第 103 号出版物将此前关于确定性效应和确定效应名词混用统一规定作使用"确定效应"以规范化标注)。图 5-5 给出了根据实践资料从安全角度出发对随机效应和确定效应的定性描述。

1. 随机效应 电离辐射的能量沉积是一个随机过程。因此,若在细胞内的关键"靶"体积中沉积足够的能量,即使在很小的情况下,也有可能导致细胞变异甚至死亡。大多数情况下,一个或少数细胞死亡在组织中不会产生影响,然而,若导致像遗传变化或最终导致恶性肿瘤的转化之类的单一细胞或少数细胞的变异却可能会产生严重后果,这些效应称为随机效应。随机效应的发生概率与剂量大小有关,如图 5-5(a)所示。但严重程度与之并无多大关系,如图 5-5(b)所示。所以,ICRP 在 2007 年第 103 号出版物归纳随机效应(stochastic effect)的概念为:随机效应即癌症和遗传效应,包括由于体细胞突变而在受照个体内形成的癌症和由于生殖细胞突变而在其后代身上发生的遗传疾病(在 103 号出版物中,还新增了对胚胎和胎儿的效应以及非癌症疾病的考虑)。

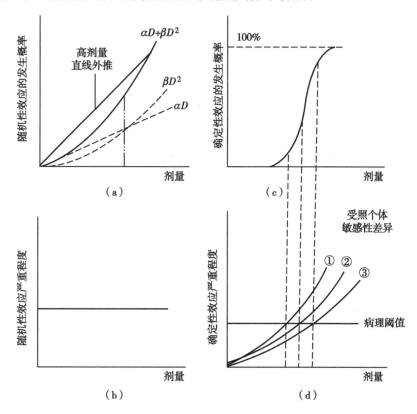

图 5-5　辐射随机效应和确定效应的发生概率和严重程度与剂量的关系

　　对随机效应定量的分析,如辐射致癌、遗传效应等,必须严格地遵循流行病学的原则,包括一定规模的样本,病例的确认,合适的对照,足够长的观察时间,可靠的剂量数据等。为了慎重起见,ICRP 每年都在全世界各地区各国家关于辐射致癌和遗传效应的大量数据基础上加以分析统计,并阶段性地评价、修正和颁布随机效应的危险度估计。在2007 年,ICRP 第 103 号出版物给出了诱发随机效应的低剂量(小剂量)概念以具体定值,即低剂量是指 100mSv 以下小剂量辐射。并指出:科学上有理由假设,在小剂量范围内,低于大约 100mSv,癌症或遗传效应的发生随相关器官和组织的当量剂量增加而成正比地增加。这个剂量 – 响应模型称作"线性无阈(linear non-threshold)",或 LNT 模型(linear non-threshold model)。这一假设是确定辐射防护原则的重要依据。

　　2. 确定效应(deterministic effect)　指的是较大辐射剂量照射全部组织或局部组织,杀死相当数量的细胞,而这些细胞又不能由活细胞的增殖来补充,则这种照射可引起确定效应。由此引起的细胞丢失可在组织或器官中产生临床可检查出的严重功能损伤。可见,确定效应的严重程度与剂量有关,而且,确定效应存在一个阈值。当照射剂量低于此阈值时,因机体中被杀死的细胞较少,不会引起组织或器官的可检查到的功能性损伤,在健康人群中引起的损害率为零。随着剂量的增大,被杀死的细胞增加,当剂量增加到一定水平即超过一个临界值时,确定效应就会发生,且发生概率骤然上升至 100%。这个临界值即为确定效应的阈值(threshold value),对应此值的剂量称为阈剂量(threshold dose)。

在阈值以上,尽管不同亚群的个体存在差异,效应的严重程度均随剂量增加而增大,如图5-5d 所示。

不同组织对电离辐射的响应不同,其中卵巢、睾丸、骨髓及眼晶状体属最敏感的组织。表5-4 给出 ICRP 在 2007 年第 103 号出版物发布的成人受 γ 射线照射 1% 死亡率和发病率的确定效应阈值的估算值。从表中可以看出,确定效应的剂量阈值是相当大的,在正常情况下基本不可能达到这一水平,一般只是在放射性事故下才可能发生。

表5-4　成年人受 γ 射线照射 1% 死亡率和发病率确定效应的急性吸收剂量的估计阈值

组织和效应	组织和器官	发生效应时间	吸收剂量估计（Gy）
发病率			1%
暂时不育	睾丸	3 ~ 9 周	0.1
永久不育	睾丸	3 周	6.0
永久不育	卵巢	<1 周	3.0
血液形成抑制	骨髓	3 ~ 7 天	0.5
皮肤潮红	皮肤（大面积）	1 ~ 4 周	<3 ~ 6
皮肤烧伤	皮肤（大面积）	2 ~ 3 周	5 ~ 10
暂时脱发	皮肤	2 ~ 3 周	4.0
青光眼	眼	几年	1.5
死亡率			
骨髓综合征:			
未进行医学治疗	骨髓	30 ~ 60 天	1.0
良好医学治疗	骨髓	30 ~ 60 天	2 ~ 3
胃肠道综合征:			
未进行医学治疗	小肠	6 ~ 9 天	6.0
良好医学治疗	小肠	6 ~ 9 天	>6
肺炎	肺	1 ~ 7 个月	6.0

二、躯体效应和遗传效应

按辐射效应影响广度,可把辐射对人体的危害分为躯体效应和遗传效应。躯体效应是界定发生在受照者本身的效应,遗传效应是指影响受照者后代的效应。

1. 躯体效应　人体有躯体细胞和生殖细胞两类细胞,它们对电离辐射的敏感性和受损后的效应是不同的。电离辐射对人体细胞的杀伤作用是诱发生物效应的基本原因。人体所有组织和器官(生殖器官除外)都是由躯体细胞组成的,通常将出现在受照射者本身的效应称为躯体效应(somatic effect)。电离辐射对机体的损伤其本质是对细胞的灭活作用,当被灭活的细胞达到一定数量时,躯体细胞的损伤会导致人体器官组织发生疾病,如辐射所致的骨髓造血障碍、肿瘤、白内障、致癌效应等,严重者最终可能导致死亡。ICRP 列出与放射有关的 12 种癌症,包括甲状腺癌、乳腺癌、肺癌、食管癌、胃癌、肝癌、结肠癌、胰腺癌、唾液腺癌、肾与膀胱肿瘤及白血病等。表 5-5 中列出了 ICRP 1991 年给出的致癌效应的几率。

表 5-5　各器官对总危险的相对贡献

器官或组织	致癌效应（万人·Sv^{-1}）	寿命损失（年）
膀胱	30	9.8
骨髓	50	30.9
骨表面	5	15.0
乳腺	20	18.2
结肠	85	12.5
肝	15	15.0
肺	85	13.5
食管	30	11.5
卵巢	10	16.8
皮肤	2	15.0
胃	110	12.4
甲状腺	8	15.0
其余组织	50	13.7

躯体效应按其出现的范围又可分为整体效应和局部效应。整体效应如内、外照射引起的急慢性放射病等；局部效应即放射线引起的皮肤和眼晶状体等局部损伤的效应。

2. 遗传效应（genetic effect）　是指辐照对受照者性细胞遗传物质的效应和这些效应所引起的生育方面的异常以及后代遗传性缺陷。

辐射遗传效应是生物体的生殖细胞受到照射而产生的后果，通常辐射遗传效应具有以下一些特点：

（1）遗传效应并不在受到照射的个体本身出现，而是出现在该个体所繁衍的某些后代身上，因而效应的产生与个体受照射情况的联系不易被发现。

（2）从生物体受照射到显现出遗传效应之间相隔的时间过长，有时超过了生物体寿命，甚至为寿命的数倍，即几个世代。

（3）遗传效应具有可遗传性，所以，从理论上讲，其影响极大。

性腺受到照射，引起生殖细胞的损伤，表现为受照射者后代的遗传紊乱，即基因突变、染色体畸变等。可见，遗传效应是通过损伤亲代的生殖细胞（精子或卵子）的遗传物质（DNA）造成的，使遗传性状在子代中表现出来。

遗传效应严重程度的变化范围很大，一种是导致受照者第一代遗传疾病的显著突变，引起儿童的先天畸形，有时会威胁生命；另一种是隐性突变，对最初几个子代的影响很小，但后代遗传损伤的总数增加了。

遗传效应早期研究是用果蝇作实验材料，明确证实了辐射的遗传效应。但不知道果蝇外推到人的共性有多大。因此，逐渐用繁殖速度快的小鼠、大鼠或兔子等动物取代果蝇。因为在辐射遗传学研究中，要用数以百万计的动物，连续观察数代，所以使用小鼠作为估计辐射遗传危险的基础具有极大的优势，并获得许多有价值的结论和资料。比如，用 3Gy－γ 线照射使小鼠平均产仔量从 7.1 降为 4.9。

三、近期效应和远期效应

按辐射损伤出现时间的早晚，可把辐射对人体的危害分为近期效应和远期效应。近期效应是指辐射损伤在几分钟、几小时或几天内发生。远期效应一般发生在 6 个月或更长时间，可以发生在急性辐射损伤已恢复的病人中，也会发生在受长期小剂量照射的人员中。

1. 近期效应（short-term effect） 主要发生于核事故或核武器袭击的受害者，或在较长时间内受到超过剂量限值的辐射引起的全身慢性损伤。可分为急性效应和慢性效应两种。急性效应又称急性放射综合征，包括血液综合征、胃肠综合征、中枢神经综合征等，例如急性放射病和急性皮肤放射损伤均属于急性效应；而慢性放射病和慢性皮肤放射损伤则属于慢性效应；还有局部组织损伤（皮肤、性腺、肢体），血液抑制，细胞遗传损伤等。

近期效应损伤有三种类型：造血器官（骨髓）损伤型、消化系统（胃肠）损伤型、中枢神经（脑）损伤型。表 5-6 中列出了近期效应损伤的类型。

表 5-6　近期效应损伤类型

临床症状	估计剂量（rad）
大体无症状，有时有轻度前驱性症状	50～100
轻度急性放射病，暂时性呕吐，轻度造血功能损伤	100～400
造血功能损伤（有胃肠道损伤）	400～600
胃肠道损伤为主，造血功能严重损伤（吐泻，肠细胞剥落，淋巴组织破坏，大量便血）	600～2000
中枢神经损伤，伴有剧烈发展过程，数小时或数天死亡	数千以上

2. 远期效应 机体受照后数月至数年乃至数十年后才发生的生物效应称为远期效应（long-term effect）。例如辐射致癌、辐射致白内障、辐射致遗传效应等。远期效应多发生在急性损伤已恢复的人员和长期受小剂量照射的慢性损伤人员中，可以出现在受照射本人，也可出现在他们的后代身上。从这个角度上看，远期效应分为躯体晚期效应和遗传效应。包括白血病，其他恶性肿瘤（骨肉瘤、肺癌、甲状腺癌、乳腺癌），局部组织损伤（皮肤、性腺、眼睛），寿命缩短，遗传损伤等。

以造血系统辐射损伤的远期效应为例。人体在中等剂量射线作用下最早遭受到严重损伤并能危及生命的系统是以骨髓为主的造血器官。首先会产生一些造血系统损伤的近期状况。如果造血系统的近期辐射损伤较轻微，或近期后果得以消除，机体造血功能及健康状态可经数月后得以恢复。但射线最初破坏的造血系统内在稳定态后，造血干细胞被迫提高增殖速率，加速干细胞、祖细胞、骨髓前体细胞分裂、分化和成熟，即满足机体在当时的特定时刻对血细胞生成的迫切需要。可是，若造血干细胞长期处于较高或异常的细胞增殖活动，缺乏必要的修复时间，就会引起造血干细胞增殖功能衰退，导致造血干细胞老化，无效造血增加，突变造血干细胞生成，微血管壁纤维化以及微循环不畅等。最后诱发再生障碍贫血、骨髓纤维化、白血病等远期效应。

四、小剂量电离辐射的生物效应

小剂量电离辐射的剂量范围没有统一界定,但是小剂量电离辐射的特殊能量响应特性和生物效应一直是国际上关于电离辐射应用研究的热点。小剂量照射可以引起大量的电离辐射致生物损伤,但在一些特定的微剂量范围内,它却可以引起许多特殊的诱导适应性、兴奋性,甚至反转的效应。

1. 低水平辐射刺激生命活动　较大剂量的电离辐射已被公认具有降低免疫力和诱发肿瘤的作用,但低剂量或低剂量率的电离辐射对免疫系统却具有一定的刺激性作用,同时它对生物加快生长发育、延长寿命、提高生育力、抑制肿瘤和抗感染等方面具有有益的作用,这种反转效应称为低剂量辐射兴奋效应,或 Hormersis 效应。有关低剂量辐射兴奋效应的大量实验研究始于 20 世纪 80 年代中期的美国。低剂量指 0.2Gy 以内低 LET 值或 0.05Gy 的高 LET 值辐射;低剂量率则为 $0.05mGy·min^{-1}$ 以内的各种照射。近二十余年以来,低剂量照射已大量应用于育种、种植农作物以及栽培转基因食品等方面。需要注意的是,这种免疫增强作用的意义并非代表细胞无损伤或完全受益,因为出现免疫增强的同时,染色体却有畸变。这些细胞损伤可能完全恢复,也可能导致突变,因此,对于小剂量照射的远期生物学效应还需要继续进行深入研究。

2. 低剂量的诱导适应性反应　大量实验表明,当动物接受急性或慢性全身照射后,可诱发淋巴细胞、骨髓细胞、生殖细胞等产生适应性反应。比如实验中可以观察到,被低剂量照射过的仓鼠骨髓细胞和染色体均有少量畸变,但在被 1.5Gy 的 Go-60-γ 射线照射后,其骨髓细胞和染色体畸变的数目远小于未被低剂量照射过的仓鼠。

低剂量辐射还可以诱导不同种类细胞的基因突变适应性反应。预先用低剂量电离辐射照射刺激细胞,能减少随后大剂量照射所致的细胞基因突变。

3. 小剂量慢性照射效应　根据辐射事故统计资料分析,大部分人员受照的剂量都低于 1Gy,其中又以 0.5Gy 以下者占多数。同时,能引起轻度放射病的剂量通常为 1Gy 左右。在这个剂量范围内,当人们受到一次小剂量照射后,机体在照后 60 天以内主要出现两方面的变化。早期临床症状:多在受照后当天出现,持续时间较短,不经治疗一般数天后可自行消失。其表现以自主神经功能紊乱为主,如头昏、乏力、睡眠障碍、食欲减退、口渴、易出汗等。由于个体差异在受到相同剂量照射的情况下,有的反应较重,有的却无异常感觉;血液学变化:主要变化是外周血白细胞总数和淋巴细胞绝对值减少。

如果受到当量剂量限值范围内的长期照射,称之为小剂量慢性照射或低水平照射。由于受照次数多,叠加时间长,因而机体既有损伤的表现,又有修复和适应的表现。当修复能力占优势时,在相当长的时期内可不出现明显的损伤反应,如果机体修复适应能力差或累计剂量达到一定程度时,就可能出现慢性辐射损伤效应(effect of chronic radiation injury)。临床症状可在接触射线后几个月、数年或更长时间后才出现。主要有自觉乏力、头晕头痛、睡眠障碍、记忆力减退、食欲减退、牙龈出血、脱发和性功能减退等。

知识链接 1
低剂量辐射的
生物医学研究
现状

五、辐射危险性的估计

如何估计电离辐射对人类的危害,特别是随机性效应的发生,并非是一件容易的事。从另一角度分析,社会生活中的众多职业,本身都有其一定的危险性,从而带来对从事该种职业人员的某种危害,或影响其健康,或直接威胁其生命。如从事采矿、建筑的工人、汽车司机等。对于从事不同职业的人群,用统计学方法比较有各种职业本身所构成危险的可能性,会有利于说明电离辐射的危险度(表5-7、表5-8)。

表5-7　各种类型的危险度

自然灾害		疾病		交通事故	
类别	危险度	类别	危险度	类别	危险度
天然辐射	10^{-5}	癌症死亡率(中国)	5×10^{-4}	交通事故(中国)	10^{-4}
洪水	2×10^{-6}	癌症死亡率(世界)	10^{-3}	交通事故(世界)	2.7×10^{-4}
旋风	10^{-5}	自然死亡率(英国20~50岁)	10^{-3}	航运事故	10^{-5}
地震	10^{-6}	流感死亡率	10^{-4}		

表5-8　不同工业部门的职业危险度

职业	危险度(10^{-4})
煤炭工业	15.1
采矿工业	11.0
建筑工业	6.7
铁路运输	4.5
机械制造	1.9
平均	7.1

辐射危险度(radiation risk)的定义由年死亡率作为危险性的衡量标准。如某种职业危险度为10^{-4}时,表示每个从事这种职业的工作人员一年内因事故而死亡的概率是万分之一。表5-7和表5-8分别列出了因自然灾害、疾病和交通事故对每个人危险度的统计平均值,以及不同工业部门职业行危险度的统计结果。

从这些统计数字可以看出,不同工业部门的职业危险度大致在10^{-4}量级,和现阶段危险度在$10^{-4} \sim 10^{-6}$范围的各种工业活动都是可能被社会公众所接受的。

根据国际辐射防护委员会(ICRP)的统计资料和对动物的放射生物学实验资料,小剂量情况下,辐射造成的致死性癌和白血病以及遗传效应的危险度,由表5-9给出。

表5-9　职业放射性人员随机效应危险度(10^{-4})

	致死癌	严重遗传效应
放射性工作人员	8.0	1.6

注:根据年当量剂量限值计算

由表5-8和表5-9可以看出,辐射所致的危险度用年当量剂量限值计算后,与一般工业部门的平均危险度相仿。但是对实际从事医用辐射的职业工作人员,所受辐射的平均有效值约为1.31mSv,远低于剂量限值,一般只有剂量限值的十分之一。因此,可以说医用辐射的危险度实际统计值约在 $10^{-5} \sim 10^{-6}$ 量级,要略低于其他一些工业部门的职业性危险度。

大剂量的射线照射造成的早期近期影响通常容易观察和估量,远期影响也容易观察,可是几乎不可能将其与先前的某次射线照射联系起来。这里有三种类型危险度估计:相对的、过量的和绝对的。每一种都代表不同危险度的情况并且有不同的衡量尺度。

相对危险度是对完全不知道确切的射线剂量的大范围人群估计其远期影响。相对危险度是这样计算的,用接受射线照射的人群中显示出一种指定的远期影响的人数与没有接受射线照射的而有同样的远期影响的人数相比所得的结果,即相对危险度 = 观察到的例数 / 预计的例数。如果相对危险度为 1,那么就完全没有危险性。如果相对危险性为 1.5 的话,也就是说接受射线照射人群的此种远期影响的发生率比没有接受射线照射的人群要高 50%。能在 1/2 人群中观察到射线引起的远期影响的相对危险因素是具有特殊的重要意义的。

在一项接受诊断剂量照射之后射线引起的白血病的研究中,每 10 万人中有 227 例。而普通人的白血病的发病率为每 10 万人中 150 例,则射线引起白血病的相对危险率为 1.51。

通常当一个关于人类对射线反应的调查表明发生了某种远期效应,那么这种影响的大小通过过量病例来反应。例如,白血病可以自然地发生在没有射线照射的人群。如果白血病在被射线照射人群中的发病率超过被预计的例数,那么观察到的病例数与预计的病例数的差称为过量危险度。

确定过量病例的数量需要将接受射线照射的观察到的病例数与根据人口水平而预计的病例数项比较之后而得出。

例如,观察 1000 位放射工作者,总共有 23 例皮肤癌的患者。普通人的发生率为 0.5/100 000。这些放射工作者中产生的过量皮肤癌患者大约为 23。如果预计病例数为 0 的话,那么所有的 23 例都代表相对危险度。

如果已知至少两种不同的剂量水平,就可能确定一个绝对危险度。与相对危险度不同,绝对危险度是一种无限度的比率,其有单位:病例数 $/10^6$ 人 /cGy/ 年。射线引起的恶性疾病的绝对危险率大约为 10 个 $/10^6$ 人 /cGy/ 年。这对许多研究结果都有相当大的简化作用。

例如,射线引起的乳腺癌绝对危险度在一个 20 年的危险期中大约为 6 例 $/10^6$/cGy/ 年。如果 10 万妇女在乳腺 X 线摄影检查中接受 0.1cGy 的射线照射,那么射线引起的乳腺癌发生数为:6 例 $/10^6$ 人 /cGy/ 年 $\times 10^5$ 人 $\times 0.1$cGy $\times 20$ 年 $=1.2$ 例。

第三节 辐射损伤效应及影响因素

有些组织比起其他组织来对辐射照射更敏感。放射敏感性是一个放射生物学概念,物理因素和生物因素都影响生物组织的放射敏感性(radio sensitivity),虽然大多数这些认识来自放射肿瘤学领域,但是对放射技师来说理解低剂量照射的影响也是重要的。放射生物学的研究直接建立放射剂量 – 反应关系。剂量 – 反应关系是一个数学公式,就像图解一样展示放射剂量与观察到的反应之间的关系。

1906 年,两位法国科学家,贝格尼埃和特立邦多,发现了放射敏感性和组织被照射后的代谢状态的功能。这就是贝格尼埃－特立邦多定律，后来修正了很多次。定律基本上阐述了活体组织的放射敏感性与生殖力和分化成度有关，具体是：①干细胞具有高放射敏感性，细胞越成熟，放射敏感性越低；②组织和器官越年轻，放射敏感性越高；③当代谢水平高时，放射敏感性也高；④当细胞增生率和组织生长率增高时，放射敏感性也升高。

该定律是放射生物学发展史上一个历史性的重要定律。它在放射治疗学上有很多应用。在诊断影像上，它提示我们认识到胎儿比儿童或成人对放射线更加敏感。

一、胎儿出生前的受照影响

电离辐射除诱发确定效应与随机性效应等各种效应外，它还可以诱发产生与上述效应相关联的一些特殊的生物效应，如胎内照射效应，即精子和卵子结合经过植入前期、器官形成期和胎儿期任何一段时间受到射线照射。研究证明，该类辐射效应的严重程度和特点，除取决于受照剂量、剂量率、照射方式、射线种类和能量外，还与胚胎发育的阶段密切相关，胚胎或胎儿在不同发育时期受照射后出现的效应有所不同。主要包括胚胎死亡、畸形、智力迟钝、诱发癌症及遗传效应。这其中既有确定效应，也有随机性效应。

1. 胚胎死亡　在胚胎植入子宫壁之前或在植入之后的即刻，通常称为植入前期（人受孕 0～9 日），因胚胎处于细胞数量很少而且细胞功能尚未分化，这些细胞受到辐射损伤是不能着床或不易察觉胚胎就死亡了了，即胚胎死亡。动物实验结果表明，此时以相对较小的剂量（如 0.1Gy）即能诱发胚胎死亡。胚胎在子宫内发育的其他阶段受到较高剂量照射后，也可诱发胚胎或胎儿死亡。

2. 畸形　胚胎植入子宫后（人受孕 9 日～8 周），胚胎细胞处于高度分化状态，一些细胞陆续向专一化并具有某种特殊功能的器官系统增殖、分化和迁移，该阶段称为器官形成期（又称胚胎期）。此期间对射线感受性高，一旦受到照射，就破坏了正常的发育过程，导致正在发育的器官组织细胞损伤，从而造成该器官畸形。该效应在性质上属于确定性效应，根据动物学实验估计，对人引起此效应的阈值约为 0.1Gy。此外，在子宫内发育呈一时性延迟，表现为出生体重较正常新生儿轻，而且与畸形发生率相关，但若能正常出生，之后的恢复速度很快，到成人时已与正常人无差别。该期受照射新生儿死亡率增加，严重的畸形，可能不到足月分娩便夭折。胚胎或胎儿在发育的各个阶段（尤其是妊娠后期）受照，还会发生没有畸形的生长障碍。

3. 智力低下　胎儿期是各系统器官生长发育的阶段（人受孕 9～38 周），胎儿期对诱变因子的敏感性有所下降，所以此间受到照射发生明显的结构畸形减少，主要引起不同程度的胎儿发育障碍，包括有继续分化作用的神经和泌尿生殖系统。表现为小头症和智力低下发生率增高，出现永久性发育迟延等确定效应。其严重程度随剂量而增加。ICRP 第 60 号出版物指出：在妊娠 8～15 周受到照射，导致严重智力低下的危险系数约为 $0.4Sv^{-1}$，即受到 1Sv 有效剂量的照射，诱发智力低下的几率约为 40%；在妊娠 16～25 周期间受到照射时，则导致严重智力低下的危险系数为 $0.1Sv^{-1}$。因此，妊娠 8～15 周内是射线照射引发智力低下的最敏感的时期，其次是 16～25 周。

在曾于子宫内受照的儿童中存在程度较轻的智力受损。表现为智力测验得分随剂量增加而降低、身体发育主要特征的发生时间改变、学习有障碍、癫痫发作有易患性以及可能出现的其他效应。

4. 诱发癌症　发育中的胎儿对电离辐射致癌作用比成年或幼儿更为敏感。受照胎儿在出生后 10 周岁之内表现为儿童白血病及其他儿童癌症发病率增高。人们已将出生前照射所致儿童癌症的危险估计为 $2.8 \times 10^{-2}Sv^{-1}$，并假定在整个妊娠内危险是固定不变的。

最早由英国牛津大学 Stewar 等对 7649 例 15 岁以下儿童癌症（主要是白血病）进行回顾性调查，发现其中有 1141 例在出生前有接受 X 线诊断性照射的病史，而未患癌症小儿同样例数的对照组，只有 774 例受到胎内照射。即使去除母亲怀孕期间服药、患病等因素，也证明了胎内受照相对危险性增加，见表 5-10。

表 5-10　0～14 岁儿童与出生前 X 线检查有关的所有癌症危险估计值（$10^{-4}Gy^{-1}$）

出生年份	就妊娠患病和服用药物情况调整的 1964—1979 年间的死亡病例	未就妊娠期和服用药物情况调整的 1953—1979 年间的死亡病例
1946	203	185（98～304）
1952	100	96（50～152）
1957	49	56（21～98）
1962	27	36（6～73）

注：括号内给出的是近似的 95% 可信区间

由于胎儿出生前受到照射可能出现以上多方面有害效应，所以，国际上和我国对孕妇受放射线照射均有剂量限制，以避免上述有害效应的发生。

二、急、慢性放射病

外照射放射病分急性、亚急性和慢性损伤三种类型。外照射急性放射病（acute radiation sickness）是由人体一次或短时间（几天）内分次大剂量照射引起的全身性疾病；亚急性放射病（subacute radiation sickness）是人体在较长时间（数周至数月）内连续或间断遭受较大剂量照射，其累计剂量大于 1.0Gy，并以造血功能再生障碍为主的全身性疾病；外照射慢性放射病（chronic radiation sickness）是放射工作人员在较长时间内连续或间断受到超当量剂量限值的外照射，其累计剂量超过 1.5Sv 以上而引起的以造血组织损伤为主并伴有其他系统改变的全身性疾病。

1. 外照射急性放射病　有明显的阶段性，按其临床表现可分为四个阶段，即初期、假愈期、极期和恢复期。

初期阶段表现如表 5-11，其反应出现的时间和程度将有助于判断病情和估计预后。

表 5-11　外照射急性放射病初期表现

分型		初期表现	受照后 1～2 日淋巴细胞细胞最低值（L^{-1}）	受照剂量下限（Gy）
骨髓型	轻度	乏力、不适、食欲减退	1.2×10^9	1.0
	中度	头昏、乏力、不适、食欲减退、恶心、呕吐、白细胞数短暂升后下降	0.9×10^9	2.0
	重度	多次呕吐、可有腹泻、白细胞数明显下降	0.6×10^9	4.0
	极重度	多次呕吐和腹泻、休克、白细胞数急剧下降	0.3×10^9	6.0

续表

分型	初期表现	受照后1~2日淋巴细胞细胞最低值(L⁻¹)	受照剂量下限(Gy)
肠型	频繁呕吐和腹泻、腹痛、休克、血红蛋白升高	<0.3	10.0
脑型	频繁呕吐和腹泻、休克、共济失调、肌张力增强、震颤、抽搐、昏睡、定向和判断力减退	<0.3	50.0

在急性放射病的假愈期,初期症状会缓解或消失,无明显临床表现,但机体内部的病理过程仍继续发展。假愈期是否存在或过程长短是判断放射病严重程度的重要标志之一。

极期阶段是急性放射病病情严重,各种症状十分明显,包括脱发、造血功能障碍、严重感染、明显出血、胃肠道症状以及高热等代谢紊乱。极期阶段是病人生死存亡的关键时刻。

恢复期一般是在积极治疗情况下,从放射损伤后5~8周开始。各项特征指标逐渐恢复到正常。

2.外照射亚急性放射病 与急性放射病相比,亚急性放射病的特点是起病缓慢,外周血淋巴细胞染色体畸变率明显增高,且造血功能障碍,因而有明显的微循环变化,该病症免疫功能和生殖功能低下,故不易全恢复。

3.慢性放射病 从事医学影像和放射线治疗以及X线物理分析等工作的职业人员,在一定条件下有发生慢性放射病的可能。慢性放射病多表现在乏力、头昏、头痛、睡眠障碍、记忆力减退、食欲缺乏、易激动和心悸等自主神经紊乱;还会出现牙龈出血、鼻出血、皮下淤点淤斑等出血倾向。男性出现性欲减退、阳痿,女性月经失调或闭经等。

三、外照射致放射损伤

除了上述电离辐射造成的损伤特征,外照射还可引起皮肤、眼及性腺的确定性效应。

1.放射性皮肤损伤 主要有急、慢性放射性皮肤损伤,也可诱发皮肤癌。

(1)急性放射性皮肤损伤:身体局部受到一次或短时间(数日)内多次大剂量(X、γ及β射线等)外照射所引起的急性放射性皮炎及放射性皮肤溃疡。在医用辐射过程中,如果违章操作或设备发生故障,或长时间进行局部照射,就可能使患者身体局部受到大剂量照射,导致急性放射性皮肤损伤。表5-12给出了急性放射性皮肤损伤的临床表现及分度诊断标准。

表5-12 急性放射性皮肤损伤分度诊断标准

分度	初期反应	假愈期	临床症状明显期	参考剂量(Gy)
I			毛囊丘疹、暂时脱毛	≥3
II	红斑	2~6周	脱毛、红斑	≥5
III	红斑、烧灼感	1~3周	二次红斑、水疱	≥10
IV	红斑、麻木、瘙痒、水肿、刺痛	数小时~10天	二次红斑、水疱、坏死、溃疡	≥20

（2）慢性放射性皮肤损伤：由急性放射性皮肤损伤迁延而来或由职业性或医源性小剂量射线长期照射后引起的慢性放射性皮炎及慢性放射性皮肤溃疡。包括慢性放射性皮炎、慢性放射性皮肤粘膜溃疡等。起因为局部皮肤长期受到超过剂量限值的照射，年累计剂量一般大于15Gy。受照数年后出现慢性皮肤及其附件改变。应结合健康档案，排除其他皮肤疾病，进行综合分析做出诊断。

知识链接2
慢性放射皮肤
损伤诊断标准
和处理原则

（3）放射性皮肤癌：是指明确由电离辐射诱发的皮肤恶性癌肿。一般认为遗传和致癌效应是电离辐射的随机效应。但放射性皮肤癌是发生在皮肤受严重放射损害的部位。同时，是在射线所致的角化过度或长期不愈的放射性溃疡基础上恶变而成。这应与不在皮肤遭受放射损害部位出现的基底细胞癌、黑色素瘤等皮肤癌瘤有所区别。表现为发生部位为受严重放射性损害处；在射线所致的角化过度或长期不愈的放射性溃疡基础上恶变而成；其细胞类型多数是鳞状上皮细胞。

2. 放射性白内障　是指眼部有超过当量剂量限值的外照射历史，其累计剂量 X(γ)射线在 2Gy 以上，快中子诱发病变剂量为 0.75 ~ 1Gy，故能够引起晶状体浑浊。眼晶状体对放射线敏感部位是赤道部上皮细胞肌纤维增生活跃处，很小剂量便可使该部位上皮细胞核受损伤，损坏的细胞从赤道向后极移动并堆积，再集中至阻力最小的后极部囊下，呈现典型的后极部混浊。因为细胞被破坏，使异常纤维生成，扰乱了晶状体的均质性，形成了白内障。

放射性晶状体混浊的发生与受照时的年龄有关。由于眼晶状体上皮细胞具有分裂能力，其分裂增殖能力随年龄的增加而相继降低，故对射线的敏感性也减弱。因而青少年和成年人的白内障发病率在同等条件下均高于中老年人，并随剂量增加显著上升。比如，曾经统计日本受到 3Gy 以上原子弹爆炸的幸存者发现，受照时年龄不到 15 岁的人发生白内障的概率高于 15 岁以上的人。与对照组相比，原子弹爆炸时年龄在 15 岁以下的人发病率为 4.8 倍；15 ~ 24 岁的人是 2.3 倍；25 岁以上的人则为 1.4 倍。

电离辐射诱发白内障存在一段潜伏期。这是因为损伤细胞需要经过一系列病理变化才能显现临床症状。放射性白内障的潜伏期最短 9 个月，最长可达 35 年，平均 2 ~ 4 年，且严重程度与剂量大小正相关。

3. 放射性不孕症　性腺受到电离辐射的作用可能引起生育障碍，称为放射性不孕症。根据受照剂量的大小可以分为暂时性不孕症和永久性不孕症。放射性不孕症为确定效应，因此具体剂量特征指标可参见表5-4。

雄性不同阶段的生殖细胞对射线的敏感性不同，从高到低的顺序排列为：精原细胞、初级和次级精母细胞、精细胞和精子。据研究报道，人精精原干细胞接受 0.15Gy 的 X 线照射即可引起精子轻度减少，引起永久性不育的耐受剂量约为 5Gy。对于中等强度射线照射成熟精子，其精子仍有受精的可能，当尚存的精子用尽时，受精率会明显减少，直到精原细胞恢复分裂能力为止，这样就会造成一时性不育，持续时间长短与受照剂量成正比。如果剂量足够大，则可诱发永久性不育。

知识链接3
电离辐射对造
血系统的损伤

雌性卵细胞电离辐射敏感性与雄性的相反，以成熟卵细胞、次级卵泡、初级卵泡的顺序递减。对于不同种系的动物诱发永久不孕的耐受剂量差别很大，如小鼠为 1Gy；大鼠为 8Gy；猿为 20Gy；人则有 5 ~ 6Gy。

四、影响辐射损伤的物理、化学因素

当组织受到照射时，组织的反应取决于单位质量物质上沉积的能量多少，甚至是在控制下的实验状态，当相等的剂量被施加到相等的上皮组织，因为另外的修饰因素反应也是不同的。一些物理因素，包括辐射种类和线性能量传递，剂量依赖规律，投照方式和部位等。

1. 辐射种类和线性能量传递　不同种类的电离辐射产生的生物效应不同。从辐射物理特性看，电离密度和穿透能力是影响生物学作用的重要因素。但总体上二者正好成反比：比如 α 射线的电离密度较大，但穿透能力很小，因此外照射对机体的损伤极小，而内照射对机体的损伤相对很大；β 射线的电离能力较 α 射线小，但穿透本领较强，因此可以引起较为明显的生物效应；X(γ)射线穿透能力很强，能穿透深层组织，与机体内物质作用时产生次级电子，引起电离效应；快中子和重粒子也有很大穿透能力，并在射程末端电离密度极大，此特性已用于放疗。

线性能量传递（LET）是指电离辐射贯穿物质时，因碰撞而发生的能量转移，即传能线密度。它是表示辐射剂量在微观上的空间分布。与微观粒子的速度 v 和自身所带电量 Q 的关系为

$$LET \propto \frac{Q^2}{v^2} \qquad (5\text{-}7)$$

LET 的 SI 单位是 $J \cdot m^{-1}$；常用单位是 $KeV \cdot \mu m^{-1}$。在水中 LET 小于 $3.5 KeV \cdot \mu m^{-1}$ 的辐射称为低 LET 辐射，X 线、β 射线、γ 射线属于低 LET 辐射。在水中 LET 大于 $3.5 KeV \cdot \mu m^{-1}$ 的辐射称为高 LET 辐射，α 粒子、质子、中子和 π 介子属于高 LET 辐射。

当辐射的 LET 升高，电离辐射引起生物反应升高。当 LET 是高的时，电离效应是频繁的，因此靶分子可能的相互作用是高的。

不同类型的辐射，在同样吸收剂量作用下，所产生的生物效应并不相同，换言之，引起同样生物效应，其吸收剂量是不同的。在放射生物学中，为了比较不同类型辐射的生物效应，常以"相对生物效应（RBE）"来表示，它是以 X 线引起某种特定的生物效应所需吸收剂量与所研究的射线引起同样生物效应所需剂量的比值。

诊断用 X 线 RBE 为 1。比诊断用 X 线低 LET 的 RBE 小于 1，高 LET 辐射即有高 RBE。表 5-13 列举了不同类型电离辐射的 LET 和 RBE。

表 5-13　不同类型电离辐射的 LET 和 RBE

辐射类型	LET(KeV/μm)	RBE
25MV X 线	0.2	0.8
60Co-γ 射线	0.3	0.9
1MV 电子射线	0.3	0.9
诊断用 X 线	3.0	1.0
10MeV 质子	4.0	5.0
快中子	50.0	10.0
5MeV α 粒子	100.0	20.0
重核	1000.0	30.0

2. 剂量依赖性规律 放射生物效应存在特定的剂量依赖性规律。衡量生物效应可采用不同的判断方法和特征量。剂量存活曲线是反映照射剂量与细胞死亡率之间的关系曲线。细胞存活率与照射剂量在半对数坐标纸上作图即构成剂量存活曲线（图 5-6）。它是反映多细胞机体，特别是高等动物的剂量依赖性规律。按曲线形状又称作生物 S 型曲线。

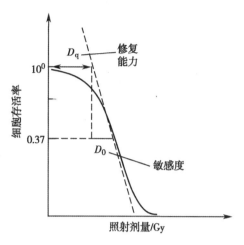

图 5-6 剂量存活曲线

曲线是带"肩"的指数曲线，"肩"表示在低剂量区细胞存活率降低缓慢，"肩"的大小反映了细胞对亚致死损伤的耐受力或修复能力。大多数哺乳类细胞受低 LET 辐射照射符合带"肩"的剂量存活曲线。图中 D_0 称平均致死剂量，是指存活曲线指数部分，即直线部分存活率每降低至 0.37 所需的剂量。D_0 是该直线斜率的倒数。D_0 的大小反映了细胞的辐射敏感性，哺乳类细胞的 D_0 值多在 1～2Gy 之间（图 5-6 中 e 为自然对数的底，等于 2.718，1/e≈0.37）。D_q 称拟阈剂量，是在剂量存活曲线上存活率为 1 处画一横坐标的平行线，与曲线直线部分延长线相交，其所对应的剂量即为 D_q。

在放射生物学中，常以被照射生物数量死亡 50% 时的剂量作为衡量机体放射敏感性的参数，称为半致死剂量（median lethal dose）（LD_{50}）。如表 5-14 所示，LD_{50} 数值越小，机体的放射敏感性越高。一般在 LD_{50} 后面还加个下标，例如 $LD_{50/30}$，表示该机体被照射生物数量死亡 50% 时所用的平均日数。$LD_{50/30}$ 代表该机体是在 30 日之内引起 50% 死亡的辐照剂量。

表 5-14 不同种类生物的半数致死剂量 LD_{50}

生物种类	LD_{50}（Sv）	生物种类	LD_{50}（Sv）	生物种类	LD_{50}（Sv）
豚鼠	2.50	大鼠	7.00	酵母菌	300.00
狗、山羊	3.40	蛙	7.00	变形虫	1000.00
人	4.00	鸡	7.15	草履虫	3000.00
猴	6.00	龟	15.00	芽胞	20 000.00
小鼠	6.40	大肠埃希菌	56.00	病毒	20 000.00

3. 投照方式和照射部位的影响 如果辐射剂量是较长时间而不是快速地投照，剂量效应将会变小。即如果照射的时间延长，将需要更高的剂量才能产生同样的效应。例如总剂量 6Gy 在 3 分钟内给出（剂量率为 2Gy/ 分钟）对老鼠是致死的。如果总剂量不变，辐

射改用低剂量率持续施加就需延长投照时间。这种时间的延长可以由两种方式体现。

（1）持续延长在 600 小时投照此 6Gy 的总剂量（10mGy/ 小时），实验表明老鼠仍可以存活。剂量延长因为低的剂量率而导致少的反应，因为有时间以供细胞修复和组织恢复。

（2）如果 6Gy 的剂量在同样的剂量率 2Gy/ 分钟下施加，但分为 12 个相等的时段，每段投照 0.50Gy，每个分段时程为 24 小时。这显然是一个断续照射的实验，每天用 15 秒的时间投照 0.50Gy 的剂量，然后停止照射，第 2 天再重复进行实验，共持续 12 天。实验结果老鼠仍可以存活。在这种情况下被认为是剂量分段。剂量分段因为细胞恢复和修复可以剂量间隔发生，而效应降低，剂量分段被常规用于放射肿瘤学，几分次照射。

机体不同部位受照产生的生物效应有较大差异。实验表明：当照射剂量和剂量率相同时，腹部照射引起的生物效应最为严重。其次依次为盆腔、胸部、头颅和四肢。

投照面积的大小也直接影响辐射的生物效应。当照射的其他条件相同时，受照射的面积愈大，辐射生物效应愈显著。临床实验表明，用 5.24Gy X 线照射皮肤面积：暴露几平方厘米，皮肤暂时发红；暴露几十平方厘米，会有恶心、头痛症状；暴露面积占全身三分之一时，即会患急性放射病；而暴露面积占全身二分之一时，就会产生致死性后果。

4. 化学因素　一些化学因素可以修饰细胞、组织和器官的辐射反应。因为化学因素是有影响的，它们在照射时必须被考虑到。应用辐射后并不常常改变辐射反应的程度。

（1）放射增敏剂（radiosensitizer）：能提高辐射效应的试剂叫放射增敏剂。例如氨甲蝶呤、放射菌 D、维生素 K，因为与细胞脱氧核糖核酸（DNA）联系引起分子辐射反应增强。所有放射增敏剂因子有一个约为 2 的影响率，即 90% 细胞被 2Gy 剂量杀死，如果存在放射增敏剂，仅 1Gy 就可以引起相同的致死效应。

（2）放射保护剂（radioprotector）：能够降低辐射效应，起到放射防护作用。放射保护因子的化合物主要包含巯基（硫与羟基结合在一起），如半胱氨酸在与近百种其他化合物试验中均发现了有效的放射保护作用，影响因子约为 2。即，如果 6Gy 辐射是一只老鼠的致死剂量，加入放射保护剂后，可以增至 12Gy 才能导致老鼠死亡。

（3）毒物兴奋效应（toxin excitation effect）：一些证据表明少量辐射实际产生帮助效应。几种动物研究显示那些接受低剂量辐射的接受者存活时间比未接受者长，流行的解释是低的辐射刺激内分泌和对其他毒性环境因子的免疫反应。有很多毒物兴奋效应的例子，如在大剂量时氟化物是致死的，而小剂量时它是知名的牙齿保护剂。

五、影响辐射损伤的生物学因素

除了上述物理因素的影响外，许多生物状态改变了组织对辐射的反应。这些因素有些与组织的固有状态有关，如年龄和新陈代谢率。另外一些因素与人工的修饰有关。

1. 生物种系的放射敏感性　不同种系生物的放射敏感性大有差异。其总趋势是：种系演化（进化程度）愈高，机体组织结构愈复杂，则放射敏感性愈高，参见表 5-14。

在脊椎动物中，哺乳类动物的放射敏感性要比鸟类、鱼类、两栖动物类和爬虫类高。在哺乳类动物中，各种属的放射敏感性有一定差别，但差别不会很大。总体上，人、犬、豚鼠等的放射敏感性要高于兔、大鼠和小鼠。

2. 生物结构和机体状态的放射敏感性　生物结构和机体状态直接影响其放射敏感性。比如，人在过冷过热、过累过饿、过虚和伤病等状态的耐受性都明显下降，放射敏感性大大增加。另外，人类一生的各个阶段的放射敏感性也是有规律的。人出生前的胚胎期对辐射最为敏感，而且，胚胎期的不同阶段对辐射的敏感性也不同，胚胎期辐射敏感性（embryonic radiosensitivity）见表5-15。出生后的个体发育过程中，幼年比成年的放射敏感性要高；在成年时期放射敏感性几乎不变；在老年，由于机体各种功能的衰退，其耐受辐射的能力明显低于成年时期，人类对辐射重新变得更加敏感。有很多理论试图解释这种反应模式，但没有被普遍接受。

表5-15　子宫内不同时期受照射可能发生的畸形

受照时间（周）	造成缺陷
0～4	大多数被吸收或流产
4～11	多数系统的严重畸形
11～16	主要是小头症，智力异常，生长延迟；骨髓、生殖器官和眼的畸形很少
16～20	小头症，智力低下和眼的畸形很少
>30	不大可能引起严重的解剖学缺陷，可能有功能障碍

不同器官、组织和细胞的放射敏感性也大不相同。严格说来，没有一种组织完全不受辐射的影响，但同一个体不同组织和细胞的辐射敏感性有很大差异。对于人体，可以近似地将各种组织器官分高度敏感、中度敏感、轻度敏感和不敏感四部分。高度放射敏感组织（highly radiosensitive tissue）：淋巴组织、胸腺、骨髓、胃肠上皮、性腺和胚胎组织等；中度放射敏感组织（moderately radiosensitive tissue）：感觉器官、内皮细胞、皮肤上皮、唾液腺和肾、肝、肺的上皮细胞等；轻度放射敏感组织（mildlyradiosensitive tissue）：中枢神经系统、内分泌腺、心脏等；放射不敏感组织（radiation-insensitive tissue）：肌肉组织、软骨、骨组织和结缔组织等。这种放射敏感性的排序并不是绝对的，由于组织所处的功能状态不同，或用以判断放射敏感性的指标不同，其排列次序也不相同，会随之调整。比如在一般情况下，分裂很少的肝细胞比不分裂的小肠黏膜上皮细胞放射敏感性要低，两者同样受10Gy的剂量时，前者仍保持其形态的完整性，后者则出现明显的破坏，显然满足前面排序；但是若预先进行部分肝切除术以促进肝细胞分裂，此条件下的肝细胞和小肠黏膜上皮细胞的放射敏感性相同。因此，对电离辐射敏感的主要特征是细胞分裂过程，而不是简单地对比组织中的细胞类型。

3. 亚细胞的分子水平的放射敏感性　同一细胞不同亚细胞结构的放射敏感性有很大差异。其中辐射的最大危害是靶分子脱氧核糖核酸（DNA）——控制细胞新陈代谢和繁殖的分子的损伤。

大量的实验已经证明，细胞核的放射敏感性显著高于胞质。因为胞质受250Gy照射并不影响细胞的增殖，而细胞核的平均致死剂量却不到1.5Gy。一般情况下，哺乳动物细胞对辐射的致死效应比较敏感。在充分给氧环境中（比如在细胞培养悬液内），1.2Gy的照射剂量足以使大多数细胞停止分裂。从纯辐射化学角度看，吸收这么小的辐射剂量所造成的分子损伤的量也是极小的，细胞进行正常功能所需的各种生物高分子，如蛋白质和酶的数量很大，其中少数分子的损伤不至于引起严重后果。但是细胞内部的核酸分子的数量则很少，而且DNA分子及其碱基顺序具有独特性。因此DNA分子的损伤被认作是细胞致死的主要因素。

DNA是人体最重要的分子,因为它包含每个细胞的遗传信息。每个细胞有一个含DNA的复合体和另外组成染色体的分子的核。染色体控制细胞生长发育,因此决定个体的性状。如果DNA的辐射损伤是足够严重的,可见的染色体畸变会被探察到。然而,即使DNA没有产生可见的染色体畸变也可能被损伤。虽然这种损伤是不可见的,但它也能导致细胞死亡。如果同样方式同样类型的反应的细胞数量足够多,特定的组织或器官也能被损坏。这就给出亚细胞的分子水平实验结论,即DNA分子的损伤在细胞放射效应发生上是很关键的一个环节。

细胞内"靶"分子相对辐射敏感性顺序如下:DNA>mRNA>rRNA>蛋白质。

4.修复 离体实验显示人体细胞可以进行在辐射损伤中修复。如果辐射剂量足以在下次分裂前杀死细胞,就会发生分裂间期死亡。如果辐射剂量不足以在下次分裂前杀死细胞,细胞会从非致死辐射操作下恢复而存活。

这种细胞的修复取决于细胞固有的生化修复机制。某些类型的细胞从非致死辐射损伤恢复的能力比其他细胞强。

在整体水平,这种辐射损伤修复(repair of radiation injury)借助于存活细胞的再生。如果一个组织或器官被施加足够的辐射剂量,它会在体积上变小,这叫做萎缩,这是由于一些细胞死亡、分解并被当做废物除掉。如果足够数量的细胞遭受致死下剂量而存活,组织和器官的细胞可能增生和再生。修复和再生过程使辐射损伤得以恢复。

本章小结

习题五

5-1 下面说法错误的是(　　)。

A.做X线检查的间隔时间很长,头几次X线辐射的效应消失得差不多了

B.除特大剂量,电离辐射蝶呤的生物效应不会马上显现出来

C.生活在地球上的生物是不可能避开电离辐射的

D.电离辐射是"隐形杀手",因而更应提高警惕

[答案:A]

5-2 电离辐射的遗传效应是因为辐射在生物体内产生自由基造成了(　　)。

A.局部温度升高

B.电荷局部聚集

C.生物体具有了放射性

D.自由基造成染色体畸变、DNA受损

[答案:D]

5-3 电离密度(n)和穿透能力(f)是影响生物学作用的重要因素。下列说法正确的是(　　)。

A.α射线n小f大

B.β射线n大f小

C.X(γ)射线n大f大

D.快中子 f 大，在射程末端 n 大

[答案：D]

5-4 同等条件一般状态下，生物组织对电离辐射敏感程度由高至低排序为(   )。
A.淋巴组织；唾液腺；结缔组织；中枢神经系统
B.唾液腺；淋巴组织；结缔组织；中枢神经系统
C.淋巴组织；唾液腺；中枢神经系统；结缔组织
D.唾液腺；淋巴组织；中枢神经系统；结缔组织

[答案：C]

5-5 生物靶对电离辐射调节作用的机制主要针对(   )。
A.代谢能量   B.自由基   C.遗传因子   D.传能线密度

[答案：B]

5-6 电离辐射的稀释效应是指(   )。
A.溶液中氧含量越低，辐射损伤的生物分子百分数越多
B.溶液中氧含量越高，辐射损伤的生物分子百分数越多
C.溶液浓度越低，辐射损伤的生物分子百分数越多
D.溶液浓度越高，辐射损伤的生物分子百分数越多

[答案：C]

5-7 以酶类清除自由基的效应称为(   )。人体内产生的这种酶有(   )、(   )和(   )等。
[答案：抗自由基的氧化酶系效应；过氧化氢酶；过氧化物酶；超氧化物歧化酶]

5-8 判断对错：电离辐射的近期效应是一种急性效应，远期效应是一种慢性效应。

[答案：错]

5-9 判断对错：低剂量电离辐射对免疫系统却具有一定的刺激性作用，同时它对生物加快生长发育、延长寿命、提高生育力、抑制肿瘤和染色体不发生畸变等方面具有有益的作用，这种反转效应称为 Hormersis 效应。

[答案：错]

5-10 判断对错：所有放射性核素何时衰变都是随机的。

[答案：对]

5-11 判断对错：生物 S 形曲线可以定量描述放射剂量与细胞死亡率之间的关系。

[答案：对]

5-12 在胚胎或胎儿发育的不同阶段，胎内照射效应可引起胚胎或胎儿哪些损伤？
5-13 简述急、慢性放射病的种类和特点。
5-14 简述外照射致放射损伤种类和特点。
5-15 影响辐射损伤的因素有哪些？

（周 玲 单晶心）

习题解答

教学基本要求

1. 掌握当量剂量、有效剂量和剂量当量的基本定义和物理意义。
2. 掌握放射防护的目的和原则。
3. 熟悉放射防护的法律法规和基本标准。
4. 了解照射情况分类。

百余年来，电离辐射技术首先应用在医学诊断与治疗上，进而在科学研究、能源、工业、农业、地质、考古、军事等国民经济各个领域的应用不断发展并日益广泛。人们在应用电离辐射技术获益的同时，也面临如何更好地趋利避害的问题。因此，一门交叉学科辐射防护学（又称放射防护学、放射卫生学）应运而生，它是研究防止电离辐射对人体危害的综合性边缘学科，是核科学的一个重要分支。其内容涉及核物理、核化学、辐射剂量学、放射生物学、辐射评价方法学，内容极为丰富，且仍在不断发展和深化中。

第一节　放射防护法规与标准

国际放射防护委员（ICRP）成立于 1928 年，是专门致力于电离辐射防护研究的学术团体。ICRP 研究、发展和诠释的在世界范围内应用的国际放射防护体系，已成为全世界制定法规、标准、导则、计划和实践的共同基础。

一、放射防护法规

法规（laws and regulations）泛指国家机关制定的一切规范性文件，它包括法律、法令、条例、规定、规则、决议、命令等。我国的放射防护法规是国务院及有关部委颁布的监督管理放射安全的行政法规。

我国的放射卫生防护法规正在进一步地完善和健全中，为保证放射工作人员、公众及其后代的健康与安全，促进电离辐射的合理利用和放射技术的发展，由国家各有关部门制定了相应的法规。除此之外，由卫计委以及各省市发布的通知和规定等都属于法规。

目前，我国放射防护方面的法规有《中华人民共和国职业病防治法》（2001 年）《中华人民共和国放射性污染防治法》（2003 年）《放射性同位素与射线装置安全和放射防护条例》（2005 年）《放射工作人员职业健康管理办法》（2007 年）等法规。

知识链接 1
《中华人民共和国职业病防治法》（2001 年）

知识链接 2
《中华人民共和国放射性污染防治法》（2003 年）

知识链接 3
《放射性同位素与射线装置安全和放射防护条例》（2005 年）

二、放射防护标准

标准（criterion）是对重复性事物和概念所作的统一规定。它以科学技术和实践经验的综合成果为基础，经有关方面协商一致，由主管机构批准，以特定形式发布，作为共同遵守的准则和依据。

放射防护标准（criterion of radiation protection）属于一种技术性规范，是开展放射防护工作的重要依据，它包括放射防护的基本标准和由此衍生的各种次级标准。基本标准是为保护放射工作人员和公众免受电离辐射的危害，而阐述放射防护的基本原则，并规定出各类人员接受天然本底辐射以外照射的基本限值；次级标准是依据基本标准作出的应用性规定。

1. 国际放射防护标准　放射防护基本标准是电离辐射放射防护领域中最重要的标准。在放射防护基本标准方面，ICRP 的出版物（建议书）和国际原子能机构（IAEA）安全丛书发表的国际基本安全标准具有重要的国际影响。

ICRP 的第一个建议书发表于 1928 年，通过了限制在医用源上工作时间来保护职业人员。1934 年的建议书提出了安全阈值概念。在 20 世纪 50 年代初提出了保护公众的建议，1954 年建议书建议"应做各种可能的努力减小所有类型的电离辐射照射到最低可能的水平"（ICRP，1955）。随后的建议如保持照射"实际的尽量低"（ICRP，1959），"能够达到的尽量低"（ICRP，1966），以及"考虑经济和社会因素在内，可合理达到的尽量低"（ICRP，1973）。

在现在系列报告中 ICRP 的第一个报告，即编号为第 1 号的出版物（1959）包括 1958 年批准的建议书。随后的总建议书是作为第 6 号出版物（1964），第 9 号出版物（1966），第 26 号出版物（1977），第 60 号出版物（1991b）和第 103 号出版物（2007）发表的。为了支持这些总的建议书又发表了许多提供更专门主题建议的其他出版物。截至 2017 年，已有第 129 号出版物《锥形束计算机体层摄影（CBCT）的放射防护》发表。

在第 26 号出版物中，ICRP 第一次定量提出了辐射随机效应危害，提出了剂量限制体系及其三项原则（见下文）。在第 60 号出版物中，从剂量限制体系扩展到放射防护体系。在第 107 号出版物中，更新了辐射权重因子和组织权重因子；此外，从第 60 号出版物采用以过程为基础的实践和干预的防护方法，发展为基于辐射照射情况的方法。随着生物和物理可用科学信息的最新进展，ICRP 建议书的不断演进将是必然的。

ICRP 的建议书和国际电离辐射防护与安全的基本标准（BSS）之间紧密相关。BSS 是由联合国大家庭内的联合国粮农组织（FAO）、国际原子能机构（IAEA）、国际劳工组织（ILO）、经济合作与发展组织核能机构（OECD/NEA）、泛美卫生组织（PAHO）和世界卫生组织（WHO）等六个国际组织合作制定的，并由国际原子能机构出版。国际原子能机构理事会决定 BSS 必须采用 ICRP 的建议。因此，BSS 常常是跟随 ICRP 新建议制定的。例如，ICRP 的 1977 年和 1990 年建议书分别是 1982 年和 1996 年出版的国际基本安全标准修订版的基础。以 IAEA 安全丛书发表的国际基本安全标准，是官方国际机构把 ICRP 建议书等推荐意见转化为可应用的规范；同时，又具有了各倡议组织的法定章程所决定的约束力，是倡议组织的业务范围和受其援助的活动所必须遵守的基本要求。IAEA 115 号安全丛书反映了 20 世纪 90 年代国际放射防护领域大协作的产物，对推动各国放射防护有着重要作用。

2. 国内放射防护标准 我国放射防护标准的建立可以追溯到1960年,国务院批准了《放射性工作防护暂行规定》,由原卫生部和国家科委联合下达并在国内执行。该"暂行规定"是我国最早的电离辐射防护法规标准,主要用于推进新生的原子能事业。而医学上仅有一些X线诊断应用。

随着核科学技术及其应用迅速发展,我国很快跨进世界核大国行列。1974年,国家计划委员会、国家基本建设委员会、国防科学技术委员会和原卫生部联合批准发布了由全国环境保护会议筹备小组办公室组织有关部门共同编制的《放射防护规定》。《放射防护规定》采用了ICRP第1号、6号、9号出版物推荐的"最大容许剂量"概念和剂量限值。

1977年,ICRP发表具有重要里程碑意义的第26号出版物,围绕该出版物,结合我国实际,有关专家展开了较深入的研讨。1984年,中华人民共和国国家标准《放射卫生防护基本标准》批准发布。1988年,国家环境保护局又批准发布了一个国家标准《辐射防护规定》。

知识链接4
《电离辐射防护与辐射源安全基本标准》

1991年ICRP第60号出版物的发表,以及1996年IAEA 115号安全丛书(BSS)的问世,加速了我国制定新标准的步伐。2002年,国家质量监督检验检疫总局以编号GB 18871—2002批准发布了由卫生部、国家环保总局和国防科工委联合制定的《电离辐射防护与辐射源安全基本标准》,并自2003年4月1日起实施。

为了与国际接轨,我国现行的《电离辐射防护与辐射源安全基本标准》同1996年IAEA 115号安全丛书《国际电离辐射防护与辐射源安全基本安全标准》在技术内容上是等效的。表6-1给出了四个基本标准目次的比较。

目前执行的放射卫生防护标准有153项,其中国家标准25项、国家职业卫生标准114项、行业标准14项。表6-2和表6-3分别列出了一些与医用放射线有关的国家标准和国家职业卫生标准。

表6-1　四个基本标准目次的比较

放射防护规定 GBJ8—74	放射卫生防护基本标准 GB 4792—84	辐射防护规定 GB 8703—88	电离辐射防护与辐射源安全基本标准 GB 18871—2002
第一章　总则 第二章　电离辐射的最大容许剂量当量和限制剂量当量 第三章　放射性物质的最大容许浓度和限制浓度	1.引言 2.放射工作人员的剂量限值 3.工作中剂量个人的剂量限值 4.铀矿及其他矿井下作业人员吸入氡气及其字体的限值 5.事故和应急照射 6.放射性物质污染表面的导出限值	1.总则 2.剂量限制体系 3.辐射照射的控制措施 4.放射性废物管理 5.放射性物资安全运输	前言 1.范围 2.定义 3.一般要求 4.对实践的主要要求 5.对干预的主要要求 6.职业照射的控制

续表

放射防护规定 GBJ8—74	放射卫生防护基本标准 GB 4792—84	辐射防护规定 GB 8703—88	电离辐射防护与辐射源安全基本标准 GB 18871—2002
第四章　放射性物质污染表面的控制水平 放射性废物、废水、废气的治理和排放 开放型放射性工作单位的分类及其工作场所的分级 对建筑物的主要防护 另有:附录5个	7.医用照射的防护 8.教学中接触电离辐射的剂量限值 9.放射工作场所的划分 10.开放型放射性工作单位的分类及其工作场所的分级 11.开放型放射性工作单位的卫生防护要求 另有:附录6个	6.选址要求 7.辐射监测 8.辐射事故管理 9.辐射防护评价 10.辐射工作人员的健康管理 11.名词术语的定义和解释 另有:附录11个	7.医疗照射的控制 8.公众照射的控制 9.潜在照射的控制—源的安全 10.应急照射情况的干预 11.持续照射情况的干预 另有:附录9个

表6-2　部分国家标准

序号	防护标准名称	编号
1	临床核医学的患者防护与质量控制规范标准	GB 16361—2012
2	外照射慢性放射病剂量估算规范	GB/T 16149—2012
3	X射线计算机断层摄影装置质量保证检测规范	GB 17589—2011
4	远距治疗患者放射防护与质量保证要求	GB 16362—2010
5	医用X射线诊断受检者放射卫生防护标准	GB 16348—2010
6	放射性核素摄入量及内照射剂量估算规范	GB/T 16148—2009
7	电离辐射防护与辐射源安全基本标准	GB 18871—2002
8	医用γ射线远距治疗设备放射卫生防护标准	GB 16351—1996
9	X射线诊断中受检者器官剂量的估算方法	GB/T 16137—1995

表6-3　部分国家职业卫生标准

序号	防护标准名称	编号
1	职业性放射性白内障的诊断标准	GBZ 95—2014
2	内照射放射病诊断标准	GBZ 96—2011
3	放射工作人员的健康标准	GBZ 98—2002
4	外照射急性放射病诊断标准	GBZ 104—2002
5	外照射慢性放射病诊断标准	GBZ 105—2002
6	放射性皮肤疾病诊断标准	GBZ 106—2002
7	放射性性腺疾病诊断标准	GBZ/T 107—2002
8	临床核医学放射卫生防护标准	GBZ 120—2006
9	后装γ源近距离治疗卫生防护标准	GBZ 121—2002
10	电子加速器放射治疗放射防护标准	GBZ 126—2011
11	职业性外照射个人监测规范	GBZ 128—2002
12	职业性内照射个人监测规范	GBZ 129—2002

续表

序号	防护标准名称	编号
13	医用 X 射线诊断放射防护要求	GBZ 130—2013
14	医用 X 射线治疗卫生防护标准	GBZ 131—2002
15	放射性核素敷贴治疗卫生防护标准	GBZ 134—2002
16	γ 射线和电子束辐照装置防护检测规范	GBZ 141—2002
17	用于光子外照射放射防护的剂量转换系数	GBZ/T 144—2002
18	X 射线防护材料衰减性能的测定	GBZ/T 147—2002
19	医学放射工作人员放射防护培训规范	GBZ/T 149—2015
20	医用 γ 射束远距治疗防护与安全标准	GBZ 161—2004
21	X 射线计算机断层摄影放射防护要求	GBZ 165—2012
22	医用诊断 X 射线个人防护材料及用品标准	GBZ 176—2006
23	乳腺 X 射线摄影质量控制检测规范	GBZ 186—2007
24	放射工作人员职业健康监护技术规范	GBZ 235—2011
25	β 射线所致皮肤剂量估算规范	GBZ/T 244—2013
26	外照射辐射事故中受照人员器官剂量重建规范	GBZ/T 261—2015
27	车载式医用 X 射线诊断系统的放射防护要求	GBZ 264—2015

第二节　放射防护中使用的量

随着放射线在临床医学上的广泛应用,在大大提高诊治质量和效率的同时,也不可避免地对被检者和工作人员造成可能的危害。定量表述、测量被照个人和受检群体实际受到的或可能受到的辐射照射,已成为辐射防护学中的一个重要内涵。由于不同生物组织、种群、器官的活性和功能不同,对射线的反应敏感性也大不相同。因此,仅仅使用照射量、比释动能和吸收剂量已不足以探察和表征射线对生物组织的损伤。考虑到这种差异,在辐射防护的实际工作中必须引入新的辐射量。ICRP 假设,就随机性效应而言,在辐射工作通常遇到的照射条件范围内,在剂量与某一种效应的发生率之间存在着线性无阈的关系,且效应的严重程度与剂量无关。依据这个假设,即可以将一个器官和组织受到的若干次剂量简单地相加在一起,用以度量器官和组织所受到的危险,建立起辐射防护专用的一系列特征量。

一、放射防护量

放射防护量是 ICRP 为评估照射水平、控制健康危害,对受照人体规定的一类辐射量。

1. 器官剂量　如第三章所描述的,吸收剂量被定义为在物质中任意一点可给定一个具体的值。然而,在实际辐射防护应用中,吸收剂量经常是在较大的组织体积内求平均。在一个器官或组织 T 区域内的平均吸收剂量定义为

$$\overline{D}_{T} = \frac{\int_{T} D(x,y,z)\rho(x,y,z)\mathrm{d}V}{\int_{T}\rho(x,y,z)\mathrm{d}V} \qquad (6\text{-}1)$$

其中，V 是组织区域 T 的体积，$D(x,y,z)$ 是该区域内在点 (x,y,z) 的吸收剂量，$\rho(x,y,z)$ 是该点的质量密度。实际工作中，在一个器官或组织 T 内的平均吸收剂量 $\overline{D}_{T}$ 称为器官剂量（organ dose），且常常写为 D_{T}，单位为 Gy。

用平均吸收剂量来代表整个器官、组织或组织区域内的局部吸收剂量的满意程度，取决于许多因素。对于外照射，它主要取决于照射的均匀性以及入射辐射在人体内的贯穿程度或射程。对于贯穿性辐射（光子、中子），在大多数器官内的吸收剂量分布是足够均匀的。因此，在这种情况下，平均吸收剂量是对整个器官或组织区域内所受照射的适宜度量。对于弱贯穿或有限射程的辐射（低能光子、带电粒子），以及人体内分布广泛的组织或器官（如红骨髓、淋巴结）处在不均匀的辐射场中，吸收剂量分布可能会非常不均匀。在人体很小的局部照射的情况下，即使器官剂量或有效剂量（见下述）低于剂量限值，仍可能发生组织损伤。例如，弱贯穿辐射对皮肤照射时就会发生这种情况。为了避免此类情况发生，放射防护中制定了适用于局部皮肤剂量的专门限制。

器官剂量通常是不能直接测量的，不过由实际测量一些量而导出组织或器官剂量的方法已经建立起来了，国际辐射单位与测量委员会（ICRU）第 74 号报告、国际原子能机构（IAEA）技术报告丛书第 457 号和联合国原子辐射效应科学委员会（UNSCEAR）2008 年报告中对此有详细描述。

器官剂量本身还不足以评价辐射造成的危害。实验表明，不同类型、能量的辐射即使器官剂量相同，所引起的生物学效应也会有很大差异；另外，不同器官或组织对辐射的敏感性也未必相同。为了确定放射防护中使用的剂量与随机效应之间的相互关系，还需要对器官剂量作进一步的修正。

2. 当量剂量　在一个器官或组织（T）内的当量剂量（equivalent dose）H_{T} 定义为

$$H_{T} = \sum_{R} w_{R} D_{T,R} \qquad (6\text{-}2)$$

这里，$D_{T,R}$ 是 R 类辐射在给定器官或组织（T）体积内或人体的其他规定靶区域内的平均吸收剂量，w_{R} 是与入射到人体或滞留于人体内的放射性核素发出的第 R 类辐射相应的辐射权重因子（radiation weighting factor）。

辐射权重因子 w_{R} 由国际辐射防护委员会（ICRP）认定，与辐射类型和能量有关。w_{R} 无量纲，因此当量剂量 H_{T} 与器官剂量 D_{T} 的量纲相同，也是 J·kg^{-1}，但专用名称为希沃特（Sv）。

辐射权重因子 w_{R} 代表特定辐射在小剂量照射时诱发随机效应的相对生物效应数值。随着科学技术的发展，在不断更新设备条件下的新辐射源和辐射场作用下，生物演变随机效应和探测方法都在发生变化。因此，关于辐射权重因子，ICRP 将根据时代特征提出新的适应值。表 6-4 给出了 ICRP 第 103 号出版物在 2007 年颁布的结果。与 ICRP 第 60 号出版物颁布的辐射权重因子相对比，除了对几种基本辐射粒子的数值重新标定外，最大区别是中子的以能量（E_{n}）连续分布计算。

当量剂量是对器官或组织所受剂量的量度，用以反映所造成损害的大小。在放射防护评价中，当量剂量 H_{T} 的意义在于：对于特定器官，无论对它造成照射的是何种辐射，只要当量剂量值相同,该器官蒙受随机效应的影响程度大致相同。

表6-4　辐射权重因子

辐射类型	辐射权重因子 w_R	
光子	1	
电子和 μ 介子	1	
质子和带电 π 介子	2	
α 粒子、裂变碎片、重离子	20	
中子	$2.5+18.2\exp[-(\ln E_n)^2/6]$	$E_n<1\mathrm{MeV}$
	$5.0+17.0\exp[-(\ln 2E_n)^2/6]$	$1\mathrm{MeV}\leqslant E_n\leqslant 50\mathrm{MeV}$
	$2.5+3.25\exp[-(0.04\ln E_n)^2/6]$	$E_n>50\mathrm{MeV}$

3. 有效剂量　当量剂量是不同辐射类型对组织或器官形成辐射危害的度量,但是不同组织或器官即使当量剂量相同,由于它们对辐射的敏感程度不同,它们给人体带来的随机性健康危害的程度亦会不同。因此,为综合反映受照的各个器官或组织给人体带来的随机性健康危害的总和,引入了有效剂量(effective dose)E,定义为

$$E=\sum_{T}w_T H_T=\sum_{T}\sum_{R}w_T w_R D_{T,R} \tag{6-3}$$

这里,w_T 是与器官或组织(T)相应的组织权重因子(tissue weighting factor),其实质是全身各器官均匀受到相同当量剂量照射时,个人蒙受的随机性健康危害中器官 T 所占的份额。组织权重因子 w_T 是建立在关于癌症诱发的流行病学研究以及辐射照射以后的遗传学实验数据及其判断基础上的,它们代表了对人类的平均,是对两种性别各种年龄的平均值。表6-5 给出 ICRP 第 103 号出版物在 2007 年颁布的组织或器官的权重因子。

有效剂量的 SI 单位为 $\mathrm{J\cdot kg^{-1}}$;专用名为希沃特(Sv)。

表6-5　组织权重因子 w_T

组织或器官	w_T	$\sum w_T$
红骨髓、结肠、肺、胃、乳腺、其余组织 *	0.12	0.72
性腺	0.08	0.08
膀胱、食管、肝、甲状腺	0.04	0.16
骨表面、脑、唾腺、皮肤	0.01	0.04
总计		1.00

其余组织 * 用于 14 个组织的综合平均剂量:肾上腺、胸腔外区(ET)、胆囊、心脏、肾、淋巴结、肌肉、口腔黏膜、胰脏、前列腺、小肠、脾、胸腺、子宫/子宫颈

用于确定组织权重因子的方法是,首先分别对男性和女性的辐射诱发随机效应的危险作出评估,然后计算出有性别差异的辐射危害,根据这些数值给出性别平均的 w_T 值。在性别平均的 w_T 值,以及性别平均的器官和组织剂量的基础上就可以计算出有效剂量,如图6-1所示。

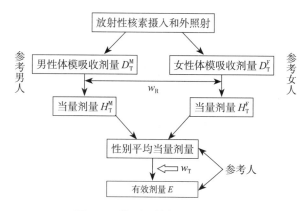

图6-1　性别平均得到有效剂量

参考男人和参考女人的当量剂量和参考人有效剂量的评价,是基于人体仿真模型的使用。该体模是在真人的医学影像资料基础上建立起来的,与数学、模拟体模相比,可提供人体的三维表达和人体主要器官和结构的空间形态。ICRP为了给评价当量剂量和有效剂量提供实用的方法,计算了参考体模在标准照射条件(单能辐射、外照射标准几何条件、放射性核素在人体标准动力学模型)下,与物理量(粒子注量或外照射空气比释动能、内照射的放射性摄入量)相关的转换系数。

有效剂量是以参考人为基础的用于放射防护的量,因此不用于具体个人照射回顾性情况中随机性效应的风险评价,也不用于个人受照射的流行病学评价。有效剂量主要也是最基本的用途是论证照射情况下是否遵循放射防护标准。

在放射防护评价中,有效剂量的意义是:在低剂量率、小剂量照射范围内,不论哪种照射(外照射、内照射、全身照射或局部照射)情况,只要有效剂量值相等,人体蒙受的随机性健康危害程度大致相仿。

4. 待积量　外照射辐射产生的能量沉积是在组织曝露于该辐射场的同时给出的。然而,内照射情况下,进入体内的放射性核素对组织的照射在时间上是分散开的,能量沉积随放射性核素的衰变而逐渐给出。能量沉积在时间上的分布随放射性核素的理化形态及其以后的生物动力学行为而变化。为了评价内照射危害,需了解一段时间内放射性核素对器官或组织产生的累计剂量,于是引入待积量概念。

待积当量剂量(committed equivalent dose)是个人在单次摄入放射性核素后,某一特定器官或组织中接受的当量剂量率在 τ 时间内的积分。待积当量剂量 $H_T(\tau)$ 的计算式是

$$H_T(\tau) = \int_{t_0}^{t_0+\tau} \frac{\mathrm{d}H_T(t)}{\mathrm{d}t} \mathrm{d}t \tag{6-4}$$

这里,$\mathrm{d}H_T(t)/\mathrm{d}t$ 是 t_0 时刻单次摄入的放射性核素在此后的 t 时刻对器官或组织 T 所导致的当量剂量率。在确定 $H_T(\tau)$ 时,进行积分的时间 τ 以年为单位,未对 τ 加以规定时,成年人 τ 取 50 年,儿童计至 70 岁。

如将单次摄入放射性核素后产生的待积器官或组织当量乘以相应的组织权重因子人 w_T,然后求和,就得出待积有效剂量(committed effective dose),其计算式是

$$E(\tau) = \sum_T w_T \cdot H_T(\tau) \tag{6-5}$$

待积量的单位是 Sv。

5. 集体量　前面讨论的放射防护量都是与受照个体关联的,而放射防护的任务包括最优化和降低职业照射人群或公众的辐射照射。为评价群体所受到的健康危害,ICRP 引入了集体量,它被作为最优化的工具来理解和使用。

某一群体的集体当量剂量(collective equivalent dose)S_T 定义为

$$S_T = \sum_i H_i N_i \qquad (6\text{-}6)$$

式中,H_i 为受照射群体中某一组(i)内 N_i 个成员平均每人在全身或任一特定器官或组织内的当量剂量。集体当量剂量的单位为人·希。应注意的是,集体当量剂量只在特殊情况下才使用。

某一群体的集体有效剂量(collective effective dose)S_E 定义为

$$S_E = \sum_i E_i N_i \qquad (6\text{-}7)$$

式中,E_i 为受照射群体中某一组(i)内 N_i 个成员平均每人在全身或任一特定器官或组织内的有效剂量。有效剂量的单位为人·希。在计算和解释集体有效剂量时,应对受照人数、受照人员的年龄和性别、个人剂量的范围、剂量的时间分布、受照人员的地理分布进行考虑和严格审查,以避免误用集体有效剂量。

二、运行实用量

在实际工作中,当量剂量和有效剂量是不能被直接测量的,因而不能被直接用做辐射防护监测中的量。为了放射防护的目的,ICRU 定义了可以直接测量的周围剂量当量、定向剂量当量和个人剂量当量等运行实用剂量学量。在常规的外照射(场所或个人监测)辐射防护监测中,这些剂量当量的数值足以对有效剂量或皮肤当量剂量提供精确的评价。

1. 剂量当量　组织中某点处的剂量当量(dose equivalent)H 定义为

$$H = Q \cdot D \qquad (6\text{-}8)$$

这里,D 为在组织内某点关心点的吸收剂量,Q 为该点相应的辐射品质因子,其值取决于穿过该点所在小体积元的带电粒子的种类和能量。剂量当量的 SI 单位是 $J \cdot kg^{-1}$,专用名称也是 Sv。

剂量当量与当量剂量有着本质的区别:剂量当量是与受照组织中特定一点处的吸收剂量相关联的,用辐射品质因子对吸收剂量进行修正;当量剂量是与器官或组织范围内的平均吸收剂量相关联的,用辐射权重因子对吸收剂量进行修正。剂量当量是可以测量的,在辐射防护监测中使用;当量剂量无法直接测量,仅用于评价和比较辐射健康危害程度。

2. 场所监测的运行实用量　对于外部辐射,用于场所监测的运行实用量是根据 ICRU 球这一简单体模中某点的剂量当量来定义的。ICRU 球是由组织等效材料构成的直径为 30cm 的球体,球软组织的密度为 $1g \cdot cm^{-3}$,质量组分为氧 76.2%、碳 11.1%、氢 10.1% 和氮 2.6%。该体模在大多数情况下被认为是人体的合理近似。

定义在 ICRU 球的用于场所监测的运行实用量应保持运行实用量是点量和具有可相加性的特征,这可通过引入"扩展"和"齐向"两个假想的辐射场来实现。

在足够大的空间体积中,每一点上的粒子注量的谱、角分布与真实辐射场中感兴趣点处的一致,则称空间体积内存在的辐射场为上述感兴趣点相应的扩展场。如果在扩展辐射场中,粒子都是朝一个方向运动即所有辐射都是齐向的,则在 ICRU 球中与指定的逆半径矢量成 Ω 的方向,就可以得到齐向扩展的辐射场。在这种假设的齐向扩展场中,在 ICRU 球内中任何一点的剂量当量与实际辐射场中辐射的方向分布无关。

对于场所监测,评价有效剂量的运行实用量是周围剂量当量(ambient dose equivalent)$H^*(10)$,其定义为:由相应的齐向扩展场在 ICRU 球体内逆向齐向场方向的半径深度 10mm 处所产生的剂量当量。通常,周围剂量当量 $H^*(10)$ 用于强贯穿辐射(中子,能量高于 12KeV 的光子)。

对于弱贯穿辐射(能量低于 12KeV 的光子、能量低于 2MeV 的电子或 β 粒子)的场所监测,运行实用量为定向剂量当量(directional dose equivalent)$H'(0.07, \Omega)$,其定义为:由相应的扩展场在 ICRU 球体内在指定方向 Ω 的半径深度 0.07 mm 处所产生的剂量当量。在单向辐射场中,指定方向 Ω 可以用沿指定方向的半径与辐射入射方向的夹角 α 表示,于是定向剂量当量可写为 $H'(0.07, \alpha)$。在放射实践中一般不指定方位角 Ω,因为 $H'(0.07, \Omega)$ 通常是感兴趣点的最大值。在测量过程中可通过转动剂量率仪来获得最大的读数实现。

3. 个人监测的运行实用量 外照射的个人监测通常是由在人体上佩戴个人剂量计来进行的,在这种情况下,个人监测的运行实用量是个人剂量当量(personal dose equivalent)$H_p(d)$,其定义为:人体表面指定下,ICRU 球组织中一个合适深度 d 处的剂量当量。指定点通常是个人剂量计佩戴的位置。对于有效剂量评价,使用 $d=10$mm,对于皮肤、手和脚的当量剂量的评价,使用 $d=0.07$mm。在监测眼晶状体的特殊情况下,$d=3$mm 是合适的。

第三节 放射防护体系

一、照射情况分类

1. 源的定义 每一个人都会受到天然及人工辐射源的电离辐射的照射。ICRP 指出,"源"表示任何导致某个人或一组人受到潜在的可计量的辐射剂量的物理实体或程序。它可以是一个物理的源(例如放射性物质或 X 线机),可以是一个设施(例如一所医院或一座核电厂),或程序或具有相似特征的物理源组(例如核医学程序、本底或环境照射)。如果放射性物质由某个设施释放到环境中,则把该设施整体视作一个源;如果放射性物质已经弥散在环境中,人们受到它们的照射那部分可以看做一个源。一般而言,源的定义与选择相应适当的最优化防护策略有关。

2. 照射情况类型 ICRP 第 103 号出版物将照射情况分为计划照射、应急照射和现存照射情况,这三类照射表征了所有可能的照射情况。

计划照射情况(planned exposure situation)是指那些在照射发生之前可以对放射防护进行预先计划的,以及可以合理地对照射的大小和范围进行预估的照射情况。计划照射情况既可以引起预期会发生的照射(正常照射),也可以引起预期不会发生的照射(潜在照射)。在引入一个计划照射情况时,应当考虑与辐射防护相关的所有方面。有必要包括设计、建造、运行、退役、废物管理、以前占用的土地和设施的恢复等。

应急照射情况(emergency exposure situation)是指在一个计划照射运行期间可能发生的,或来自于一个恶意行为的,或其他意外的情况,并需要采取紧急行动以避免或降低有害后果。即使在设计阶段已经采取了所有合理的措施降低潜在照射的概率,但仍可能需要对这些照射考虑有关的应急准备和响应。应急照射情况是意外情况,对此可能需要实施紧急防护行动。在这些情况下,可能会发生公众人员或工作人员的照射,以及环境污染。照射可能是非常复杂的,而且实际的应急照射情况本来就不可预测,必要的防护措施的准确类型也不可能预先知道,因此需要灵活地逐步适应实际情况的需要,并针对其复杂性和可变性进行特殊处理。ICRP 将应急照射情况考虑为三个阶段:早期、中期和晚期阶段。对不同阶段,必须随其影响的定期评议将有效响应灵活地推进。

现存照射情况(existing exposure situation)是指在不得不作出控制决策时照射就已经存在的情况,包括紧急事件发生后的持续照射,比如住宅和工作场所里的氡,以及天然存在的放射性物质。现存照射情况可能是很复杂的,它们可以涉及多个照射途径,并且它们通常产生从很低到几十毫希沃特宽范围内的年个人剂量分布。受照个人习性决定剂量水平,比如,在长期污染地区的个人照射剂量分布,可直接反映受影响居民的饮食习惯差异。照射途径的多样性和个人习性的重要性将导致照射情况难以控制,需应用参考水平与实施现存照射情况下照射的最优化过程一起考虑,执行最优化的防护策略,并将个人剂量降低到参考水平之下。低于参考水平的照射也不容忽视,应对此进行评价,查明是否达到最优化,是否需要采取进一步的防护措施。

3. 照射的分类 电离辐射对人类的照射依据照射对象区分为职业照射、公众照射和医疗照射。

职业照射(occupational exposure)是指除了国家有关法规和标准所排除的照射以及根据国家有关法规和标准予以豁免的活动或豁免源所产生的照射、任何医疗照射和正常地区天然本底辐射以外,工作人员在其工作过程中所受到的所有照射。在这里,所排除的是指那些在本质上不能通过实施国家标准的要求对照射大小或可能性进行控制的照射情况,例如人体内的 ^{40}K,到达地球表面的宇宙射线等所引起的照射。豁免是指实践或实践中的源经确认符合规定的豁免要求或水平并经审管部门同意后被标准的要求所豁免。工作人员是指受任何专职、兼职或临时性受雇于雇主的人员,而且这些人员清楚关于职业放射防护的权利和义务。自主经营者既是雇主又是工作人员。

《电离辐射防护与辐射源安全基本标准》对实施标准的主要责任方和有关各方明确规定了责任。主要责任方是指注册者、许可证持有者和用人单位。其他有关各方可以包括供方、工作人员、辐射防护负责人、执业医师、医技人员、合格专家以及由主要责任方委以特定责任的其他有关方。

注册者、许可证持有者和用人单位,其主要责任是:贯彻执行职业防护与安全最优化和限制职业照射剂量的原则;建立实施标准有关要求的防护与安全方针、程序和组织机构;提供适当而足够的防护与安全设施、设备、装置和监测设备;提供必要的健康监护和服务;提供适当而足够的人力资源,并根据需要定期培训工作人员;按照标准的要求保存有关记录;在聘用新工作人员时,应从受聘人员的原聘用单位获取他们的原有职业受照记录及其他有关资料。

工作人员的主要责任是:遵守有关防护与安全规定、规则和程序;正确使用监测仪表和防护设备与衣具；在防护与安全（包括健康监护和剂量评价等）方面与注册者、许可证持有者和用人单位合作，提供有关保护自己和他人的经验与信息；不故意进行任何可能导致自己和他人违反国家标准要求的活动；接受必要的防护与安全培训和指导；发现违反或不利于遵守国家标准的情况，应尽快向注册者、许可证持有者或用人单位报告。

医疗照射（medical exposure）是指患者（包括不一定患病的受检者）因自身医学诊断或治疗所受的照射、知情但自愿帮助和安慰患者的人员（不包括施行诊断或治疗的执业医师和医技人员）所受的照射，以及生物医学研究计划中的志愿者所受的照射。患者是指接受与诊断、介入或治疗程序相关的照射人员。医疗照射是不断增加的最大人工电离辐射照射来源，医疗照射防护已经成为涉及所有公众成员及其后代的重要公共卫生问题，加强医疗照射防护已成为国际放射防护领域新进展的显著特点。

公众照射（public exposure）是指包括除职业照射和患者的医疗照射之外的其他公众的所有照射。公众照射来源于一系列辐射源。来自天然源的照射是公众照射组分中远在其他组分之上的最大一项，但不能因此认为对较小但较容易控制的人工源的照射给予较少的关注是正当的。怀孕工作人员的胚胎和胎儿的照射作为公众照射管理。

二、放射防护原则

1. 放射防护的目的 放射防护的基本目的是为人和环境提供一个适当的防护标准，但又不过分地限制那些辐射照射引起有益效果。具体来说，就是防止有害的确定效应的发生，限制随机效应的发生率，使之达到被认为可以接受的水平，确保放射工作人员、公众及其后代的健康和安全。

确定效应是一种具有剂量阈值的效应，从理论上讲，只要将受照射剂量控制在阈值以下，就不会发生确定效应。因此，为防止确定效应的发生，需制定足够低的当量剂量限制，以保证即使个体终身或全部工作期间受到这样的照射也不会达到阈剂量。限制随机效应的方法是使一切具有正当理由的照射保持在可以合理做到的最低水平，并不得超过为限制随机效应所制定的当量剂量。

所谓可以接受的水平可以解释为：在人类生活、工作和改造环境的一切活动中，都伴有一定几率的危险性，例如工伤事故，交通事故、自然灾害、各种疾病等。辐射随机性效应带来的危险，只要不超过其他被公认为安全职业可能产生的危险，或者不超过日常生活中正常可能承担的危险，这样就被认为是可以接受的。

2. 放射防护的基本原则 对使用电离辐射源或产生电离辐射的一切实践活动，以及对放射工作人员和公众接受电离辐射照射需加控制的一切实践活动，进行与防护有关的设计、监督、管理时必须遵守三项基本原则：正当性原则（principles of justification）、防护最优化原则（principles of protection optimization）和剂量限制的应用原则（principles of dose limit）。其中前两项原则是与辐射源相关的，适用于所有照射情况；而第三项原则是与个人相关的，仅适用于计划照射情况。

（1）正当性原则：是指任何改变照射情况的决定都应当是利大于弊的。这意味着若要引入新的放射源，应做到尽可能减小现存照射，或减低潜在照射的危险，使人们能够取得足够的个人或社会利益，以弥补其引起的损害。

在职业照射和公众照射情况下，正当性原则的应用有两种不同的方法，第一种方法用于新的活动,这就要求只有当计划的照射对受照个人或社会能够产生净利益以抵消它带来的辐射危害时才可以引入。当有新信息、新技术出现时,该活动的正当性才需要重新审查。第二种方法用于主要通过改变照射途径的行动而非直接对源施加作用能够控制照射的情况,此时正当性原则用于判定是否采取行动以避免进一步的照射。在这两种方法中,判断正当性的责任由政府或国家管理部门来承担,以确保最广泛意义上的社会整体利益,而不必对每个人有益。

患者的医疗照射正当性的判断过程需要一种不同且更详细的方法,采用某个特定程序的正当性是从业医生的责任,他们需要经过放射防护的专业训练。

(2)防护最优化原则:是在考虑经济和社会因素之后,遭受照射的可能性、受照射人员数目以及个人所受剂量的大小均应保持在可以合理达到的尽可能低的水平。这意味着在主要情况下防护水平应当是最佳的,取利弊之差的最大值。为了避免这种优化过程的严重不公平的结果,应当对个人受到特定源的剂量或危险加以限制(剂量约束或参考水平)。

防护的最优化是一个前瞻性的反复过程,旨在防止或降低未来的照射。它考虑到技术和社会经济的发展,既需要定性的判断,也需要定量的判断。最优化的过程应当系统、谨慎地构建,需要不断地探究是否在主要情况下已经做到了最好、是否所有可合理减少剂量的措施已经采用。

防护的最优化并非是剂量的最小化,最优的防护是仔细地对辐射危害和保护个人可利用资源进行权衡的评估结果。在过去的几十年中最优化过程的应用已显著地降低了职业照射和公众照射的剂量。

在实际工作中,放射防护最优化主要用于防护措施的选择、设备的设计和确定各种特准限值。最优化不是唯一的因素,但它是确定这些措施、设计和限值的重要因素。

(3)剂量限值的应用原则:是除了患者的医疗照射之外,任何个人受到来自监管源的计划照射的剂量之和不能超过 ICRP 推荐的相应限值。监管剂量限值由监管机构考虑ICRP 建议而确定,此限值适用于计划照射情况的工作人员及公众人员。表 6-6 汇总了推荐的剂量限值。有效剂量限值是在指定时期内由外照射引起的相应有效剂量和在同一时期内放射性核素摄入量引起的待积有效剂量之和。

对于计划照射情况下的职业照射,ICRP 第 103 号出版物建议剂量限制表述为:在限定的 5 年内平均有效剂量 20mSv(5 年内 100mSv),且任何一年内的有效剂量不得超过 50mSv。

对于计划照射情况下的公众照射,ICRP 第 103 号出版物建议剂量限制表述为:年有效剂量 1mSv。在特殊情况下,假如在限定的 5 年内平均每年不超过 1mSv,那么在单个一年内可以允许有效剂量大一些。

剂量限值不适用于应急照射情况。但是,在应急照射情况的后期,承担恢复和重建作业的相应人员应视为职业受照射人员,并按照正常的职业照射防设防标准进行防护,他们所受的照射不应超过 ICRP 推荐的职业剂量限值。

在《电离辐射防护与辐射源安全基本标准》中,我国对放射工作人员和公众受照射的年剂量限值都有明确的规定,任何组织和个人都必须严格遵守。即使个人所受剂量没有超过规定的相应剂量限值,仍然必须按照最优化原则考虑是否要进一步降低剂量。所规定的个人剂量限值不能作为达到满意防护的标准或设计指标,只能作为以最优化原则控制照射的一种约束条件。

表6-6　在计划照射情况下推荐的剂量限值（ICRP 第103号出版物）

限值类型	职业	公众
有效剂量	20mSv·a^{-1}（在规定5年内的平均值）	1mSv·a^{-1}
年当量剂量	在任意单个年份不得超过50mSv·a^{-1}	
眼晶状体	150mSv	15mSv
皮肤	500mSv	50mSv
手和足	500mSv	—

三、剂量约束和参考水平

剂量约束（dose constraint）和参考水平（diagnostic reference level）概念与防护的最优化一同用于对个人剂量的限制。在 ICRP 第103号出版物中，对计划照射情况（除患者的医疗照射外）沿用了术语"剂量约束"描述这一剂量水平，对应急照射和现存照射情况采用术语"参考水平"描述这个照射水平。在医学诊断中，采用诊断参考水平来表明在常规条件下患者的剂量水平或某个特定的影像程序所注射的活度，对于该程序是异常地高还是低。不论是剂量和危险约束还是参考水平都不代表"危险"与"安全"的分界线，也不代表改变个人相关健康危害的梯级。表 6-7 给出了 ICRP 防护体系中用到的不同类型的剂量限制（限值、约束和参考水平）与照射情况类型和照射的分类的关系。

表6-7　防护体系中用到的剂量约束和参考水平（ICRP 第103号出版物）

照射情况类型	职业照射	公众照射	医疗照射
计划照射	剂量限值	剂量限值	诊断参考水平[a]
	剂量约束	剂量约束	（剂量约束）[b]
应急照射	参考水平[c]	参考水平	不适用
现存照射	不适用	参考水平	不适用

a：患者；b：仅指扶育者、照顾者及生物医学研究者；c：长期的恢复作业应作为计划中的职业照射的一部分

1. 剂量约束　是计划照射（除患者的医疗照射外）情况下，对某辐射源引起的个人剂量的一种限制。它是预期的，且与源相关的，在对该源进行防护最优化时作为预期剂量的上限。防护的最优化将确定一个在约束值以下的可接受的剂量水平，这个剂量优化水平就是设计的防护行动的预期结果。

对于职业照射，剂量约束是一种与源相关的个人剂量值，用于限制最优化过程所考虑的选择范围。对于公众照射，剂量约束使公众成员从一个受控源的计划运行中接受的年剂量的上界。ICRP 强调剂量约束值不能用做或理解为规定的监管限值。

2. 参考水平　在应急或现存的可控制照射情况下，参考水平表示这样的剂量或危险水平，对于计划准许存在的照射高于这一水平时认为是不恰当的。在这个水平下应进行防护最优化。参考水平值的选择取决于所考虑照射的主要情况。

本章小结

习题六

6-1　辐射防护的目的是(　　)确定效应发生,(　　)随机效应的发生率,使之达到被认为可以接受的水平。

A. 限制;防止　　　　B. 限制;限制　　　　C. 防止;防止　　　　D. 防止;限制

[答案:D]

6-2　对于医疗照射的防护原则,下列说法正确的是:医疗照射(　　)。

A. 适用放射防护三项基本原则

B. 不适用放射防护基本原则的个人剂量限值

C. 适用放射防护基本原则的个人剂量限值

D. 不用限制剂量,因为会影响成像质量

[答案:B]

6-3　对于疑似早期脑梗死患者采取下面哪种方法属于正当实践?

A. MRI　　　　　　B. X-CT　　　　　　C. 头部血管造影　　　D. CR

[答案:A]

6-4　我国规定职业照射个人任何一年中有效剂量不得超过(　　)mSv。5 年内平均有效剂量不得超过(　　)mSv。

A. 50;5　　　　　　B. 500;50　　　　　　C. 50;20　　　　　　D. 20;50

[答案:C]

6-5　由放射随机效应测试可知,人患肺癌的危险度是 $0.002Sv^{-1}$,而全身均匀照射 1Sv 时的总危险度为 $1/60Sv^{-1}$,试估计危险度权重因子和受照当量剂量为 2mSv 时的有效剂量。

[答案:0.12;0.24mSv]

6-6　假定红骨髓受照诱发白血病的危险度为 $2 \times 10^{-3}Sv^{-1}$,如果在 100 万的人群中,人均接受 1mSv 的照射,发生白血病的人数估计会是多少?

[答案:2 人]

6-7　假定一次胸片拍摄给予肺、红骨髓、甲状腺的当量剂量分别为 0.07mSv,0.03mSv,0.01mSv,胸透剂量是拍片剂量的 10 倍,求胸透的有效剂量。

[答案:0.12mSv]

6-8　试述器官剂量、当量剂量、有效剂量的区别。

6-9　从哪些方面可以说明当量剂量和剂量当量具有本质区别?

(谢晋东　仇　惠)

习题解答

第七章 外照射防护

1. 熟练掌握外照射防护的基本方法,熟知常用屏蔽材料的选择原则。
2. 掌握屏蔽材料厚度的确定方法。
3. 了解屏蔽材料的屏蔽性能。

电离辐射对人体的照射分为外照射和内照射。位于人体外的放射源对人体产生的照射称为外照射(external exposure)。受射线穿透能力的限制,中子、光子以及高能 β 射线会对人体构成外照射,α 粒子不会对人体产生外照射的危害。外照射危害有两种产生方式,一种来自于装置或设备使用时所产生的电离辐射,例如 X 线机。另外一种来自于具有自发衰变规律的放射性物质所产生的电离辐射。前者随机器关闭,外照射危害即自动消除。而后者所产生的危害是持续性的,在其全部衰变成稳定核素之前,必须将其置于具有屏蔽性能的容器中封装起来,才可降低外照射危害。而当放射性核素经饮食、呼吸进入人体,在未排出体外以前,持续释放 X(γ)光子和粒子照射人体称为内照射(internal exposure)。医疗照射既有外照射,也有内照射。本章重点研究外照射防护。

知识链接 1
放射超剂量照射
事故案例分析

外照射防护的主要目的在于既保证圆满达到电离辐射源的应用目的,又使得相关人员受到的辐射照射保持在可以做到的最低水平。

第一节 外照射防护基本方法

根据电离辐射基本特性,外照射防护的基本方法可归纳为:时间防护、距离防护和屏蔽防护。在实际防护工作中,三种防护手段要互相权衡、合理调节、联合使用。

一、时间防护

人体受照剂量的大小,正比于与放射源接触的时间。而时间防护就是利用这一原理,接触的时间越短,摆脱辐射的速度越快,所受到的照射就越少。所以时间防护是一种简单易行且无需经济代价的防护手段。要控制受照时间,放射工作人员就要事先做好操作计划,提高工作的熟练程度,掌握操作技巧,从而达到缩短受照时间的目的。

二、距离防护

距离防护依据的基本原理是平方反比定律。对于外照射而言,观测点离源的距离比源的线性尺寸大 10 倍以上,放射源可被视为点源。如果忽略电离辐射在空气中的吸收和散射,那么辐射强度随放射源距离平方的反比而减弱。例如,距离放射源 1cm 处的辐射强度为 I_0,距离放射源 5cm 和 10cm 处的辐射强度为 I_2 和 I_3,则 $I_2=I_0/d_2^2=I_0/25$,$I_3=I_0/d_3^2=I_0/100$。可见对外照射的防护,距离因子 d^2 为一重要因素。

实现距离防护,可利用操作工具来实现距离的增大,如使用长柄钳和机械手等工具,或采用遥控设施远距离操作。距离防护对任何辐射源都十分有效。

三、屏蔽防护

屏蔽防护是外照射防护的主要方法,诸如铅防护服、机房设计等,均涉及利用屏蔽对辐射的吸收。所谓屏蔽防护,是指在人体和放射源之间放置能有效吸收放射线的材料,使穿过屏蔽材料后的射线强度降低到可被接受的水平,从而达到衰减或消除射线对人体危害的目的。屏蔽防护措施是否到位,直接关系到工作人员和公众的受照剂量和安全。正如第一章所述,对单能窄束 X(γ)光子辐射,经过屏蔽时其强度的变化遵从指数衰减规律。而实际情况较之复杂,主要是由于康普顿效应的存在,会产生能量较低的散射光子。散射光子偏离了原入射线的方向并离开屏蔽体,或在屏蔽体中几经散射后离开屏蔽体混入原入射线方向中,使原射线束展宽形成宽束射线。外照射防护中遇到的辐射大多是宽束辐射,在屏蔽防护设计中必须予以特别考虑。

第二节　电离辐射的屏蔽防护类型

电离辐射的类型、性质不同,屏蔽方法也会有很大区别。

一、辐射类型

电离辐射可分为直接电离辐射和间接电离辐射。

1. 直接电离辐射(direct ionizing radiation)　是高能带电粒子通过碰撞直接引起物质的原子或分子电离。α粒子和β粒子都是伴随放射性核素核衰变过程产生的,是诊断和治疗中常用的放射性粒子。α粒子实质为氦原子核,电离比值大,在空气中的射程很小,因此外照射的辐射危害可忽略,无需防护,而其在生物组织中的射程远小于空气中,且在径迹末端电离密度突然增大形成布拉格峰,内照射的辐射危害是重且集中的,需加以防护。α粒子进入人体的途径主要是吸入和食入。防护方法也主要针对这两个方面,防止吸入被污染的空气和食入被污染的食物,另外,需要防止皮肤和伤口被污染。β粒子本质为电子,质量小,易被介质原子的核外电子散射,在物质中形成弯曲的径迹。低能β粒子作为外照射源不需特别防护,而高能β粒子穿透力很强,与原子序数较高的介质相互作用会产生轫致辐射。所以,在外照射防护时,对于高能β粒子的防护必须考虑轫致辐射的因素。产生α粒子和β粒子的放射源必须贮藏于加锁的专用房间或有通风装置的专用贮藏设施内,且有专人保管。

2. 间接电离辐射(indirect ionizing radiation)　中常见的是 X(γ)射线和中子。X(γ)射线和中子与物质的作用过程与α、β粒子不同,α、β粒子是直接电离物质使能量连续损失,直到被物质完全吸收,射程基本是固定的。而 X(γ)射线和中子射程更长,能量逐渐降低,且不会被完全吸收。X 线和γ射线除频率不同之外,两者的产生机制也有所区别,X 线是由高速运动的带电粒子撞击物质受阻而突然减速时产生,而γ射线是伴随着核衰变的过程中释放出来的。但两者本质相同,都是电磁辐射,X 和γ射线在物质中的穿透能力及对机体的损伤作用没有实质差别,在选择屏蔽材料时可将两者视为一类辐射加以防护。中子是原子核的组成部分,质量为 $1.6749286 \times 10^{-27}$kg,略大于质子。由于中子不带电,通过物质时不会干扰带正电和带负电的离子,只有在与原子核碰撞时才会损失能量,所以同能量中子比 X(γ)射线射程更远。它不具有直接电离能力,同光子一样,通过和物质的相互作用产生次级粒子间接使物质电离。中子按能量由低到高可作慢中子、中能中子等分类,但按能量的划分并不严格,不同文献之间均有差别。不同能量的中子与物质相互作用方式不同,屏蔽方法就有所区别。但中子的杀伤能力最强,人体受到相同辐照剂量的前提下,中子产生的辐射生物效应大约是 X(γ)射线的 10 到 20 倍。医学研究用中子主要来源于反应堆、加速器产生的放射性核素。

生物体接受电离辐射照射还有一种被动的无用受照形式,使用放射性核素成像过程中的患者可成为新辐射源对公众进行外照射。即当患者摄入放射性药物后,在未完全衰变的时间里会对附近人员——医务人员、家属、其他近距离接触人群产生一定照射,而这种辐射量会对人体造成一定损伤。例如,对一 57 岁,体重 71.5kg 成年男性注射 ^{99m}Tc 后,进行体外外照射剂量率测量结果分析。在患者体表、15、30、50、100cm 距离处测量结果分别为 94.5、14.87、11.68、8.93、4.79μSv/h。另比对大量数据,对 ^{99m}Tc 放射性药物患者周边辐射水平进行估测,须保证与患者之间距离≥4m,或者在候诊室准备铅衣才可使医务人员和公众免受不必要的辐射照射。对此,医院应对摄入放射性药物的患者采取安全有效的隔离措施,并根据医院所规定的安全时限为患者办理出院手续,确保患者在住院期间以及出院以后对公众造成的剂量值控制在我国规定的范围之内。

二、对 X(γ)射线的屏蔽防护

基于临床应用的广泛性,特此提出关于 X(γ)射线的防护问题。

1. 滤过防护 医用 X 线为连续能谱,能量范围较宽,绝大多数低能光子无法透过人体,这些低能光子既增加了受检者的剂量又对成像毫无意义。为此需施加"滤过",兼顾应用和防护的双重目的。滤过包括固有滤过和附加滤过。例如在 X 线管外插入一个几毫米厚的铝片,可使患者的皮肤受照剂量减少为原来的十分之一。对诊断成像不会造成明显的影响,却使患者免受不必要的照射。

2. 屏蔽物防护 在辐射防护的屏蔽设计中,要考虑两类辐射类型——原射线和次级射线,次级射线包括散射线和漏射线。

原射线是直接从 X 线管发射出的用于患者成像的射线,也称为有用射线束。原射线与患者相互作用结果是原射线的衰减,患者表面典型的入射剂量在 mGy 数量级,而出射剂量在 μGy 数量级,出射 X 线束比入射 X 线束具有更强的穿透能力。例如,在 80kVp 和固有滤过 3.5mmAl 的条件下,原射线的半价层是 3.6mmAl,有效能量为 47keV。经过 16cm 组织等效材料和 2cm 的骨后,剂量为原来的 1/330,但是有效能量为 62keV,半价层是 8.93mmAl。

用来防护原射线束的阻挡层称为主防护(或初级)阻挡墙。

在诊断 X 线成像中,散射线来自患者和其他物体如成像的硬件等。散射线剂量与受检者的体积、原 X 线能谱和照射野的大小有关,并且散射线剂量随散射角的增大而增大,散射线的半价层随散射角的增大而减小。

漏射线是由 X 线球管的管套从各个方向发射出来的。若球管管套的设计很好,1m 处的漏射线就不会超过 1mGy/h 的常规限值。虽然实际上漏射线的量要比此限值低得多,屏蔽计算仍然采用这个限值。在80kVp管电压下,漏射线的半价层大约12mmAl。

用来防护次级X线束的阻挡层称为次防护阻挡墙。

3. 个体防护 因辐射生物效应的存在,在应用X线的同时,对非受检部位及治疗部位的有效遮挡,是十分重要的。例如,在荧光透视检查时,可将含铅树脂薄板置于面部和散射源之间,保护甲状腺和眼晶状体;做胸部检查时,对下腹部及骨盆用铅挡板覆盖以保护这些部位,尤其是生殖器官。

除此之外,防止无用照射也是一种有效的防护。

三、对β射线的屏蔽防护

β粒子的贯穿能力介于α粒子和γ射线之间,远小于γ射线。能谱是连续谱,一般放射性核素产生的β射线,在金属中的射程大约零点几毫米左右,比较容易防护。但高能β粒子与物质发生相互作用时会产生轫致辐射,尤其与原子序数较高的介质相互作用产生的轫致辐射比最初的β粒子所导致的外照射辐射危害要大得多。因此,对β粒子剂量的计算比X(γ)射线复杂很多,考虑屏蔽防护材料时也要注意其特殊性。

综上所述,对β粒子屏蔽材料的选择可以分两个方面:一方面考虑对β粒子的屏蔽;另一方面考虑对其所产生的轫致辐射的屏蔽。

β粒子转化为轫致辐射能量的比例可用式(7-1)估算

$$F = 3.3 \times 10^{-4} Z_e E_{max} = 1.0 \times 10^{-3} Z_e \cdot \overline{E_\beta} \tag{7-1}$$

式中,F表示转化为轫致辐射的份额;Z_e表示靶物质或屏蔽材料的有效原子序数;E_{max}是β谱最大能量;$\overline{E_\beta}$是β谱平均能量。

由式(7-1)可看出,β粒子转化为轫致辐射能量的比例和屏蔽材料的有效原子序数成正比,材料的有效原子序数越低,转化为轫致辐射X线的能量就越低。所以屏蔽高能β粒子最好用轻质材料。一般情况下,对高能高活度的β粒子最常用且有效的屏蔽材料是用铅包裹有机玻璃,其中,有机玻璃用来使β粒子减速并吸收,铅防护层用来吸收轫致辐射所产生的连续X线能量。

此外,当β粒子为外照源时,防护的方法还需注意:

①避免直接接触被污染的物品,以防止皮肤表面的污染和辐射危害。因为低能β射线虽用一般的金属就可以阻挡。但是β射线容易被皮肤表层组织(尤其对于手掌和手指)吸收,引起组织表层的辐射损伤。

②防止吸入被污染的空气和食入被污染的食物,引发内照射。

③防止伤口被污染。

④必要时应采用屏蔽措施。

四、对中子的屏蔽防护

中子按能量大致可以分为:能量小于0.5eV的慢中子,能量大约为0.5eV~100keV的中能中子,能量大约为10keV~15MeV的快中子,能量大于15MeV以上特快中子。

中子与物质相互作用形式分为两种:散射和吸收。散射又分为弹性散射和非弹性散射,一般发生在使快中子和中能中子减速的过程中。吸收即为中子俘获的过程,通常能量比较低的慢中子多发生这种反应。

1. 在弹性散射中的防护　弹性散射指中子与物质原子核发生弹性碰撞,碰撞前后能量守恒。由于中子与其等质量的物质碰撞时能量损失最大,这就意味着含氢较多的物质或原子序数比较低的物质适合屏蔽中子。常见的材料有水、石蜡、聚丙烯、聚乙烯、聚苯乙烯、聚酯、混凝土等。快中子在这类材料中的射程比较小,大约几十厘米左右。

2. 在非弹性散射中的防护　非弹性散射是中子与物质原子核发生的非弹性碰撞,在碰撞瞬间,中子被原子核俘获形成复合核,很快中子又被重新释放,能量减少,最后原子核从受激态回到基态,同时释放 γ 射线。碰撞前后能量不守恒。发生非弹性散射的过程比弹性散射复杂,因产生光子,所以在选择屏蔽材料时既要考虑屏蔽中子,又要考虑屏蔽 γ 射线。重元素或具有大吸收截面的元素可以用于使快中子减速并吸收产生的 γ 射线。重元素可使快中子速度减慢,而截面大的元素既可使快中子减速又可吸收慢中子,并且不会产生新的 γ 射线。常用的重元素有钨、铁、铅等。

3. 中子俘获中的防护　慢中子与物质常发生(n,γ)、(n,α)或(n,p)反应。发生这类反应的过程是慢中子被原子核吸收,放出 γ 射线或带电粒子。俘获中子的能力与物质吸收截面的大小有关。镉、锂、硼都是良好的吸收慢中子的材料。但镉、锂吸收中子后会产生 γ 射线,屏蔽中子时需考虑。硼吸收慢中子后产生 α 粒子,很容易被屏蔽。氢元素的吸收截面小,对热中子吸收率低。

第三节　外照射防护的屏蔽设计

在放射诊断中,仅靠缩短时间和增大距离所起到的防护作用是有限的,因此屏蔽就显得尤其重要。屏蔽设计应遵循的原则,也是外照射防护的基本原则,应尽量减少或避免电离辐射从外部对人体的照射,无论是职业照射工作人员或者广大公众,都应使之所接受的剂量低于有关法规确定的剂量限值,做到可合理达到的尽可能低的水平,即符合ALARA 原则。屏蔽设计中最主要的内容,是各类 X 线机的机房的设计。在机房的设计中,既要考虑防护安全,又要便于临床的使用;既要考虑接触辐射工作的医技人员,又要考虑患者及陪伴的家属和其他非放射线工作者等公众人员。由于各类人员的剂量限值不同,所以在设计中对于各种因素的取舍,参量的引用要给予综合分析和考虑。

一、屏蔽材料

只要所用物质的厚度足以将辐射衰减到可以被接受的水平,则大多数物质都可用做辐射屏蔽的材料。但是,在选择医用辐射屏蔽材料时,除应主要考虑材料的防护性能、结构性能、稳定性能三项基本因素外,还应考虑经济成本。

1. 屏蔽材料的防护性能　主要是指材料对辐射的衰减能力。具体说,就是为达到某一预定的屏蔽效果所需要的材料的厚度和重量。显然,只要屏蔽效果相当,且成本差别不太大,则厚度最薄、重量最轻的材料是最理想的。因为某些场合下,屏蔽材料的厚度和重量常会受到可供占用的空间大小和建筑物承重能力的制约。此外,还要求所选用的材料在衰减入射辐射的过程中不产生贯穿性的次级辐射,或者即使产生,也易于衰减。这一点在屏蔽电子束、中子束时应格外注意。如果辐射场是由中子和 X(γ)射线组成的混合辐射场,则选用的材料最好既可屏蔽中子,也可屏蔽 X(γ)射线。

(1)屏蔽 X(γ)光子辐射:尽量选择含重金属元素的材料,如铅、铁、贫铀和重混凝土等。

1)铅:原子序数是 82,密度为 11.3g/cm³,有很好的抗腐蚀性能,在射线辐照下不易损伤。其缺点是价格较贵,结构性能不好,硬度低,机械强度差,不耐高温。铅对低能和高能 X(γ)射线有很高的衰减本领,是屏蔽 X(γ)射线的良好材料。但是,铅对光子的衰减,在 1MeV 到几 MeV 这一较窄的能区内,对于同样的屏蔽效果,铅的重量与中低原子序数物质的重量差不多。铅常用在需要移动的局部屏蔽的设备中,例如铅屏风、放射源容器等。在可供占用的空间较为紧凑的情形下,也可考虑用铅做固定的防护屏障。铅常做成铅皮形式,安装铅皮时,须以木头或钢作背衬,否则会因自重而下垂。

2)铁:原子序数为 26,密度 7.8g/cm³,成本不高,易于获得,对 X(γ)射线有较好的防护性能。一般情况下,对于相同的衰减倍数,铁的重量大致仅比铅重 30 %。铁的机械强度很高,因此是防护性能和结构性能兼优的屏蔽材料。多用于固定的防护屏障中。

3)混凝土:由水泥、粗骨料(石子)、砂子和水混合而成,密度约为 2.3g/cm³。普通混凝土成本低廉,有良好的结构性能,多用作固定的防护屏障。在可供占用空间比较有限的地方,需要提高混凝土对 X(γ)射线的屏蔽能力。这时可以通过加进重骨料,例如重晶石、铁矿石或铸铁块等,以制成密度较大的重混凝土。但重混凝土的成本较高,且浇注时还须保证重骨料在整个防护屏障内的均匀分布。

如果计划将辐射源安放在现存的建筑物内,则在屏蔽计算中应该考虑建筑物中原有的砖墙、灰泥等建筑材料对屏蔽的贡献。由于这些建筑材料大多由低原子序数物质构成,因此可以用 $d_{混凝土}=d_{材料}\times(\rho_{材料}/\rho_{混凝土})$,将实际厚度折合成等效的混凝土厚度。

(2)屏蔽高能电子:靠近辐射源处选择含较轻元素高的材料,在含轻元素材料后采用含重元素高的材料,一般用铝或铅玻璃防护。

铝的原子序数是 13,密度为 2.7g/cm³,铝的密度中等、购买成本不高、易加工,对高能电子束有较好的屏蔽效果。

(3)屏蔽快中子:一般选择含氢量高的水、石蜡、塑料制品以及含较轻元素的材料,如石墨混凝土等。

1)水:有效原子序数为 7.4,密度为 1g/cm³,含氢量丰富。容易获得、可流动、透明、无毒性,在大多数情况下性质是稳定的。循环水屏蔽中子源效果比较好。

2)石蜡:密度为 0.88~0.915g/cm³,含氢量比水要更丰富些,屏蔽同能量的中子,厚度可比水减少 20% 左右。能做成各种形状的防护物,化学性质稳定,但不耐高温,结构性能较差。

为测定各种防护材料的屏蔽性能,通常用铅厚度进行比较。因此,把与防护材料屏蔽效果等同的铅厚度值称为该屏蔽材料的铅当量,单位为毫米铅(mm Pb)。铅当量的大小反映屏蔽材料对射线吸收能力的强弱,但防护材料的铅当量值不是固定不变的,它与射线的能量、防护材料厚度、照射野大小等因素有关。所以,在标明防护材料的铅当量时,必须注明材料厚度和测试用的射线能量(通常用管电压和滤过厚度表示)。铅当量的测定参照半价层的测量方法即可。

2. 屏蔽材料的结构性能 屏蔽防护设计中,要求选用的屏蔽材料不仅起到屏蔽辐射的作用,而且能够成为建筑结构的一部分。所以,屏蔽材料应具有一定的结构性能,其中包括材料的物理形态、力学特性、加工工艺和机械强度等。

通常屏蔽材料的结构形式可分为固定式和移动式两种类型。固定式的有防护墙、地板、防护门、天棚等;移动式的主要指在操作辐射源时使用的防护器材,包括铅板、铅手套、防护屏风以及运送、储存放射源的铅罐、运载工具汽车、火车等。

3. 屏蔽材料的稳定性能 稳定性能关系到屏蔽效果的持久性。为了保证屏蔽效果不随时间而衰退,要求材料具有抗辐射损伤的能力,而且当材料可能处于水、汽、酸、碱、高温环境中,还要求能耐高温、抗腐蚀。

此外,除了以上三点,屏蔽材料的选择还应造价低廉,来源广泛,加工方便。铅有毒,不易进行操作,大块的铅在没有良好支撑情况下容易下垂。此外,还应该易于安装,便于维修等,混凝土价格便宜,易于处理,但需要较厚的混凝土才能达到预期的防护效果。

二、影响屏蔽厚度的因素

防护阻挡层的设计应考虑或针对原射线、散射线和漏射线来进行。因原射线的强度远大于散、漏射线的强度,主防护阻挡层主要根据原射线的强度计算,次防护阻挡层则按散、漏射线的强度计算,它们的厚度应将其强度减弱到所要求的剂量水平。由于X线机房的周围主要有两类不同的人员,即职业照射工作人员和公众成员(包括患者及家属、医院非辐射工作者),必须将X线机房周围的环境因工作目的不同划分为辐射控制区和辐射非控制区。辐射控制区包括迷路口、控制(操作)室和X线机房,该区主要限制专职辐射工作人员停留。辐射非控制区包括放射诊疗室外的患者候诊室,医疗诊室与邻室的通道,机房外邻近马路、草坪、花园等,该区主要是公众成员的流动和停留的场所。不论对何种人员,辐射防护屏蔽墙的设计,应使相应人员所受的年剂量限值低于国家有关防护法规所规定的剂量限值,即辐射工作人员年有效剂量应低于20mSv;公众成员的年有效剂量应低于1mSv。根据这一要求,在实际的屏蔽设计中,辐射控制区的空气比释动能应低于0.1mGy/wk,非辐射控制区的空气比释动能应低于0.02mGy/wk。

1. 工作负荷和工作负荷分布 对医用X线机而言,工作负荷定义为每周内X线管电流和开机时间的乘积,以 W 记之

$$W = I \cdot t \tag{7-2}$$

其单位是每周毫安分钟"mA·min/wk"。如果每位患者的平均工作负荷记作 W_{norm},则 W_{norm} 与每周患者平均数 N 的乘积称为总工作负荷 W_{tot}

$$W_{tot} = N \cdot W_{norm} \tag{7-3}$$

传统的屏蔽方法假定总工作负荷是在单一高管电压下完成的,例如在管电压为100kVp时,总工作负荷是1000mA·min/wk。这一假定忽略了X线成像中工作负荷随管电压变化的事实。例如,腹部检查常用70~80kVp;胸部检查常用100kVp以上的管电压,但是管电流与时间的乘积非常低。

如果实际的工作负荷不清楚,表7-1列出了不同X线成像设备总工作负荷的一般指导值。

表7-1　不同X线成像设备总工作负荷的一般指导值

机房类型	W_{norm}(mA·min/患者)	患者典型数 N/wk		W_{tot}(mA·min/wk)	
		平均	繁忙	平均	繁忙
含胸部摄影	0.6	120	160	75	100
原射线直接照射到地板	1.9	120	160	240	320
专门胸部摄影	0.22	200	400	50	100
摄影和透视(摄影用X线管)	1.5	25	40	40	60
摄影和透视(透视用X线管)	13	20	30	260	400
乳腺X线摄影	6.7	80	160	550	1075
心血管造影	160	20	30	3200	4800

2. 居留因子 T 除非辐射源设施孤立地建立在偏僻的地方,否则在辐射控制区外,只要有人居住、逗留,对辐射源均应设置足够的防护屏障,以便将公众成员受到的辐射照射控制在相应的限值以下。显然,在控制区外每一个地方,不会在辐射源开启时间内始终有人居留;在辐射源开启时间内,必然有的地方人们逗留得会短暂一点。可见,人们在控制区外逗留时间只是辐射源开启时间的一个分数。在屏蔽设计中,各类人员停留相关区域的时间与X线机总出束时间的比例称为居留因子(occupancy factor),用于校正有关区域居留程度和类型。对于操作室、邻近医生诊断室、邻近走廊等,居留因子 T=1。而对于那些非经常性逗留的区域,如走道、休息室等,居留因子 T=1/4;偶尔有人逗留的区域,如洗手间、楼梯共浴室、行人或车辆通行的外部区域等处,居留因子 T=1/16。

3. 使用因子 U 原射线或散射线、漏射线射向防护计算点方向的剂量负荷比或照射时间比称为使用因子。该值依赖于辐射源装置类型和及所涉及的阻挡层。例如,对主防护墙和天花板,它受照的时间只为整个照射时间的分数,使用因子 U 可能为 1/2~1/4;但对大面积固定侧墙照射,U 应该取 1;对漏、散射线,因所有时间都有照射,其 U 值必须取 1。

4. 距离因子 d 距离因子指的是以米为单位,防护计算点或防护区域代表点距放射源的直线距离。在屏蔽设计中,对原射线和散射线均要应用平方反比定律。

5. 透射因子 B 在屏蔽设计中,把在同一位置处阻挡层后的空气比释动能与未加阻挡层前的空气比释动能的比值称为透射因子(transmission factor)B,用来描述宽束X线在屏蔽材料中的衰减能力。利用非线性最小二乘法,通过对屏蔽材料在连续宽束条件下衰减曲线的拟合,可得到透射因子 B 与屏蔽材料厚度 x 间的关系式

$$B=\left[\left(1+\frac{\beta}{\alpha}\right)\exp(\alpha\cdot\gamma\cdot x)-\frac{\beta}{\alpha}\right]^{-1/\gamma} \qquad (7\text{-}4)$$

式中 α、β、γ 为拟合参数,一些屏蔽材料在给定管电压下的拟合参数如表7-2和表7-3。

通过对式(7-4)求解,可得到所需屏蔽材料的厚度

$$x=\left(\frac{1}{\alpha\gamma}\right)\ln\left\{\left[(B)^{-\gamma}+\frac{\beta}{\alpha}\right]\middle/\left(1+\frac{\beta}{\alpha}\right)\right\} \qquad (7\text{-}5)$$

表 7-2　对原射线衰减曲线拟合后的参数

材料	密度（kg·m^{-3}）	kVp	α	β	γ
铅	11 350	30	38.80	178	0.347
		50	8.801	27.28	0.296
		70	5.369	23.49	0.588
		90	3.067	18.83	0.773
		100	2.500	15.28	0.756
		125	2.219	7.923	0.539
混凝土	2350	30	0.3173	1.698	0.359
		50	0.0903	0.1712	0.232
		70	0.0509	0.1696	0.385
		90	0.0423	0.1137	0.469
		100	0.0393	0.0857	0.427
		125	0.0352	0.0711	0.697
铁	7400	30	7.406	41.9	0.396
		50	1.817	4.84	0.402
		70	0.715	3.80	0.538
		90	0.397	2.91	0.720
		100	0.342	2.42	0.765
		125	0.213	1.68	0.822

表 7-3　在 90° 散射角方向上对次级射线衰减曲线拟合后的参数

材料	密度（kg/m^3）	kVp	α	β	γ
铅	11 350	100	2.507	15.33	0.912
		125	2.233	7.89	0.730
		150	1.791	5.48	0.568
混凝土	2350	100	0.0395	0.084	0.519
		125	0.0351	0.066	0.783
		150	0.0324	0.078	1.566

注：能量低于 100 kVp，可以使用表 7-2 中的数据

三、计算屏蔽厚度的方法

1. X 线屏蔽厚度的计算

（1）透射量计算法：利用有用线束的透射量，确定其屏蔽厚度

$$B = \frac{Pd^2}{WUT} \tag{7-6}$$

其中，B 为有用线的最大允许透射量（透射参数），单位是 mSv·m^2/（mA·min）或 mGy·m^2/（mA·min）；相应于 B 值的屏蔽厚度可由图 7-1、图 7-2 中的透射曲线读出；d 为辐射源到考查点的距离，单位为 m；P 是以每周的剂量当量（或集体剂量当量）表示的剂量限值，单位为 Sv·wk^{-1}，W 为有用线束的工作负荷，单位为 mA·min·wk^{-1}；U 是使用因子（表 7-4）；T 是居留因子（表 7-5）。

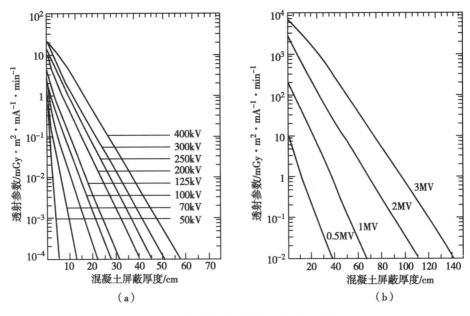

图 7-1　宽束 X 线对混凝土的透射曲线

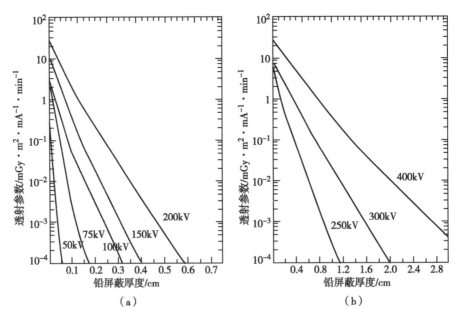

图 7-2　宽束 X 线对铅的透射曲线

表 7-4　周剂量限值 P 和使用因子 U

受照人员类型	剂量限值 P, mSv/wk	有用线束方向	使用因子
放射工作人员	1	有用线束固定照射方向旋转式治疗机	1
公众中的个人	0.1	有用线束朝向墙壁	0.25
公众中的个人长期受照	0.02	顶棚	0.0625

表 7-5 居留因子 T

场所	居留因子
工作室、办公室、候诊室、居住区等有人居留的地方	1
公共走廊、人操纵的电梯、无人看管的停车场等	0.25
有时有人居留的地方	0.0625

例 7-1　一台工作电压为 200kV 的 X 线机,管电流 30mA,每周工作 5 天,每天工作 4 小时,观察点与辐射源的距离为 3m,计算初级防护屏混凝土屏蔽墙厚度是多少? 如果采用铅做防护,厚度如何?

解: $W = I \cdot t = 30 \times 4 \times 5 \times 60 = 36\,000\text{mA} \cdot \text{min} \cdot \text{wk}^{-1}$

查表 7-4、表 7-5 可得 U 和 T;代入

$$WUT = 36\,000 \times 0.25 \times 1 = 9000\text{mA} \cdot \text{min} \cdot \text{wk}^{-1}$$

若在表 7-4 中取公众中的个人,$P = 0.1\text{mSv} \cdot \text{wk}^{-1}$,所以

$$B = \frac{Pd^2}{WUT} = \frac{0.1 \times 3^2}{9000} = 10^{-4}\text{mSv} \cdot \text{m}^2/(\text{mA} \cdot \text{min})$$

由图 7-1a 中查出混凝土的厚度为 40cm,再由图 7-2a 查出铅的厚度为 0.60cm。

(2)查表法计算屏蔽厚度:初、次级防护屏蔽厚度也可用查表法来确定。表 7-6 和表 7-7 是在符合周剂量限值的前提下,通过计算和实际测量得到的铅和混凝土的初、次级防护厚度。表 7-6 表示有用线束在周剂量限值下的防护厚度,即对初级线束在周剂量限值下的防护厚度;而表 7-7 表示散漏射线在周剂量限值下的防护厚度,或称对次级线束在周剂量限值下的防护厚度。表中数据的条件是,X 线管焦点到散射体的距离为 50cm;90° 方向散射;有用线束入射到散射体的照射量率与散射到 1m 处的照射量率之比为 0.1%;管电压为 50 ~ 150kV 时,距焦点 1m 处的漏射线为 $1\text{mGy} \cdot \text{h}^{-1}$,在 200 ~ 400kV 时为 $10\text{mGy} \cdot \text{h}^{-1}$;未考虑空气造成的衰减。

表 7-6 有用线束在周剂量限值下的防护厚度

管电压 (kV)	工作负荷 (mA·min·wk⁻¹)	铅厚度(cm)				混凝土厚度(cm)			
		距离:1m	2m	4m	8m	距离:1m	2m	4m	8m
50	500	0.04	0.03	0.02	0.01	3.4	2.5	1.6	0.9
	125	0.03	0.02	0.01	0.01	2.5	1.6	0.9	0.4
	30	0.02	0.01	0.01	—	1.6	0.9	0.4	—
	8	0.01	0.01	—	—	0.9	0.4	—	—
75	500	0.10	0.08	0.05	0.03	9.7	7.4	5.0	3.0
	125	0.08	0.05	0.03	0.02	7.4	5.0	3.0	1.2
	30	0.05	0.03	0.02	—	5.0	3.0	1.2	—
	8	0.03	0.02	—	—	3.0	1.2	—	—
100	1000	0.24	0.19	0.14	0.09	17.1	13.6	10.4	7.1
	250	0.19	0.14	0.09	0.05	13.6	10.4	7.1	4.1
	60	0.14	0.09	0.05	0.03	10.4	7.1	4.1	1.5
	16	0.09	0.05	0.03	—	7.1	4.1	1.5	—

续表

管电压 （kV）	工作负荷 （mA·min·wk⁻¹）	铅厚度（cm） 距离：1m	2m	4m	8m	混凝土厚度（cm） 距离：1m	2m	4m	8m
150	1000	0.30	0.25	0.19	0.14	25.5	21.1	16.8	12.3
	250	0.25	0.19	0.14	0.09	21.1	16.8	12.3	8.0
	60	0.19	0.14	0.09	0.05	16.8	12.3	8.0	4.0
	16	0.14	0.09	0.05	—	12.3	8.0	4.0	0.8
200	40 000	0.66	0.58	0.51	0.43	46.3	41.0	35.9	30.6
	10 000	0.58	0.51	0.43	0.35	41.0	35.9	30.6	25.4
	2500	0.51	0.43	0.35	0.28	35.9	30.6	25.4	20.1
	625	0.43	0.35	0.28	0.20	30.6	25.4	20.1	15.0
250	40 000	1.26	1.09	0.91	0.74	51.8	46.5	41.0	35.4
	10 000	1.09	0.91	0.74	0.59	46.5	41.0	35.4	29.8
	2500	0.91	0.74	0.59	0.44	41.0	35.4	29.8	24.1
	625	0.74	0.59	0.44	0.31	35.4	29.8	24.1	18.6

表 7-7　散漏射线在周剂量限值下的防护厚度

管电压 （kV）	工作负荷 （mA·min·wk⁻¹）	铅厚度（cm） 距离：1m	2m	4m	8m	混凝土厚度（cm） 距离：1m	2m	4m	8m
50	500	0.02	0.01	0	0	1.0	0.3	0	0
	125	0.01	0	0	0	0.3	0	0	0
75	500	0.06	0.02	0.01	0	3.1	1.1	0.1	0
	125	0.02	0.01	0	0	1.1	0.1	0	0
	30	0.01	0	0	0	0.1	0	0	0
100	1000	0.08	0.04	0.02	0	5.5	2.7	0.3	0
	250	0.04	0.02	0	0	2.7	0.3	0	0
	60	0.02	0	0	0	0.3	0	0	0
150	1000	0.11	0.06	0.03	0	8.9	4.9	1.3	0
	250	0.06	0.03	0	0	4.9	1.3	0	0
	60	0.03	0	0	0	1.3	0	0	0
200	40 000	0.40	0.32	0.24	0.16	26.9	21.6	16.4	11.3
	10 000	0.32	0.24	0.16	0.09	21.6	16.4	11.3	6.4
	2500	0.24	0.16	0.09	0.04	16.4	11.3	6.4	2.0
	625	0.16	0.09	0.04	0	11.3	6.4	2.0	0
250	40 000	0.78	0.61	0.45	0.28	30.6	25.1	19.4	13.9
	10 000	0.61	0.45	0.28	0.14	25.1	19.4	13.9	8.5
	2500	0.45	0.28	0.14	0.05	19.4	13.5	8.5	3.4
	625	0.28	0.14	0.05	0	13.5	8.5	3.4	0

例 7-2　有一台管电流为 40mA 的 X 线机，最高管电压为 150kV，平均周工作量为 250mA·min·wk⁻¹，焦点离防护墙的距离为 2m，求初级和次级混凝土防护墙的厚度各是

多少? 若用铅做防护屏蔽,初级和次级铅版的厚度各是多少?

解:从表 7-6 和表 7-7 中分别查出初级、次级混凝土防护墙的厚度各是 16.8cm 和 1.3cm;初级和次级铅版的厚度各是 0.19cm 和 0.03cm。

2. 利用半价层估算屏蔽厚度　此方法主要用于 γ 源的计算。根据半价层概念(射线进入物质强度衰减到初始值一半时所具有的物质厚度),在 γ 射线照射下,空间距源 r(m) 远距离的照射量率为

$$\dot{X} = \frac{2.13 \times 10^{-4} \times m}{r^2} \qquad (7\text{-}7)$$

m 为镭当量,单位用 g 表示;照射量率单位是 $C \cdot kg^{-1} \cdot h^{-1}$。不同材料对 γ 射线照射的半价层厚度不同,表 7-8 列出几种防护材料的半价层值。

例 7-3　要在水井下装一个 100 克镭当量的 ^{60}Co 源,离水井表面 3m,要求井面的照射量率为 $4.70 \times 10^{-6} C \cdot kg^{-1} \cdot h^{-1}$,求需加多深的水屏蔽?

解:根据公式(7-7),可求出不加水时井面的照射量率为

$$\dot{X}_1 = \frac{2.13 \times 10^{-4} \times m}{r^2} = \frac{2.13 \times 10^{-4} \times 100}{3^2} = 2.37 \times 10^{-3} C \cdot kg^{-1} \cdot h^{-1}$$

要求屏蔽后井面的照射量率为 $\dot{X} = 3 \times 10^{-6} C \cdot kg^{-1} \cdot h^{-1}$,则需减弱的倍数为

$$k = \frac{\dot{X}_1}{\dot{X}} = \frac{2.37 \times 10^{-3}}{4.70 \times 10^{-6}} = 504$$

需要多少个"半厚度"才能减弱这些倍数? 可以由 $2^n = 500$ 求得

$$n\log 2 = \log 504$$

解得 $n = 9$。因 ^{60}Co 的 γ 线源能量为 1.25MeV,查表 7-8 中水的半价层在能量为 1.2MeV 时是 11.0,而 1.3MeV 时是 11.5,因此用内差法估算 1.25MeV 的半价层至少是 11.2 cm,所以需要水屏蔽的厚度为

$$9 \times 11.2 = 100.8 cm$$

表 7-8　几种材料的 γ 射线衰减的半价层值

γ 射线能量(MeV)	水	混凝土	铁	铅
0.5	7.4	3.7	1.1	0.41
0.6	8.0	3.9	1.2	0.49
0.7	8.6	4.2	1.3	0.59
0.8	9.2	4.5	1.4	0.70
0.9	9.7	4.7	1.4	0.80
1.0	10.3	5.0	1.5	0.90
1.1	10.6	5.2	1.6	0.97
1.2	11.0	5.5	1.6	1.03
1.3	11.5	5.7	1.7	1.10
1.4	11.9	6.0	1.8	1.20
1.5	12.3	6.3	1.9	1.20
1.6	12.6	6.6	2.0	1.30
1.7	13.0	6.9	2.0	1.30
1.8	13.4	7.2	2.1	1.40

续表

γ射线能量（MeV）	水	混凝土	铁	铅
1.9	13.9	7.4	2.2	1.40
2.0	14.2	7.6	2.3	1.50
2.2	14.9	7.9	2.4	1.50
2.4	15.7	8.2	2.5	1.60
2.6	16.4	8.5	2.6	1.60
2.8	17.0	8.8	2.8	1.60
3.0	17.8	9.1	2.9	1.60

习题七

7-1　外照射防护的基本方法是什么？

[答案：时间、距离和屏蔽]

7-2　X线机工作负荷的含义是什么？

[答案：$W = It$]

7-3　写出X线机房屏蔽设计中，有用射线辐射屏蔽的透射比的计算公式，并解释公式中字母所表示的含义。

[答案：$B = \dfrac{Pd^2}{WUT}$]

知识链接2　　　本章小结
另一种计算屏蔽
厚度的方法——
减弱倍数法

7-4　一台工作电压为125kV的X线机，管电流20mA，每周工作5天，每天工作4小时，观察点与辐射源的距离为3m，若假设使用因子为0.25；居留因子是1，周有效剂量取0.1。计算透射参数为多少？初级防护屏混凝土屏蔽墙厚度是多少？

[答案：1.5×10^{-4}mSv·m²/（mA·min）；28cm]

7-5　有一台管电流为40mA的X线机，最高管电压为200kV，平均周工作量为650mA·min·wk^{-1}，焦点离防护墙的距离为3m，求初级和次级混凝土防护墙的厚度各是多少？若用铅做防护屏蔽，初级和次级铅版的厚度各是多少？

[答案：20.1cm，2.0cm；2.8mm，0.4mm]

7-6　要在水井下装一个100克镭当量的^{60}Co源，离水井表面2m，要求井面的照射量率为2.58×10^{-6}C·kg^{-1}·h^{-1}，γ射线源能量是1.25MeV。求需加多深的水屏蔽？

[答案：123cm]

7-7　总结屏蔽材料与不同放射线的特征关系。

（王亚平　高　杨）

习题解答

1. 熟练掌握放射性核素进入体内的途径和排出方法。
2. 掌握内照射特点和剂量估算方法,掌握体内放射性核素摄入量的估算方法。
3. 理解放射性药物的基本特性和内照射防护基本原则。
4. 了解内照射剂量的估算程序。

放射性核素进入人体将产生内照射。内照射途径应该分为两大类:一类是客观形成的,通过呼吸道吸入存在空气中的放射性惰性气体(包括氡、钍及它们的短寿命子核)及通过食物、饮水进入人体的放射性核素对人体的照射;另一类是主观形成的,即临床核医学通过放射性示踪技术和放射性的生物效应将放射性核素植入体内进行医学影像探查,以及对病变组织和器官的放射性治疗。内照射对人体的生物效应和伤害程度取决于射线的电离能力,因而临床操作开放型放射性核素时,尤其应注意内照射及其生物效应。内照射防护的目的(the purpose of internal radiation protection)是尽可能地切断无用放射性物质进入人体或加速排出人体的途径。

第一节 内照射剂量特征

一、放射治疗使用的源及照射方式

在临床核医学中,放射治疗所用的放射源大致有三类。

1. 能释放 α、β 和 γ 射线的各种放射性核素 由于不稳定核素具有放射性衰变性质,因此可以被用做放射治疗所用的放射源。^{60}Co 放射源其射线平均能量为 1.25MeV,半衰期为 5.27 年。既可以封装于外照射治疗机——^{60}Co 治疗机,用于深部肿瘤的外照射治疗,也可以封装于后装治疗机进行肿瘤的内照射治疗。

2. 常压 X 线治疗机和各种医用加速器 临床常用医用加速器主要是电子直线加速器,它能产生高能 X 线。这种加速器产生的高能 X 线与常压 X 线相比,具有皮肤剂量低,深部剂量高,骨吸收剂量少,全身剂量小的优点,且半影区较小。它常用于治疗深部肿瘤,如鼻咽癌、肺癌、食管癌、胰腺癌、泌尿系和妇科肿瘤等。

3. 医用直线加速器产生的电子线及其他能产生重粒子束的加速器 医用直线加速器除了能产生高能 X 线外,还能产生高能电子束。这种由加速器产生的高能电子束具有特殊的剂量特性,适用于治疗浅表和偏心性肿瘤(如皮肤癌和唇癌),胸壁和颈部术后残余或复发病灶,深度为 1～10cm 的上呼吸道和消化道癌瘤(可用混合照射)以及淋巴结恶性病变的补充治疗和治疗浅淋巴结转移,还用于术中放射治疗。

各类放射源在临床上应用时有两种基本照射方法:

(1)体外照射:也称为远距离放射治疗(teletherapy),是指放射源位于体外一定距离的照射治疗。放射线经过皮肤和部分正常组织集中照射身体内的肿瘤部位,是目前临床使用的主要照射方法。它又可分为三种照射技术,即:固定源 – 皮距(SSD)技术、固定源 –

轴距(*SAD*)和旋转照射技术。

（2）体内照射：又称做近距离照射(irradiation at short distance)。近距离治疗是将密封放射源直接放入被治疗的组织内或放入人体的天然腔内,如鼻咽、食管、气管、宫腔等部位进行局部照射。内照射技术分为五类：腔内、管内、组织间插入、术中和敷贴治疗。

二、核医学用放射性核素特点

在临床诊断中,核医学的应用(applications of nuclear medicine)主要是利用放射性核素示踪技术,以放射性核素或标记化合物作为示踪剂,用核医学仪器来检测它的行踪,以反映它所在位置生物组织的形态和功能。其原理是利用放射性核素与同一元素具有相同的化学性质,在机体内发生的化学变化和生物学变化完全相同,而生物体是不能区别同一元素的各个同位素的,这样,就可以用放射性核素来代表同位素中的稳定核素。同时利用放射性核素的可测量性,即这些核素中的原子核不断衰变而放出一定特征的射线,可用放射性探测仪器测量,从而对标记的物质进行精确的定性、定量和定位研究。

放射性核素显像可以为临床医学诊断提供的信息有：机体功能和结构的变化,如甲状腺显像、肝脏显像等；机体物质代谢的变化,如通过脑 PET 显像提供葡萄糖代谢的变化；体液容量的变化和机体活性物质数量变化及介质传递功能的变化。如体外放射分析对血液和体液中某些生物活性物质的含量测定,受体显像等。

放射性核素治疗方法很多,主要包括：

（1）选择性内照射治疗：包括 ^{131}I 治疗甲亢和甲状腺转移癌,^{89}Sr 等治疗转移性骨痛,^{32}P 治疗血液病等。

（2）腔内治疗：包括 ^{32}P - 胶体胸,腹腔内治疗癌性胸,关节腔内治疗关节炎等。

（3）敷贴治疗：包括 ^{90}Sr 敷贴器治疗毛细血管瘤和一些皮肤及眼科疾病。

（4）组织间质种植治疗：包括 ^{125}I、^{103}Pd 粒子植入治疗前列腺癌等。

（5）放射免疫和受体介导靶向治疗：包括 ^{131}I 标记单克隆抗体治疗肿瘤等。

放射性核素治疗也被称为放射性介入治疗(radioactive interventional therapy),是通过各种方式,如口服、注射、植入等,将放射性核素及其化合物引入人的体内或病变组织之中,利用放射性核素在衰变过程中发出的高能粒子射线和光子射线对肿瘤或病变组织进行辐射等作用,从而抑制或破坏肿瘤及病变组织。这种治疗方法的本质是使病变组织中受到照射的细胞发生辐射损伤,导致繁殖能力的丧失、代谢的紊乱甚至细胞死亡,从而达到治疗目的。由于放射性核素衰变的高能粒子(α、β 粒子)射程很短,对病变周围的正常组织辐射损伤较轻,因此,毒副作用较小。

核医学应用的放射性核素均包含在放射性药物中,其来源目前都是通过人工核反应制备出来的。主要途径有：通过反应堆生产的放射性核素,如 ^{131}I、^{99}Mo、^{133}Xe 等；通过医用加速器生产的放射性核素,如 ^{11}C、^{13}N、^{123}I 等；通过放射性核素发生器生产的放射性核素,如 ^{99}Mo-^{99}Tc^{m} 发生器等。

核医学应用的放射性药物(Radiopharmaceuticals)具有如下特性：

1. 放射性 药物因内部含有放射性核素,能不断衰变并释放出射线,本身就像一个组装的放射源。因此在制备、运输和使用过程中均需按国家制定的有关放射性物质管理规定和技术标准进行操作使用,以免造成环境和人员的污染。

2. 物理半衰期（physical half-life）　放射性药物的失效期随其所含放射性核素的半衰期长短而定。半衰期短的放射性药物不能长期储存,且每次使用时均需进行衰变校正。通过放射性核素的衰变规律(见教材第一章内容)计算出使用时刻的放射性活度和半衰期等特征量。

3. 计量单位　放射性药物的计量单位不是像普通药物那样以质量单位计量,而是以放射性活度为计量单位,即以核素的衰变速度为计量基础。

4. 生理、生化特性　放射性药物在标记前后的生物学特性基本一致,即放射性药物的使用不会改变探测目标(生物组织、器官)的生物学性质。因此,放射性药物的生理、生化特性取决于被标记物的固有特性。

5. 放射性药物的作用特点　不同于普通药物。普通药物是根据药物的药理学特性发挥其诊疗作用;而放射性药物是利用放射性核素的示踪作用和射线的生物学效应来达到诊疗目的。

放射治疗中的防护原则重点体现在实践的正当性和防护的最优化设计。尤其是ICRP 在 103 号出版物中强调:在放射治疗中,最优化不仅涉及处方剂量施予肿瘤过程的设计;而且还涉及如何保护靶体积之外的健康组织,即适型治疗的设计。

在放射治疗的剂量设计上,不能使用诊断用放射性核素的医疗照射剂量参考水平,而是利用靶组织的放射生物效应进行相应的剂量设计。

三、体内照射——近距离放射治疗的剂量分布

在放射治疗学中,近距离放射治疗是腔内放射治疗和组织间放射治疗的总称。它是将密封的放射源连同相应的治疗器具(施用器)置放于人体腔管肿瘤(靶区)附近,或经插针植入瘤体内的治疗技术。实施近距离放射治疗时,放射源离瘤体较近,肿瘤组织受照剂量较高;而肿瘤周围的正常组织由于剂量迅速跌落,受照剂量较低。

对于放射治疗剂量分布来说,近距离照射的剂量梯度使得吸收剂量和吸收剂量率随着与源的距离不同而变化。因此,靶区剂量的计算要慎重选择处方剂量点,保证该点剂量足够取得高的肿瘤控制几率,有效根除肿瘤。近距离放射治疗所用的射线源多为点源,利用计算机技术可以控制点源在体腔内按照一定的时间间隔步进位移,从而得到治疗所需要的各种剂量分布。放射源周围剂量分布计算,在考虑剂量衰减的距离平方反比法则的同时,还应考虑源的自吸收、源内的多次散射和源的几何形状等诸多因素。

1. 点源辐射剂量分布（dose distribution of point radiation source）　点源被认为是各向同性的,根据物理学平方反比定律,其周围某点处照射量率与其源的距离平方成反比,其计算公式为

$$\dot{X} = \frac{\Gamma \cdot A}{r^2} \tag{8-1}$$

式中,r 为其某一点距离源的距离;A 为该源的放射性活度;Γ 为放射源的照射量率常数,它表示距密封源为 r 的位置上每单位面积、由单位活度的放射源产生得照射量率,SI 单位是 $C \cdot m^2 kg^{-1} Bq^{-1} s^{-1}$。

例 8-1　已知 ^{192}Ir 的放射性活度是 $3.7 \times 10^{11} Bq$, 相应的 $\Gamma = 0.93 \times 10^{-18} C \cdot m^2 kg^{-1} Bq^{-1} s^{-1}$, 求距离源 2m 远处的照射量率是多少?

解：由公式（8-1）可得

$$\dot{X} = \frac{\Gamma \cdot A}{r^2} = \frac{0.93 \times 10^{-18}}{2^2} \times 3.7 \times 10^{11} = 8.6 \times 10^{-8} \mathrm{C \cdot kg^{-1} \cdot s^{-1}}$$

2. 线辐射源剂量分布（dose distribution of line radiation source）　对于一个长度为 L 线状源，设其总活度为 A，与它相距为 r 处 P 点的照射量率可以看成是由组成该线源的无数个点状源在该点形成的照射量的积分。将线源分成无数个点源，设其中一个长度为 $\mathrm{d}x$，如图 8-1 所示。则点源 $\mathrm{d}x$ 在 P 点的照射量率为

$$\mathrm{d}\dot{X} = \frac{A}{L} \cdot \Gamma \cdot \mathrm{d}x \cdot \frac{1}{r^2} \exp(-\mu \cdot t \cdot \sec\theta) \tag{8-2}$$

其中，$r = y\sec\theta$；$x = y\tan\theta$；$\mathrm{d}x = y\sec^2\theta \mathrm{d}\theta$。因此，$P$ 点的总照射量率为

$$\dot{X} = \int_{\theta_1}^{\theta_2} \mathrm{d}\dot{X} = \frac{A \cdot \Gamma}{L \cdot y} \int_{\theta_1}^{\theta_2} \exp(-\mu \cdot t \cdot \sec\theta) \cdot \mathrm{d}\theta \tag{8-3}$$

式中，Γ 为照射量率常数；t 为源的壁厚；μ 为放射源密封材料的线性衰减系数。

现代近距离治疗使用的放射源已趋向微型化，即线源趋近点源化。常用的方式为源步进运动，控制其在不同位置的停留时间来模拟线源。

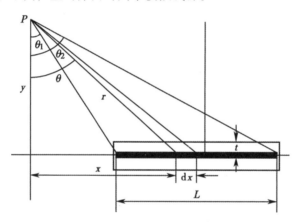

图 8-1　线源附近一点的照射量率计算

放射源在任一点的照射量率是以空气为介质的物理量。当放射源植入人体后，考虑到周围组织对辐射的吸收和散射，须利用 Meisberger 三次多项式校正法，方可得到体内（体模内）一点的吸收剂量率。即

$$\frac{\text{水中吸收剂量率}}{\text{空气中吸收剂量率}} = A + Br + Cr^2 + Dr^3 \tag{8-4}$$

式中，r 为考察点距放射源的距离（1～10cm）。A、B、C、D 分别为不同放射性核素的多项式系数。

第二节　内照射剂量的估算

内照射剂量的估算程序（estimation procedure of internal radiation dose）一般为：首先是

要查明放射性核素进入人体内部的途径、种类及其物理化学性质；其次是根据有关监测数据（环境监测数据、排泄物、全身监测数据等），导出摄入量即推算机体吸收放射性物质的量或沉积于体内的量；第三是由摄入量推算人体或器官所受的剂量。

一、内照射途径

放射性核素进入体内的途径简称为内照射途径（internal irradiation pathway），包括呼吸道、消化道、皮肤及外创伤口。一般情况时主要由呼吸道和消化道进入体内。

在核医学中，多数放射物质是液态的。在使用过程中，放射性核素可以蒸发到空气中，尤其是 ^{131}I 和 ^{210}Po 等溶液挥发性极强，在常温下也有明显的发散作用。若发生容器松脱、破裂、造成表面污染，就更容易挥发到空气中；使用气溶胶、雾化剂时，也容易造成空气污染。工作人员通过吸入污染的空气就会受到内照射；手、工作服、工作桌面和操作用具的表面污染还会引起污染的扩散。在放射工作场合吸烟、饮水、吃食物等不良习惯都可能导致放射性物质进入体内。当用口从移液管直接吸取放射性溶液时，也极易误吸入放射性物质。

正常状态下完好的皮肤能有效阻隔大部分放射性物质。但是放射性铯和铀的氧化物却很容易渗入皮肤，尤其当存在有机溶剂时，还会进一步增强放射性物质深入皮肤的能力。另外，如果皮肤存在伤口，大部分放射性物质都会很容易地经过伤口进入皮下组织。

放射性核素的排出涉及物理半衰期 T_P、生物半衰期 T_b；放射性核素在体内总的衰变率用有效半衰期 T_e 表示，即

$$T_e = \frac{T_P \cdot T_b}{T_P + T_b} \tag{8-5}$$

例 8-2　如果放射性核素 ^{238}U 进入人体内，已知物理半衰期和生物半衰期分别为 1.6×10^{12}d, 100d，求有效半衰期和有效衰变常数。

解：

$$T_e = \frac{T_P \cdot T_b}{T_P + T_b} \approx 100\text{d}$$

有效衰变常数由半衰期和衰变常数的关系式可知

$$\lambda_e = \frac{\ln2}{T_e} = \frac{0.639}{100} = 6.93 \times 10^{-3}\text{d}^{-1}$$

由此可见，物理半衰期远大于生物半衰期时，有效半衰期接近生物半排期。一般来说，当两者相差20倍时，有效半衰期由较短的那个半衰期值来决定。

进入人体的放射性核素最终经过肝、肾、肠、肺或皮肤的生物过程排出体外。排出途径有大小便、汗和呼气。排出速度随放射性核素在细胞外体液中的浓度而变化，体内核素数目成指数衰减。

二、放射性核素摄入量的估算方法

1. 利用环境监测数据估算摄入量

（1）从水和食物中摄入的核素量：设 Q_0 为放射性核素的摄入量，可以根据式（8-6）估算 Q_0

$$Q_0 = V_w \cdot C_w \cdot f_w \qquad (8\text{-}6)$$

式中，V_w 为摄入的水或食物的量（单位：L 或 kg）；C_w 为水或食物中的放射性物质的浓度（单位：Bq/L 或 Bq/kg）；f_w 为放射性核素到达全身或器官的份额（单位：L 或 kg）。

（2）从空气中摄入的核素量：设 Q_0 为放射性核素的摄入量，根据式（8-7）估算 Q_0

$$Q_0 = V_a \cdot C_a \cdot f_a \qquad (8\text{-}7)$$

式中，V_a 为摄入的空气量（单位：L 或 kg）；C_a 为空气中的放射性物质的浓度（单位：Bq/L 或 Bq/kg）；f_a 为放射性核素到达全身或器官的份额（单位：L 或 kg）。摄入空气量 V_a 可以表示为

$$V_a = v \cdot t \qquad (8\text{-}8)$$

其中 v 是参考人吸入空气的速率，标准条件下为 20L/min。医学上常用的核素到达全身的 f_w、f_a 值列于表8-1。

需要提及的是，上面两种对水和食物中摄入的核素量和空气中摄入的核素量的估算方法不含放射性核素的衰变特征量（放射性活度、衰变常数、半衰期等），因此估算的是所测定空气、水或食物中放射性物质浓度的时刻摄入的核素量，故可视作体内初始放射性核素的摄入量。

表8-1 医学上常用放射性核素对全身内照射的有关参数

放射性核素名称	物理半衰期 T_p（天）	生物半衰期 T_b（天）	有效半衰期 T_e（天）	到达全身份额 f_w	到达全身份额 f_a
^{3}H	4.5×10^3	12	12	1.0	1.0
^{14}C	2.0×10^6	10	10	1.0	0.75
^{24}Na	0.63	11	0.6	1.0	0.75
^{32}P	14.3	257	13.5	0.75	0.63
^{35}S	87.1	90	44.3	1.0	0.75
^{45}Ca	164	1.6×10^4	162	0.6	0.55
^{51}Cr	27.8	616	26.6	<0.005	0.25
^{60}Co	1.9×10^3	9.5	9.5	0.3	0.4
^{90}Sr	1.0×10^4	1.3×10^4	5700	0.3	0.4
^{90}Y	2.68	1.4×10^4	2.68	10^{-4}	0.25
^{99}Tc^m	0.25	1	0.2	0.5	0.5
^{103}In^m	0.073	48	0.073	2.0×10^{-5}	0.25
^{131}I	8.0	138	7.6	1.0	0.75
^{198}Au	2.7	120	2.6	0.1	0.3
^{226}Ra	5.9×10^5	900	900	0.3	0.4

例 8-3 空气中 ^{131}I 的浓度为 3.7×10^5Bq/m^3，已知标准摄入空气的速率为 20L/min，求工作人员在此停留 1 小时的情况下 ^{131}I 的摄入量。

解：查表 8-1 得到从空气中将 ^{131}I 吸入到达全身的份额是 0.75，标准摄入空气的速率为 20L/min，所以有

$$V_a = v \cdot t = 20 \times 1 \times 60 = 1200\text{L} = 1.2\text{m}^3$$

$$Q_0 = V_a \cdot C_a \cdot f_a = 1.2 \times 3.7 \times 10^5 \times 0.75 = 3.3 \times 10^5 \text{Bq}$$

2. 利用生物样品监测数据估算摄入量 利用排泄物和其他生物样品的放射性水平监测数据可以推算体内的各种放射性核素量。可利用的生物样品有血液、尿液、粪便、汗液、唾液、鼻涕、痰和呼出气等。尿液比较容易收集，其中所存在的放射性核素可直接反映出细胞外体液中该放射性核素水平，因此具有实用意义和价值。此外还有一些发出贯穿性强的 γ 射线的放射性核素，所发射的 γ 射线有足够的能量可以进行体外计数，并通过计数装置鉴别出体内放射性核素的种类以及当时的含量，进一步估算出最初的摄入量。

利用生物样品的放射性水平监测的数学方法可由滞留分数方程（fractional equation of Retention）和排泄分数方程（fractional equation of excretion）表达。设初始摄入的放射性核素为 Q_0，t 时刻全身的含量为 $Q(t)$，则 $Q(t)$ 随时间的变化形式为

$$\frac{\mathrm{d}Q(t)}{\mathrm{d}t} = -E(t) - \lambda_P Q(t) \tag{8-9}$$

式中，λ_P 为物理衰变常数，$E(t)$ 为 t 时刻每单位时间间隔内排出的放射性核素量（单位：Bq/d）。

为了导出滞留分数方程，需引入滞留分数 $R(t)$ 表示体内滞留的放射性核素随时间变化的规律。$R(t)$ 定义为摄入的放射性核素随时间的变化量 $Q(t)$ 与初始值 Q_0 之比，即

$$R(t) = \frac{Q(t)}{Q_0} \tag{8-10}$$

以 Q_0 除以式（8-9），可得滞留分数 $R(t)$ 的数学表达式

$$\frac{\mathrm{d}R(t)}{\mathrm{d}t} = \frac{\mathrm{d}Q(t)}{Q_0 \mathrm{d}t} = -\frac{E(t)}{Q_0} - \lambda_P \frac{Q(t)}{Q_0} \tag{8-11}$$

设 $E(t) = Y(t) \cdot Q_0$，代入式（8-11）中有

$$\frac{\mathrm{d}R(t)}{\mathrm{d}t} = -Y(t) - \lambda_P R(t) \tag{8-12}$$

式中 $Y(t)$ 为排出分数，表示 t 时刻每单位时间间隔内排出量与初始时刻体内积存量之比（单位：d^{-1}）。解方程（8-12）得

$$R(t) = \mathrm{e}^{-\lambda_P t} \left[1 - \int_0^t \mathrm{e}^{-\lambda_P t} (Q - Y(t)) \mathrm{d}t \right] \tag{8-13}$$

式（8-13）即 $R(t)$ 的函数式称为滞留分数方程。$Y(t)$ 也有随时间变化的函数表达式，称作排泄分数方程。因此，式（8-13）也揭示了滞留分数方程与排泄分数方程的相关性规律。表 8-2 给出 6 种典型的放射性核素滞留分数方程和排泄分数方程，以该核素由尿排泄量占总排泄量的分数。

表 8-2　6 种典型的放射性核素的尿排泄量占总排泄量的分数、滞留分数方程和排泄分数方程

核素	尿排占总排量分数 F_U	滞留分数方程 $R(t)$ 与排泄分数方程 $Y(t)$
^{14}C	0.036	$\begin{cases} R(t) = 0.07e^{-(\ln 2/0.05)t} + 0.3e^{-(\ln 2/0.4)t} \\ Y(t) = 0.5e^{-(\ln 2/0.4)t} \end{cases}$
^{32}P	0.90	$\begin{cases} R(t) = 0.15(e^{-(\ln 2/0.5)t} + e^{-(\ln 2/2)t}) + 0.4e^{-(\ln 2/19)t} + 0.3 \\ Y(t) = 0.21e^{-(\ln 2/0.5)t} + 0.052e^{-(\ln 2/2)t} + 0.015e^{-(\ln 2/19)t} \end{cases}$
^{60}Co	0.70	$\begin{cases} R(t) = 0.65e^{-(\ln 2/10)t} \\ Y(t) = 0.045e^{(-0.07)t} \end{cases}$
^{90}Sr		$\begin{cases} R(t) = 0.5(e^{-(\ln 2/2.4)t} + t^{0.2}) \\ Y(t) = 0.17e^{-(\ln 2/3)t} + 0.0016e^{-(\ln 2/44)t} + 2.9 \times 10^{-5} \cdot e^{-(\ln 2/4000)t} \end{cases}$
^{131}I	1.0	$\begin{cases} R(t) = 0.7e^{-(\ln 2/0.35)t} + 0.7e^{-(\ln 2/100)t} \\ Y(t) = 1.4e^{-(\ln 2/0.35)t} + 0.002 \cdot e^{-(\ln 2/7.3)t} \end{cases}$
^{226}Ra	0.05	$\begin{cases} R(t) = 0.54t^{-0.52} \\ Y(t) = 0.28t^{-0.52} \end{cases}$

在实际应用中,常通过尿的排泄分数方程估算初始摄入量 Q_0,即

$$Q_0 = \frac{E_U(t)}{Y_U(t)} \tag{8-14}$$

式中 $E_U(t)$ 为 t 时刻每单位时间间隔内尿中的放射性核素含量(单位:Bq/d); $Y_U(t)$ 为尿的排泄分数方程,可通过解 $Y_U(t)$ 的方程求出各种放射性核素在不同时间内的尿排泄量(表 8-3 列出 6 种典型放射性核素尿的排泄分数方程)。还可以由排泄分数方程 $Y(t)$ 和尿排泄量占总排泄量的分数 F_U 的乘积估算 $Y_U(t)$。

表 8-3　6 种典型放射性核素尿的排泄分数方程

放射性核素	尿的排泄分数方程 $Y(t)$
^{14}C	$Y_U(t) = 0.018e^{-1.73t}$
^{32}P	$Y_U(t) = 0.18e^{-1.44t} + 0.045e^{-0.4t} + 0.02e^{-0.036t}$
^{60}Co	$Y_U(t) = 0.032e^{-0.07t}$
^{90}Sr	$Y_U(t) = 0.12e^{-0.29t} + 0.08t^{-1.2}$
^{131}I	$Y_U(t) = 1.4e^{-2.07t} + 0.002e^{-0.095t}$
^{226}Ra	$Y_U(t) = 0.014t^{-0.52}$

例 8-4　某医院核医学科放射工作人员一次偶然摄入 ^{131}I,第 10 天在尿中测得 ^{131}I 的含量为 5.0×10^3 Bq/d。试估算初始摄入量。

解:方法一　已知 $t = 10$ d, $E_U(10) = 5.0 \times 10^3$ Bq/d;查表 8-3 计算 ^{131}I 的尿排泄分数为

$$Y_U(10) = 1.4e^{-2.07t} + 0.002e^{-0.095t} = 0.77 \times 10^{-3}$$

根据公式（8-14）得初始摄入量

$$Q_0 = \frac{E_U(t)}{Y_U(t)} = \frac{5.0 \times 10^3}{0.77 \times 10^{-3}} = 6.5 \times 10^6 \text{Bq}$$

方法二　已知 $t=10\text{d}$，$E_U(10)=5.0\times10^3\text{Bq/d}$；查表8-2可得 ^{131}I 的尿排泄分数方程为

$$Y(10) = 1.4e^{-(\ln2/0.35)t} + 0.002 \cdot e^{-(\ln2/7.3)t} = 0.77 \times 10^{-3}$$

尿排泄量占总排泄量的分数 $F_U=1.0$，所以初始摄入量为

$$Q_0 = \frac{E_U(t)}{Y(t) \cdot F_U} = \frac{5.0 \times 10^3}{0.77 \times 10^{-3} \times 1} = 6.5 \times 10^6 \text{Bq}$$

可见两种解法相同。

3. 利用全身计数数据估算摄入量　利用全身计数装置可鉴别出摄入放射性核素 t（天）时间后现存的含量 $Q(t)$ 以及核素种类，查出该核素的滞留分数方程，将 t 时间值带入求出滞留分数 $R(t)$，由公式（8-10）估算出初始摄入量。

三、内照射剂量的估算方法

对于内照射情况，人们更关心摄入的放射性核素对人体或器官产生的当量剂量、有效剂量及其待积当量剂量和待积有效剂量等。如果已知放射性核素的总摄入量 Q_0，可由式（8-15）求出全身待积有效剂量

$$E_{50} = Q_0 \sum_T w_T \cdot H_{50,T} \tag{8-15}$$

式中，$H_{50,T}$ 为摄入单位放射性活度核素的靶器官（T）所接受的待积当量剂量；w_T 为靶器官（T）的组织权重因子。

例 8-5　某地泉水中 ^{226}Ra 的浓度较高，导致当地居民每天摄入 ^{226}Ra 的量为 0.55Bq，如果组织器官摄入单位放射性活度核素的待积当量剂量 $H_{50,T}$ 分别为：性腺 3.0×10^{-7}Sv/Bq；红骨髓 6.0×10^{-7}Sv/Bq；骨表面 2.0×10^{-5}Sv/Bq。试估算生活于此地 50 年的居民接受的全身待积有效剂量。

解：居民 50 年摄入 ^{226}Ra 的总量为

$$Q_0 = 0.55 \times 50 \times 365 = 1.0 \times 10^4 \text{Bq}$$

性腺、红骨髓、骨表面的组织权重因子 w_T 分别为 0.08，0.12 和 0.01，所以有

$$E_{50} = Q_0 \sum_T w_T \cdot H_{50,T}$$
$$= 1.0 \times 10^4 (0.08 \times 3.0 \times 10^{-7} + 0.12 \times 6.0 \times 10^{-7} + 0.01 \times 2.0 \times 10^{-5})$$
$$= 1.0 \times 10^4 \times 2.96 \times 10^{-7} = 2.96 \times 10^{-3} \text{Sv} = 2.96 \text{mSv}$$

第三节　内照射防护基本措施与方法

一、内照射防护基本措施

内照射防护基本原则（basic principles of internal radiation protection）为：在内照射实

践正当化和防护最优化判定的基础上,对于所有内照射医疗实践积极采取一切有效措施,切断非医疗照射需要的放射性物质进入人体内的各种途径,尽量减少或避免该类物质进入人体的一切机会。减少或防止人体受到无用内照射的危害。

一般情况下,无用放射性核素主要通过呼吸道和消化道进入体内。造成内照射的原因通常是:吸进被放射性物质污染的空气;饮用被放射性物质污染的水;食入被放射性物质污染的食物。因此内照射防护基本措施(basic measures of internal radiation protection)为:

1. 围封隔离 对于开放型放射性场所,必须采取严密而有效的围封隔离措施,其中包括开放源周围设立一系列屏障,限制可能被污染的空间的表面,防止放射性物质向四周环境扩散,防止由于人员或物体的流动而将污染带到未经污染的地方等措施。

2. 去污保洁 操作者必须遵守安全操作规定,防止或减少污染的发生,保持工作场所的清洁卫生,对受到污染的表面应及时去污,对污染的空气进行合理通风,有条件的地方应安装空气净化装置。

3. 个人卫生 操作开放型放射性核素的工作人员,应根据工作性质正确穿戴相应的防护衣具如工作服、工作帽、靴鞋、手套和口罩,必要时可以穿戴隔绝式或活性炭过滤面具或特殊防护口罩。限制暴露于污染环境中的时间。遵守个人卫生规定,不得在开放型放射性工作场所或污染区进食或吸烟等。

4. 妥善处理放射性"三废" 开放型放射性工作会产生一定的放射性"三废",即废水、废气、放射性固体废物。采取合理而有效的措施治理好"三废",是保护环境的重要保障。在贯彻实施时,应该同时抓住两个环节:

(1)对从事开放型放射性物质工作的建筑物的设计和建造按规定提出防护的某些特殊要求。

(2)提出并认真实施与从事开放型放射性工作有关的若干卫生防护措施。

5. 建立内照射监测系统 对放射工作人员体表和工作场所及周围环境中的空气、水源进行常规监测,以便及时发现问题,改进防护设备和防护措施。

二、放射性工作场所及工作条件

1. 对放射性工作场所的划分 放射性工作场所指人类操作一定量的放射性物质或使用电离辐射装置的工作场所或单位。凡符合下列条件之一的工作单位或场所称为放射工作单位或场所。

(1)操作放射性物质的比活度大于 $7 \times 10^4 \, \text{Bq} \cdot \text{kg}^{-1}$,且每日最大操作量按毒性分组大于表8-4所列值。

表8-4　放射性核素的日最大操作量

放射性核素毒性组别	日最大操作量	
	开放性放射源(Bq)	封闭性放射源(Bq)
极毒组(Ⅰ)	4×10^3	4×10^4
高毒组(Ⅱ)	4×10^4	4×10^5
中毒组(Ⅲ)	4×10^5	4×10^6
低毒组(Ⅳ)	4×10^6	4×10^7

各组别的开放性放射源的日最大操作量应按操作性质将表8-4的值乘以下列表8-5的修正系数：

表8-5 操作性质的修正系数

操作性质	修正系数
干式扬尘操作	0.01
产生少量气体、气溶胶的操作	0.1
一般的湿式操作	1
简单的湿式操作	10
在工作场所贮存	100

放射性工作单位的等效年用量以开放型工作单位所用的各种放射性核素的年用量分别乘以放射性核素毒性组别系数(极毒组为10,高毒组为1,中毒组为0.1,低毒组为0.01)的积之和。

开放型放射工作场所(open radiation workplace),按所用放射性核素的最大等效日操作量大小将开放型放射工作单位分为三级,见表8-6。一级单位的工作场所、干式扬尘操作的工作场所,应设在单独的建筑物内。二、三级单位的工作场所可设在一般建筑物内,但应集中在同一层或一端,与非放射工作场所隔开。

(2)操作带有放射性物质的仪器、仪表或产生电离辐射的设备装置,其放射性活度大于封闭性放射源的日最大操作量;或不加任何防护措施,放射源表面的当量剂量率高于0.04mSv·h^{-1};或工作位置的当量剂量率高于2.5μSv·h^{-1};或间断性工作的年有效剂量高于5mSv。

表8-6 开放型放射工作场所的分级

工作场所级别	等效日最大操作量(Bq)
甲	>4 × 10^9
乙	2 × 10^7 ~ 4 × 10^9
丙	豁免活度值以上 ~ 2 × 10^7

表8-7 各类放射工作单位的防护监测区

单位类别	防护监测区的范围(m)
第一类	>150
第二类	30 ~ 150
第三类	<30

(3)使用电子加速器和操作产生电子束的装置,其电子束能量大于5keV,且工作位置的当量剂量率符合上条所列的数值。

(4)在满足一般卫生的防护条件下,工作场所空气中放射性物质的浓度大于放射工作场所中导出空气浓度的十分之一。

放射性核素进行毒性分组,主要是为了帮助确定工作场所内应有的装置、设备及应采取的防护措施,提供制定放射性工作下限值的依据。

2. 开放型放射工作单位环境监测分类 对放射工作单位除按其所属性质,进行类别划分外,还需在其周围划出防护监测区,定期监测(表8-7)。

这三个区域分别为第一类(非限制区)、第二类(监督区)和第三类(控制区)。

控制区(restricted zone)是在辐射工作场所所划分的一种区域,在这种区域内要求或可能要求采取专门的防护手段和安全措施,以便在正常工作条件下控制正常照射或防止污染扩展,防止潜在照射或限制其程度。在其中连续工作人员一年内受到照射剂量可能超过年限值十分之三,如制备、分装放射性药物的操作室、给药室、治疗室、治疗病人的床位区等。

监督区(inspection zone)是未被确定为控制区、通常不需要采取专门防护手段和安全措施,但需要经常对职业照射条件进行监督和评价的任何区域。在其中连续工作人员一年内受到照射剂量一般不超过年限值十分之三,如使用放射性核素的标记实验室、显像室、诊断病人的床位区、放射性核素或药物的贮存区、放射性废物贮存区等。

非限制区(unrestricted zone)指在其中连续工作的人员一年内受到的照射,一般不超过年限值十分之一的区域,如工作人员办公室、电梯、走廊等。

3. 开放型放射性实验室设计的基本要求 核医学开放型实验室(open laboratory of nuclear medicine)分为基础实验室和临床实验室两类,防护设计要求大致相同,临床实验室还要考虑患者短时间逗留区域的设计等,其建筑设计和平面布局要求如下:

(1)各级开放型放射性工作场所,尤其是在其污染区域内不应当从事与放射性工作无关的工作和活动。

(2)工作场所的门、窗和内部的设计及设备应尽量简单,且所用材料应易于去除污染。地面与墙壁相交处和墙壁与墙壁相交处应是圆角,以便水洗去污染。地面应当有一定的坡度趋向于地漏。地表覆面、墙面、顶棚和工作台面等表面都应当用吸附性和渗透性小、抗酸碱、耐老化的材料铺设、喷涂和粉刷。

(3)供水、供电、供热和通风管道、线路等尽量暗装,供水开关应当是脚踏式或肘开式的。对不同工作场所分级活性实验室、病房、洗涤室、显像室等场所内表面及装备结构的防护要求见表8-8。

表8-8　工作场所室内表面和装备的要求(依据 ICRP 第57号出版物)

工作场所分级 (权重活度 MBq)	地面	表面	实验室 通风橱	室内通风	管道	清洗及 除污设备
>50 000	地板与墙面 接缝无缝隙	易清洗	需要	应设抽风	下水道易短,大 水流管道应有 维修标记	需要
50~50 000	易清洗且不 易渗透	易清洗	需要	有较好抽风	一般要求	需要
<50	易清洗	易清洗		自然通风	一般要求	只需清洗设备

注:权重活度 = 计划的日最大操作活度 × 核素毒性权重系数/操作性质修正系数

在医院门诊从事核素检查的房间要考虑患者进出方便,尽可能安排在实验室入口附近,有条件可另设出口。核素治疗室是放射性核素日操作量较大、易造成环境污染的区域,要安排在远离非放射区的一端,并采取一定设施,如设立带卫生设备的单人房间,避免造成不必要的污染及患者接受核素后相互照射。

知识链接
放射性药物操作
的辐射防护要求

本章小结

习题八

8-1　放射治疗用的放射源可分成几类？其特点和用途是什么？

8-2　已知某时刻 ^{226}Ra 的放射性活度是 3.7×10^6Bq，相应的 $\Gamma = 1.6 \times 10^{-18}$C·m^{2}kg^{-1}Bq^{-1}s^{-1}，求距离源 4cm 远处的照射量率是多少？

[答案：3.7×10^{-9}C·kg^{-1}s^{-1}]

8-3　已知 ^{113}In 的 $\Gamma = 0.039 \times 10^{-18}$C·m^{2}kg^{-1}Bq^{-1}s^{-1}，今测得距离源 2cm 远处的照射量率为 3.102×10^{-5}C·kg^{-1}s^{-1}，求此时 ^{131}In 的放射性活度是多少？

[答案：3.18×10^{11}Bq]

8-4　已知 ^{238}U 的放射性活度是 52.3Bq，相应的 $\Gamma = 0.02 \times 10^{-18}$C·m^{2}kg^{-1}Bq^{-1}s^{-1}，求距离源 2cm 远处，10 分钟内的照射量是多少？

[答案：1.57×10^{-12}C·kg^{-1}]

8-5　放射性核素 ^{32}P 进入某人的全身，已知物理半衰期为 14.3d；生物半衰期分别为 257d，求有效半衰期和有效衰变常数。

[答案：13.5d；5.13×10^{-2}d^{-1}]

8-6　空气中 ^{32}P 的浓度为 2.5×10^3Bq/m^3，已知标准摄入空气的速率为 20L/min，求工作人员在此停留 2 小时的情况下 ^{32}P 的全身摄入量。

[答案：3.78×10^3Bq]

8-7　某放射工作人员一次偶然摄入 ^{32}P，第 15 天在尿中测得 ^{32}P 的含量为 5.55×10^2Bq/d。试估算初始摄入量。

[答案：4.70×10^4Bq]

8-8　某山区井水中 ^{226}Ra 的浓度较高，导致当地居民每天摄入 ^{226}Ra 的量为 0.55Bq，如果组织器官摄入单位放射性活度核素的待积有效剂量 $w_T H_{50, T}$ 分别为：性腺 2.3×10^{-8}Sv/Bq；红骨髓 7.2×10^{-8}Sv/Bq；骨表面 2.1×10^{-7}Sv/Bq。试估算生活于此地 50 年的居民接受的全身待积有效剂量。

[答案：3.06mSv]

8-9　从放射防护学的目的出发，对放射性工作场所及工作条件应有哪些要求？

（刘东华）

习题解答

医疗照射（medical radiation）主要指在放射诊断检查、介入程序、核医学诊疗和放射治疗中的患者所受的照射，此外还包括抚慰患者的人员所受的照射，以及生物医学研究中志愿者所受的照射。医疗照射防护（medical radiation protection）是对医疗照射过程中受到辐射照射的患者、抚慰患者的人员及生物医学研究中志愿者的防护。医疗照射是人类遭受人工电离辐射的最大来源，因此医疗照射防护已经成为涉及所有公众成员及其后代的重要公共卫生问题，应该加强正确防护意识及措施。医疗照射的一些特殊性要求，使其防护方法不同于其他计划照射情况下的防护方法，并且医疗照射防护是一个复杂的系统工程，需要审管机构、医疗机构、学术团体和医务工作者各司其职相互合作共同实施。通过依法落实医疗照射的正当性和辐射防护的最优化、防止事故性医疗照射、作好防护知识的科普宣传，有效减少对医疗照射群体造成危害，提高医疗诊断质量和放射治疗水平。

第一节　医疗照射防护的原则

医疗照射是具有潜在有害效应的特殊照射，主要受照对象是患者，患者个人同时是直接健康利益和辐射危害的受体，但患者利益也并非唯一，当总体利大于弊才能而为，因此医疗照射的防护不同于其他照射的防护。我们知道电离辐射防护必须遵守三项基本原则，其中辐射实践正当性原则和放射防护最优化原则是与辐射源相关的，适用于所有照射情况；而剂量限值原则是与个人相关的，它仅适用于职业照射和公众照射，不适用于医疗照射。ICRP 在 2007 年第 103 号出版物中，不建议对患者和受检者个人实施剂量限制，而是建议对医疗照射的剂量约束提供单独的指导，推荐使用医疗照射诊断参考水平（diagnostic reference level of medical radiation）替换医疗照射指导水平（guide level of medical radiation）等作为针对性参照，根据具体形式的医疗照射提供参考的剂量范围。因此医疗照射防护原则（protection principles of medical radiation）的重点在于辐射实践的正当性和放射防护的最优化。

一、医疗照射防护的发展及现状

医疗照射防护经历了从无防护条件、简单个人防护、简单隔离防护到隔离室操作防护四个阶段的发展过程。据统计，全球每年接受放射诊断的人次约有 31 亿，医疗照射造成的照射剂量占全部人工放射源造成的人类集体剂量的 95%。调查结果显示,我国近年来门诊胸透和群检等项目患者的入射体表剂量随着科学进步和公众认识的提高正逐步降低,透视检查比例显著下降,拍摄胸片比例上升;随着相关组织对放射诊断各环节的质量保证以及对诊断设备质量控制的重视,一些受检者剂量较大的项目(如骨盆测量、胆囊造影等)已被其他非放射学检查取代;随着科学技术的不断发展,医疗照射设备的不断更新,防护性能日益得到改善,但防护问题仍不容忽视。

目前我国医疗照射防护中仍然存在的问题:①患者或受检者的自身防护措施没有落实;②介入操作中医师的个人受照剂量仍然较大;③放射治疗物理师数量严重不足,质量控制措施缺乏;④存在部分医疗单位滥用 X 线检查项目的现象;⑤医院放射粒子植入治疗管理混乱,存在违章乱用现象;⑥服用放射学药物的核医学患者随意走动,核素治疗患者无留观病床,造成无关人员受到照射;⑦放射事故(事件)时有发生,且存在瞒报、漏报现象;⑧临床医师和放射学医师的安全素养有待提高。

知识链接 1
2008—2010 年
中国医疗照射
概况

二、医疗照射的正当性

医疗照射是具有潜在有害效应的特殊照射,受检者或患者接受的任何放射学诊疗必须有正当的理由。一项医疗照射是否正当,在实践前都必须进行正当性分析,临床医师通常是以经验、常识和专业判断为依据进行正当性分析,放射学医师则应对受检者接受的医疗照射程序再作正当性判断。医疗照射在本质上是受检者在不同程度知情同意情况下自愿接受的,受检者个人同时是直接健康利益和辐射危害的受体,在证明医疗照射给受检者个人或社会所带来的利益大于可能引起的放射危害时,该医疗照射才被认为是正当性的。由于医用放射实践的独特性质,对患者的医疗照射,需要采取与其他计划照射情景不同的、更加细致的正当性判断方法。正当性的判断可从三个层次上进行。

1. 医疗照射正当性的三个层次　为了保证医疗照射实践的正当性,1996 年,ICRP 第 73 号出版物提出"在辐射的医学应用中,正当性原则适用于三个层次";2007 年,ICRP 第 103 号出版物中沿用了原有三个层次的划分,并补充了新的资料和例证。

第一个层次是对放射照射技术采用是否利大于弊的判断。在医疗活动中恰当地应用医疗照射技术已被普遍认为对患者带来的利大于弊,当前已将正当性视为理所当然的,无须赘述。第二个层次是对特定对象(患者、病症)的特定医疗过程进行判断。是判断放射诊疗程序是否有助于改善判断和治疗效果,是否可以提供受检者的必要医学信息。第三个层次是对个别病例的正当性判断。在这个层次上,应该证明用于患者个体的特定放射学诊疗程序是正当的。

(1)放射诊疗程序的总体正当性:放射诊疗程序总体正当性判断是专业机构的职责,需与国家卫生和放射防护审管部门、相关国际组织配合进行,这些属于第二个层次的范畴。某一医疗程序的总利益,不仅包括对患者带来的直接健康利益,还包括患者家庭和社会的利益。应当注意,对一项程序的正当性判断,并非必然会得出在各种情况下都同样是最佳程序的选择。例如,对严重肺部疾病的诊断,X 线透视的利益大于风险,但社会经济条件较好的国家则倾向于首选 X 线摄影,因为其带来更大的利益/危害比值。然而,在欠发达国家,如果透视仍能产生经济利益,且没有更好的替代方法,则仍可选择透视。

与此类似,应用常规放射学手段筛查某些特定类型肿瘤的正当性,取决于该国家的发病情况和是否能够对检出的肿瘤病例提供有效的治疗服务。

医疗照射的主要受照对象是患者,但是,也应当充分考量职业照射、公众照射、潜在照射和事故的可能性,患者利益并非唯一目的,其正当性应综合考虑,现有医疗程序和新技术可利用的信息在不断增多,因而应对所做决定进行适时的评审。

(2)单个患者医疗程序的正当性:对单个患者照射正当性判断,应当核实所需信息是否已经存在,拟议的检查对于提供所需临床信息是否是最合适的方法,这些属于第三个层次的范畴。当对一名已有某一可公认放射诊断正当性的症状或适应证的患者实施简单检查程序时,通常无需额外的正当性判断。但对受检者可能受到较高放射剂量和危险的检查,例如 CT 或介入放射学操作,总体正当性判断可能不够,执业医师还应逐例分析判断其施用于具体受检者的正当性。下列因素均应纳入考虑范围:①拟定程序和备选程序的详细情况;②受检者个人的特性;③受检者预期受照剂量;④既往或预期的检查、治疗资料的具备情况。

由于 CT 的临床实用性和有效性,常常诱使人们频繁检查疾病或进行群体性筛查,调查发现,CT 重复检查或产生 100mSv 量级的有效剂量,这是一个有直接流行病学证据表明可以引起癌症的剂量。

2. 医疗照射正当性判断的基本原则 正当性判断的使用原则,主要包括以下 6 个方面:

(1)一般原则:医疗照射应有足够的净利益,在能取得相同净利益的情况下,应尽可能采用不涉及医疗照射的替代方法,在无替代方法时也应权衡利弊,仅当证明医疗照射给受检者个人或社会带来的利益大于可能引起的放射危害时,该医疗照射才是正当的。对于复杂的诊断与治疗应逐例进行正当性判断。

对于新型医疗照射的技术和方法,使用前均应进行正当性判断;已判断为正当的医疗照射类型,当取得新的或重要的证据时,应重新对其进行正当性判断。通过正当性判断的所有新型医疗照射技术和方法,应严格控制其适应证范围,拟用于新的适应证时应另行正当性判断。

(2)诊断检查的正当性判断:在判断放射学或核医学检查的正当性时,应掌握好适应证,考虑相关准则,正确合理地使用诊断性医疗照射,如尽量以胸部 X 线摄影代替透视检查。应根据临床目的和受检者个人特征对其进行正当性判断;如果某一项程序通常被判定为不正当的,在特殊情况下又需要使用时,应逐例判断。

(3)群体检查的正当性判断:涉及医疗照射的群体检查的正当性判断,应考虑通过普查可能查出的疾病、对被查出的疾病进行有效治疗的可能性和由于某种疾病得到控制而使公众获得的利益。只有在国家卫生部门认定,在特定年龄段有较高发生率、早期疾病确诊有较高的效能、被筛查人员接受的照射量较低,以及早期治疗有效且易于进行,在具备较高的利益/危险比的情况下,才可对无症状受检者进行筛查。

(4)关于医学研究中志愿者的照射:国家审管部门要求注册者和许可证持有者,只有当研究按照《赫尔辛基宣言》的条款和国际医学科学组织理事会(CIOMS)与世界卫生组织规定的准则进行时,才能对医学研究的志愿者实施照射。这种研究也要符合GB 18871—2002 和国家法规的相应要求,并接受伦理审查委员会的意见,必须对受试者如实说明照射带来的危险和可能的益处,取得书面的知情同意书,受试者能够完全地按照自己的意志行事,有权同意或拒绝参加试验,并在任何时候可自由撤销其所参加的试验。健康儿童不应作为生物或医学研究计划的受试者,禁止将孕妇作为涉及胎儿受照的研究项目的受试者,除非妊娠本身是研究的焦点,而且无法采用危险更小的其他手段。

(5)与临床指征无关的放射学检查的控制:除非检查预期可提供关于受检者个人健康状况的有用信息,或要求从事这种检查的人员与有关专业机构进行磋商后判断这种检查是正当的,否则与临床指征无关的任何为职业、法律需要或健康保险目的而进行放射学检查均被认为是不正当的。

(6)经济利益驱动带来的问题:因各国的医疗卫生体制而异,收费标准较高的一些放射性检查项目(如CT、PET)可能是医院收入的一个重要来源,导致为商业利益而滥用放射学检查,对受检者造成不必要的放射危害和经济负担,也有悖于医学伦理的放射防护的原则。应当考虑对此采取必要的行业监管和自律。

三、医疗照射防护最优化

医疗照射防护最优化(protection optimization for medical radiation)指在完成电离辐射实践正当性判断,决定采用电离辐射之后,通过对受检者或患者的照射剂量管理(进行辐射源选定、验证及工作状态的调整,辐射技术的优选、参数确定,辐射操作的合理设计及准确性),在不影响诊疗效果的前提下,用尽可能小的照射剂量获取尽可能好的诊疗效果。

在应用受检者或患者医疗照射防护的最优化原则时,受到的辐射剂量主要取决于临床需要。与职业照射和公众照射不同,对接受医疗照射患者的个人剂量约束是不适用的,因为这样做可能影响受检者的诊断或治疗效果,使弊大于利。但是,对受检者或患者所受照射需要实施有效控制,使其与临床目标相一致。在放射诊断和核医学诊断检查程序的照射中,使用医疗照射指导水平来达到防护最优化的目的。

在知情但自愿帮助或安慰受检者的人员(不包括施行诊断或治疗的医师及医技人员)所受的照射中,和对生物研究项目的志愿者所受的照射中,这种照射对志愿者是没有直接利益的,剂量约束用于限制这种照射是不公平的,因为在剂量限值的形式中没有进一步的保护。

医疗照射设备、设施的设计建造与医疗照射操作规程都直接影响患者的剂量管理和照射防护。

1. 医疗照射设备要求 医疗照射防护最优化的具体要求首先应该是医用放射源设备的最优化要求。ICRP指出:只要一项实践被判定为正当的并已采纳,就需要考虑如何最好地使用资源来降低对个人与公众的放射危害。而且,最优化应首先用于任一计划的设计阶段,证实在这里最容易达到节约开支并且有效降低剂量的目的。因此,医疗照射的防护最优化应从医用放射源设备抓起。将医疗照射系统设计成可及时发现系统内单个部件的故障,使对受检者或患者的任何非计划医疗照射减至最小,并有利于尽可能避免或减小人为失误。这是对医疗放射源安全和医用放射设备设计的最基本要求。

在设备供方的合作下,医疗照射许可证持有者应保证:①所使用的设备无论是进口还是国产,均符合国家有关标准及要求;②备有设备性能规格和操作及维修说明书,特别应有防护与安全说明书;③现实可行时,设备操作盘上应能清晰显示操作术语(或其缩写)和操作值;④设置放射束控制装置,这类装置应包括能清晰地并以某种故障安全方式指示放射束是处于开或关状态的部件;⑤设备带有射束对中准直装置,以便于将照射尽可能用于被检查或治疗的部位;⑥在没有任何放射束调整装置的情况下,使诊疗部位的辐射场尽可能均匀,并由设备供方说明其不均匀性;⑦使放射线泄漏或散射在非诊治部位所产生的照射量率保持在可合理达到的尽可能低的水平。

在设备供方的合作下,医疗照射许可证持有者应保证:①辐射发生器及其附属部件的设计和制造便于将医疗照射保持在能获得足够诊断信息的可合理达到的尽量低水平;②辐射发生器能清晰、准确地指示各种操作参数,如管电压、过滤特性、焦点位置、源与像接收器的距离、照射野的大小,以及管电流与时间或二者的乘积等;③射线摄影设备配备照射停止装置,在达到预置的时间、管电流与时间的乘积或剂量后该装置能自动使照射停止;④荧光透视设备配备某种 X 线管工作控制开关,只有将此开关持续按下时才能使 X 线管工作,并配备曝光时间指示器和(或)入射体表剂量监测器。

日常使用及维护医用放射诊断设备中,实施医疗照射的单位还应保证:①射束发生器和照射装置配备有用于可靠选择、指示及证实运行装置(诸如放射源类型、能量指标、射束调整因子、治疗距离、照射野大小、射束方向、治疗时间或预置剂量等参数);②设备一旦电源中断,放射源将自动被屏蔽;③对于高能放射治疗设备,至少具有两个独立的用于终止照射的故障安全保护系统,并配备安全联锁装置或其他手段,以防止在工作条件不同于控制台上所选定的情况下将设备用于临床;④执行维修程序时,如果联锁被旁路,安全联锁装置的设计能确保只有在维修人员使用恰当的期间、编码或钥匙进行直接控制的条件下照射装置才能运行;⑤无论远距离治疗放射源还是近距离治疗用放射源,均应符合 GB 18871—2002 附录 J 中 J.2.8 所给出的对密封源的要求;⑥必要时,安装或提供能对放射治疗设备使用过程中所出现的异常情况给出报警信号的检测设备。

2. 医疗照射操作规程 医疗照射防护最优化的具体要求还应注重医疗照射操作的最优化。医疗照射往往容易重视医疗目的而忽视防护最优化。ICRP 第 73 号出版物总结了医疗照射防护的最优化原则,除了设备和设施的设计与建造外,强调每天的操作规程非常重要,这是因为医疗照射操作因素直接影响到患者的防护。

对于放射诊断,许可证持有者应保证:①开具或实施放射诊断申请单的执业医师和有关医技人员所使用的设备是核实的,在考虑了相应专业机构所制定的可接受图像质量标准和有关医疗照射参考水平后,确保受检者所受到的照射是达到其诊断目标所需的最小照射,并注意查阅以往的检查资料,以避免不必要的额外检查;②执业医师和有关医技人员应认真选择并综合使用各种参数(检查部位,每次检查的摄片次数(或断层扫描切片数)和范围或每次透视时间;图像接收器的类型;防散射滤线栅的使用;初级 X 线束的严格准直;管电压,管电流与时间或它们的乘积;图像存储方法;适当的图像后处理);③只有在把受检者转移到固定放射学检查设备是不现实的或医学上是不可接受的情况下,并采取了严格的放射防护措施后,才可使用可携式、移动式的放射学检查设备;④除临床上有充分理由证明需要进行的检查外,避免对怀孕或可能怀孕的妇女施行会引起腹部或骨盆受到照射的放射学检查;⑤周密安排育龄妇女的腹部或骨盆的任何诊断检查,以使可能存在的胚胎或胎儿所受剂量最小;⑥尽可能对辐射敏感器官(如性腺、眼晶状体、乳腺和甲状腺)提供适当的屏蔽。

医疗单位的管理者及相关人员应能在设备资料的基础上,辨明各种可能引起非计划医疗照射的设备故障和人为失误,并采取一切合理措施防止故障和失误。包括选择合格人员、制定恰当的质量保证与操作程序,并就程序的执行和安全防护问题对有关人员进行充分培训和训练。

3. 医疗照射的质量保证　与医疗照射的防护最优化目标一致,实际上搞好医疗照射的质量保证在提高各种医疗照射质量的同时,从根本上保证了受检者所受医疗照射的防护与安全。医疗照射的质量保证要求中,重要的是要制定一个全面的医疗照射质量保证大纲。

制定医疗照射质量保证大纲时应邀请医学物理、放射药物学等有关领域的合格专家参加。医疗照射质量保证大纲应包括:①对各类型医用辐射设备和显像设备等的物理参数的测量(包括调试时的测量和调试后的定期测量);②对诊断或治疗过程中所施行医疗照射的有关物理与临床因素的验证;③有关医疗照射施行程序和结果的记录;④放射剂量测定和监测仪器的校准及工作条件的验证;⑤放射治疗质量保证大纲的定期和独立的质量审核与评审。

许可证持有者应加强医疗照射中的临床剂量测定工作,针对不同照射测定相应参数并形成文件。这些参数包括:①放射诊断中典型身材成年受检者的入射表面剂量、剂量与面积之积、剂量率及照射时间或器官剂量等的代表值;②各种放射治疗中,患者计划靶体积的最大与最小吸收剂量,以及有关部位的吸收剂量;核医学诊断或治疗中,受检者或患者的吸收剂量。

四、诊断参考水平

医疗照射防护只能遵循实践的正当性和防护最优化原则,剂量限值不适应于医疗照射。但医疗照射的特殊性又导致其防护最优化留有很大余地。国内外调查表明,以 X 线诊断为例,同种检查所致受检者剂量竟可相差 2 个数量级,因此 ICRP 为推动医疗照射防护最优化,在第 60 号出版物充实医疗照射防护体系中引入了剂量约束新概念,建立恰当的医疗照射指导水平,ICRP 在 2007 年第 103 号出版物中将医疗照射指导水平规范化称作医疗照射诊断参考水平,用于约束放射诊断和核医学检查所致受检者剂量,旨在便于发现那些过分偏离防护最优化的情况,借以有效指导采取优化措施改变落后状态。医疗照射的诊断参考水平在概念上完全不是某种剂量限制或剂量约束值。

医疗照射诊断参考水平是指医疗业务部门选定并取得审管部门认可的剂量、剂量率、活度值,高于该水平时则应有执业医师进行评价,以决定在考虑了特定情况并运用了可靠的临床判断后是否有必要超过此水平。

医疗照射诊断参考水平的内涵:①根据防护标准的有关要求去制定;②对于中等身材的受检者,是一种合理的剂量指征;③为当前良好医术(而不是最佳医术)可以实现的医疗实践指导;④在可靠的临床判断表明需要时,可以灵活应用,即允许实施更高的照射;⑤随着工艺与技术的改进而加以修订。

医疗照射诊断参考水平,通过广泛调查资料,由相应专业机构与审管部门确定,供有关执业医师和医技人员作为指南使用。当受检者的剂量或活度超过相应诊断参考水平时,需通过复查改善优化程度,以确保获取必需的诊断信息的同时尽量降低对受检者的照射;反之,如剂量或活度显著低于相应诊断参考水平,而照射又不能提供有用诊断信息和给受检者带来预期的医疗利益,则也应按需要采取纠正行动。

由于各种诊断检查千差万别,建立的指导水平只能针对中等身材受检者提出一种合理的平均而言的典型值,作为当前良好实践的指南,而不能视为在任何情况下都能保证达到最佳性能的指南。

X线诊断在各种医疗照射中占最大份额,建立相应诊断参考水平有重要作用。我国典型成年受检者X线摄影、CT检查、乳腺摄影和X线透视的剂量或剂量率诊断参考水平见表9-1~表9-4。

表9-1 典型成年受检者X线摄影剂量诊断参考水平

检查部位	投照方位[1]	每次摄影入射体表剂量[2]/mGy
腰椎	AP	10
	LAT	30
	LSJ	40
腹部、胆囊造影、静脉尿路造影	AP	10
骨盆	AP	10
髋关节	AP	10
胸	PA	0.4
	LAT	1.5
胸椎	AP	7
	LAT	20
牙齿	牙根尖周	7
	AP	5
头颅	PA	5
	LAT	3

注:1)AP:前后位投照;LAT:侧位投照;ASJ:腰骶关节投照;PA:后前位投照;
2)入射受检者体表剂量系空气中吸收剂量(包括反散射)。这些值是在对通常片屏组合(相对速度200),如对高速片屏组合(相对速度400~600),则表中数值应减少到1/2~1/3

表9-2 典型成年受检者X线CT检查的剂量诊断参考水平

检查部位	多层扫描平均剂量[1]/mGy
头	50
腰椎	35
腹部	25

注:1)表列值是由水当量体模中旋转轴上的测量值推导的;体模长15cm,直径16cm(对头)和30cm(对腰椎和腹部)

表9-3 典型成年受检者乳腺X线摄影的剂量诊断参考水平

防散射滤线栅的应用	每次头尾投照的腺平均剂量[1]/mGy
无滤线栅	1
有滤线栅	3

注:1)在一个50%腺组织和50%脂肪组织构成的4.5cm压缩乳腺上,针对胶片增感屏装置及用钼靶和钼滤过片的乳腺X线摄影设备确定的

表9-4 典型成年受检者 X 线透视的剂量率诊断参考水平

X 线机类型	入射体表剂量率[1]/（mGy/min）
普通医用诊断 X 线机	50
有影像增强器的 X 线机	25
有影像增强器并有自动亮度控制系统的的 X 线机[2]	100

注：1）表列值为空气中的吸收剂量率（包括反散射）；2）介入放射学中使用的 X 线机

第二节 医用诊断 X 线的防护

随着电离辐射在医学上的应用日益广泛，受检者受到医疗照射的问题愈来愈被社会关注，其原因主要包括两点：①各年龄组接受 X 线检查的频率逐年增加，如美国每年以大约10%的速度增加，这说明临床医生越来越依赖 X 线进行辅助诊断，对放射医师和技师更加严格的培训工作以及诊断 X 线设备的改进，使其检查难度加大，但影像更真实，效率和诊断的准确度也大大提高；②如今卫生管理部门对放射卫生的关注增加了，关于心血管介入治疗之后的浅表组织急性反应方面的报道逐渐增多。因此，加大对放射控制方案的关心力度，让低的放射剂量同样得到相同水平的诊断影像信息，这样放射的危害也就减少了，这就是保持 ALARA。

一、受检者剂量评估与控制

1. 受检者剂量的估测 受检者从诊断 X 线接受的剂量可由三种方式描述：①入射表面剂量或皮肤入射剂量（incident surface dose/Skin incidence dose）ESE，其最容易测量，使用也最多；②性腺剂量（gonadal dosage），即对生殖器的照射量，由于 X 线照射的遗传效应，所以也非常重要，且容易估测；③骨髓剂量（bone marrow dose），骨髓是引起白血病的靶器官，其吸收剂量不能直接测量，只能由 ESE 估测得到。表 9-5 列出不同部位 X 线检查典型的 ESE 值、性腺剂量值和平均骨髓剂量估计值。

表9-5 诊断 X 线中的辐射量

检查类别	摄影条件	ESE	平均骨髓剂量	性腺剂量
	（kVp/mAs）	（mR）	（10^{-2}mGy）	（10^{-2}mGy）
头颅	76/50	200	10	<1
胸部	110/3	10	2	<1
颈椎	70/40	150	10	<1
腰椎	72/60	300	60	225
腹部	74/60	400	30	125
骨盆	70/50	150	20	150
四肢	60/5	50	2	<1
CT（头颅）	125/300	3000	20	50
CT（骨盆）	124/400	4000	100	3000

2.乳腺摄影 在利用X线做女性胸部检查技术（增感屏－胶片和数字乳腺摄影）中，一般使用的X线能量较低，故散射强度较高。大多数的增感屏－胶片乳腺检查中使用滤线栅。最常见的栅比是4：1或5：1。使用此类滤线栅产生的对比度增强是很明显的，但同时也增加了受检者的受照剂量。使用滤线栅时，受检者的剂量比将加倍。

乳腺摄影中当射线束穿过胸部组织时，剂量会迅速跌落。如果此类检查的生物效应与腺体组织吸收的总能量更接近，则当头颅底部的ESE是800mR时，胸部中线的受照剂量可能只有100mR。乳腺摄影中不利的生物效应危害很小。可能产生的效应与腺体组织的平均剂量有关，即腺体剂量（glandular dose）Dg，Dg随不同X线束的强度变化规律比较复杂。

3.CT扫描 CT检查是一种高剂量的检查手段。与X线检查一样，CT扫描要重点考虑的不仅有皮肤剂量，还有内部器官和组织的剂量分布。在皮肤剂量基础上，CT剂量是X线检查的剂量高点，照射面积却比普通摄影小得多。另外，CT连续扫描的皮肤剂量要比单层扫描大一些，而头颅或体部检查通常要包括几个层面，螺旋CT和多层成像更甚。美国公共卫生局统计的数据有5%的X线检查是CT检查，但CT的剂量占全部受检者受照剂量的35%。CT剂量大约等效于平均的透视检查剂量。ICRP在其第102号出版物中指出，CT所致器官组织的吸收剂量常常接近或超过已知增加癌症概率的水平。

从剂量分布特点看，CT剂量几乎在整个成像体积中是相同的；而透视和摄影的剂量会在X线入射处较高，在出射处非常低。散射线会增加患者的剂量。由于CT使用精确垂直的窄X线束，既大大降低了散射线的量，也意味着每层扫描只有确定的组织被照射。如果连续扫描由检查床自动执行，床的移动必须精确。倘若层面之间的移动过快，就会忽略一些组织；如果移动过慢，有些组织就会被照射两次。

还需要着重提及的是，如果前一位受检者的准直器太宽，会出现重叠平面剂量，每层面附近的组织接受的剂量将加倍。故应随时监测和正确调整CT准直器。

在X摄影检查中，有许多因子会影响受检者的剂量。对CT来说，所有因素都有影响受检者剂量的可能性。CT检查中受检者的剂量为

$$受检者剂量 = k \cdot \frac{IE}{\sigma^2 w^3 h} \tag{9-1}$$

其中，k是转换因子，I是以mAs表示的射线强度，E是以keV表示的射线束平均能量，σ是系统噪声，w是像素大小，h是层厚。

所有其他的因素都一样，低噪声、高分辨率的CT影响会使受检者的剂量高一些。CT与所有X线成像一样，都不会要求太高的分辨率和低噪声（因为只有以非常高的受检者剂量为代价），而要有效地使用X线束，在合理的患者剂量内尽可能地产生质量最好的影像。

4.减少受检者剂量的方法

（1）提高放射防护知识水平：首先必须提高有关人员的放射防护知识水平，临床各科医生也必须具备这方面的基础知识，因为他们都有可能参与对受检者进行X线诊断和治疗的决定。因此，医学院校学生应开设放射防护知识课程，临床医生应参加放射防护知识学习培训。

（2）减少不必要的检查：实际上，放射技师是无法控制不必要的受检者受照剂量的，最大的辐射来源就是不必要的X线检查。这几乎超过了放射医师和临床医师的责任所在。

当没有临床指征时，常规的 X 线检查就不能执行。有证据表明，此类检查是无益的，因为执行这些检查除了有放射性积累外，对疾病的发现几率非常低。例如，肺结核的透视检查，一般的透视无法有效发现病灶，当肺部没有临床指征时，就不应该执行 X 线检查；许多医师和卫生保健组织倡议每年一次或两次健康查体，如果查体者没有症状，就无须进行 X 线检查，尤其是透视检查和全身多层螺旋 CT 检查，如今有很多卫生部门建议公众自我选择做全身多层螺旋 CT 的检查，除非有证据证明此项措施的疾病检出率较明显，否则就不应该采用，因为辐射量太高了。

（3）降低重复性检查：重复性检查的频率估计高达全部检查的 10%。在设备频繁使用的医院，重复性检查一般不会超过 5%。腰椎、胸椎和腹部是重复性检查率较高的部位。

许多重复性检查是由设备的故障引起的，但大多数是由放射技师的失误导致。比如摆位不正确和低劣的摄影技术导致感光过度或者曝光不足；移动和错误的准直；错误使用了已装满的暗盒；漏光、化学烟雾和使用不干净的处理器；错误投影、患者准备不当、滤线栅错误和多次曝光引起伪影等。

（4）选择合适的摄影技术：一般来说，使用高千伏摄影可降低受检者的受照剂量。因为增加千伏峰值时，若要得到合理的摄影光学密度就要减少射线强度，因此受检者的剂量随之降低。受检者剂量是与射线强度成线性关系的，但也近似于千伏峰值的平方成正比。当然，放射医师是摄影质量的最后审查者。

好的摄影技术需要正确的准直。当使用准直时，由于散射线减少了，不仅受检者的剂量会减少，而且影像质量会有所提高，对比度、分辨率有所增加。

（5）提高记录系统的灵敏度：X 线诊断需要记录影像。记录系统灵敏度愈高，需要的照射量愈小，就可减少受检者的受照剂量。因此，应尽量采用新设备和新技术，如数字摄影技术等。

（6）认真控制照射范围：调节好照射野并准直对位，以便把 X 线束控制在临床实际需要的最小范围，这是受检者防护的一项重要措施。以 X 线摄影为例，必须针对不同对象的每次照射，分别利用准直装置把 X 线束限制在一定焦皮距的适当范围，严格控制照射野范围。比如在进行腹部摄影时，缩小照射野，可以把性腺剂量降至原来的 1/30。焦皮距指在放射治疗中有效焦点基准平面至与基准方向垂直并包含患者表面与辐射源最近的平面的距离。

（7）注意非投照部位的屏蔽防护：在 X 线防护中，还应为受检者提供足够的辅助防护用品，把不需要受照的组织排除于有用线束之外，特别要注意对性腺和眼晶状体的屏蔽防护，尤其儿童和青年的性腺。使用性腺屏蔽，对男性和女性可分别降低 95% 和 50% 的性腺剂量。

对眼晶状体的屏蔽，使用铅玻璃眼镜，能使眼晶状体的受照剂量降至未屏蔽时的 1/10。

知识链接 2
妇女和儿童 X
线检查的防护

二、职业照射的防护

1. 放射技师和医师的防护　在诊断放射学中，放射技师的职业照射至少有 95% 来自透视和移动摄影。控制职业照射的基本原则是理解放射防护的时间、距离和屏蔽防护以及 ALARA 并加以应用。为了完善针对放射职业人员的受照剂量评价体系，ICRP 第 116

号出版物中推荐了的头模体的转换系数，并给出了模体校准点处的剂量当量 Hp（3）的约定真值，用于放射职业人员眼晶状体剂量当量 Hp（3）的评价。

透视过程中，放射医师应使 X 线束的照射时间最小化，这可以通过精湛的技术实现。当不需要放射技师即刻出现和辅助时，他们应该远离检查床，并最大限度地应用所有的防护屏蔽，包括防护围裙、防护屏、平面狭缝的遮盖。

每一台移动 X 线设备都应该有配套的防护围裙。放射技师所在的所有检查中都应穿着防护围裙，并保持与放射源的最大距离。曝光控制连线至少长 2m。初级射线束不要指向放射技师或其他附近人员。

在摄影过程中，放射技师位于控制台后方。这些屏蔽是阻挡漏射线和散射线的，因此认为它们是次级屏蔽。有用射线不能直接指向控制台屏蔽。

2. 受检者的陪同人员 许多受检者无法独立完成 X 线的检查，如老人、婴儿和丧失劳动能力的人，应该有为这类受检者服务的设备。某些医院的员工，例如护士和勤务人员（但不是诊断人员），有时就需要陪着患者进行检查。在国外一些国家如美国，放射技师陪伴受检者是合法的，而雇佣其他人陪同是不合法的。

当需要其他人来陪伴受检者时，医院应为陪同人员提供防护衣、防护围裙和防护手套，同时指导他们注意自己所处的位置，以免受到有用射线束的照射。一般都由母亲陪伴孩子检查，放射技师必须询问她们是否妊娠。放射人员绝对不应该陪伴患者进行检查。

三、X 线防护设施

X 线机工作时辐射场有三种射线，即从 X 线管的窗口射出的有用射线、从 X 线管防护套射出的漏射线、X 线经散射体（诊视床床板和受检者）后产生的散射线。防护设计原则是有效控制漏射线、散射线的量并对有用射线进行合理安排。

X 线机的防护性能主要体现在辐射场内的漏射线量、散射线量以及用于诊断的有用射线的能量、面积、发射时间的有效控制方面，同时还要与影像记录系统（荧光屏、影像增强器）有机结合起来。

1. X 线机房的防护 X 线机房的防护设计必须遵循放射防护最优化的原则，即采用合理的布局，适当的防护厚度，摄影机房中有用线束朝向的墙壁应有 2mm 铅当量的防护厚度；其他侧墙壁和天棚（多层建筑）应有 1mm 铅当量的防护厚度；透视机房的墙壁均应有 1mm 铅当量的防护厚度；机房的门、窗同样要有合适铅当量的防护厚度。X 线机房应有足够的使用面积，新建的机房一般 100mA 以下的可不小于 24m²；200mA 以上的可以不小于 36m²；多管头 X 线机房面积可酌情扩大。牙科用 X 线机应有单独机房。X 线机房的设置需一方面方便受检者的检查，同时充分考虑周围环境安全，一般可设在建筑物底层的一端，或单独设置。使工作人员、受检者以及毗邻房间和上下楼层房间的工作人员与公众成员的受照剂量保持在可以合理达到的最低水平，不超过国家规定的剂量限值。

X 线机房内由于射线对空气的照射及含铅制品的增加，会产生多种有害因素。如空气中臭氧（O_3）、氮氧化物（NO_x）、自由基和铅的浓度升高，正负离子平衡失调，负离子浓度相对降低，正离子浓度明显增高，这些变化都是对人体不利的。为了消除这些有害因素，可采取的措施包括：①保持机房通风良好；②设置负离子发生器，调节正负离子的平衡；③少用或不用裸露铅制品。

根据 X 线诊断检查的类型，医院放射科还配备适用的辅助防护措施，包括透视、摄影用屏蔽防护；防护帽、铅眼镜、防护颈套、铅橡胶手套、铅橡胶围裙、防护衣等工作人员防护用品和受检者防护用品，如甲状腺防护颈套、性腺防护围裙、防护三角、防护巾及多鳞式防护围裙等。

2. 防护操作 受检者接受的医疗照射是否具有正当理由，取决于临床医生的业务水平，而其受照剂量以及防护好坏由职业放射性工作人员决定。因此，对医用 X 线工作者有如下防护操作要求：

（1）X 线工作者必须熟练掌握业务技术和射线防护知识，正确、合理地使用 X 线诊断、严格遵守各项操作规程，经常检查机器和防护设备的性能。

（2）在不影响诊断的原则下，应尽可能采用"高电压、低电流、厚过滤"和小照射野进行工作。

（3）实施 X 线透视检查时，操作人员在透视前必须做好充分的暗适应，必须十分注意缩短曝光时间。

（4）摄影时，操作人员必须根据使用的不同管电压更换附加过滤板。

（5）摄影时，必须在屏蔽室等防护设施内进行曝光，除正在接受检查的受检者外，其他人员不应留在机房内。

（6）用移动式和携带式 X 线摄影机时，操作人员必须离管头和受检者 2m 以上，并对周围人员采取防护措施。

（7）进行 X 线摄影检查时，X 线工作者应注意合理选择胶片，并重视暗室操作技术，以保证摄影质量，避免重复照射。

（8）进行 X 线检查时，对受检者的性腺部位要注意特别防护。孕妇一般不宜做 X 线检查，以减少对胎儿的照射。

（9）在 X 线检查中，当受检者需要携扶时，对携扶者也应采取相应的防护措施。

第三节　放射治疗中的防护

放射治疗（radiotherapy）是利用放射线治疗肿瘤的一种局部治疗方法。放射线包括放射性性核素产生的 α、β、γ 射线和各类 X 线治疗机或加速器产生的 X 线、电子束、中子束、质子束及其他粒子束等。随着现代科学技术的进步，放射治疗呈现出加速发展趋势，其治疗效果得到显著提高，目前放射治疗已成为肿瘤治疗的最重要手段之一。

根据放射线在组织中的射程，放射治疗分为远距离放射治疗和近距离放射治疗两种形式。远距离放射治疗（teletherapy），也叫外照射，是指源皮距（放射源至皮肤间距离）不小于 50cm 的放射治疗；近距离放射治疗（brachytherapy）是将一个或多个密封源植入患者腔内、组织间隙或表浅部位进行的放射治疗。近距离治疗分为短暂性植入和永久性植入治疗。

一、肿瘤放射治疗防护的特殊性

放射治疗患者接受的剂量显著高于影像诊断，多有明显的副作用，因此放射治疗防护的特殊性主要表现在以下几点：①放射治疗一般都具有正当理由，进行正当性判断时要考虑每一疗程的正当性;②放射治疗利用放射线直接杀伤肿瘤细胞,患者受照剂量高;③放射治疗的并发症突出,对防护的要求更高,需最大限度减少对周围正常组织的损害;④需要精确的剂量系统和质控技术支撑;⑤对专业和人员队伍结构要求高,须配备医学物理人员。

1. 远距离和近距离放射治疗的特点　远距离放射治疗从人体外部对肿瘤部位实施照射,治疗设备复杂多样,包括 ^{60}Co 治疗机、电子、中子束治疗设备、质子束治疗设备等。由于射线能量高穿透力强,要求的防护墙壁厚度大,远距离放射治疗对场所设施规格要求高;远距离放射治疗过程中射线必须穿过正常组织才能达到深部治疗部位,因此正常组织不可避免地要受到一定的照射;远距离放射治疗引起的并发症与照射剂量和部位有关,主要包括脱发、放射性皮肤损伤、放射性食管炎、放射性肺炎、放射性心脏损伤、放射性骨损伤和骨髓抑制等。

近距离放射治疗的特点是放射源附近的剂量高,随着距离的增加快速下降,肿瘤周围正常组织受照剂量低,通常适用于较小体积的肿瘤。近距离放疗的并发症主要是局部剂量过高而产生放射性局部坏死、放射性溃疡、瘘道、组织粘连等。因此,近距离和远距离放疗各有优势,临床上经常联合使用。近距离治疗的局限性包括放射源可能脱落或出现体内位置的变化造成肿瘤部位受照剂量不均匀及周围健康损伤,以及放射源排出体外造成环境污染等。

2. 人员组成和设备条件要求　我国规定实施放射治疗的单位应当配备合格的放射治疗医师、医学物理师和操作技术人员。放射治疗医师根据临床检查结果,对患者进行诊断、分期和治疗方案的利弊进行分析。放射治疗医师应定期对患者进行检查和分析,根据病情变化需要,调整治疗计划,密切注意放疗中出现的放射反应和可能出现的放射损伤,采取必要的医疗保护措施。我国对放射治疗相关人员有如下综合要求:

(1)操作人员必须具有熟练的操作技术,熟悉操作规程和安全联锁设备,操作期间佩戴个人剂量计。使用单位必须配备工作剂量仪、水箱等剂量测量设备,并应配备扫描仪、模拟定位机等放射治疗质量保证设备。

(2)对计划照射的靶体积施以所需剂量的同时,采取适当的屏蔽措施使正常组织在放疗期间所受照射保持在可以合理达到的最低水平;照射期间,必须有两名操作人员值班,认真做好当班记录,严格执行交接班制度。

(3)接受外照射线束治疗的患者,治疗前必须由放射治疗医师表明日期并签署中的照射处方。处方信息应包括:治疗位置、总剂量、分次剂量、分次数和总治疗周期,应说明在照射体积内会受到危险器官的最大剂量。

(4)对接受近距离放射治疗的患者,除上述要求外还要补充靶区体积大小、源的数量及剂量分布、放射性核素和再参考日期的源强度。

(5)应有实施照射的书面程序和靶区计划,并将放射治疗可能产生的危险告知患者。

(6)避免对妊娠或可能妊娠的妇女施行腹部或骨盆照射;儿童患者需注意对骨骺、脊髓、性腺及眼晶状体的防护。

二、实施放射治疗的防护一般要求

1. 放射治疗应遵循的原则

(1)放射治疗正当性判断:对肿瘤患者实施治疗的目的是保证生命的延续和提高生

活质量。肿瘤患者接受放射治疗的正当性必须注意两个方面的问题：一是对治疗结果的正当性判断，二是正常组织受到过量照射可能造成的潜在危害。

（2）放射治疗最优化：放射治疗既要使肿瘤控制达到最大化，又要使用适宜的辐射剂量和治疗计划使得正常组织并发症发生率和严重程度降低至可以接受的水平。

我国对肿瘤患者逐例进行靶区计划设计，最优化必须贯穿放射治疗的全过程，治疗计划优化应当包括：①分析患者已进行过的放射与非放射治疗；②按照病情拟订治疗方案；③选取合适的照射方式；④对计划靶区施用剂量的同时，采取屏蔽及优化设计措施保护患者正常组织与重要器官，使其所受到的照射保持在可合理达到的最低水平。

（3）结合患者确定处方剂量：放射治疗从业单位必须建立放射治疗处方管理制度，具有资格的临床医师才可申请放射治疗项目。由于处方剂量没有限值，放疗医师对于接诊的患者要进行认真的正当化判断，根据患者的病情来确定处方剂量，只有当确认方式治疗对患者利大于弊时才能决定开展放射治疗。

2. 远距离放射治疗安全操作要求　患者接受电离辐射照射的目的是治病，因而保证治疗效果和治疗安全是患者防护的两个最重要指标。从事放射治疗的职业人员，尤其是放射治疗机的操作人员与维修人员，不可避免地会受到辐射照射，但这种照射在非事故情况下，一般属于全身性长期小剂量慢性照射，因此，放射治疗单位必须有符合《放射诊疗管理规定》及其有关放射治疗的配套标准中规定的人员与设备等方面的条件和要求。对放射治疗工作人员进行个人剂量监测、健康监护以及专业技术和防护知识培训，远距离放射治疗的防护与安全操作要求包括：①每天开始治疗前，按校验单逐项检查，确认治疗机工作正常；②了解治疗期间可能出现的情况，并对治疗程序逐一进行解释；③将患者送进治疗室前，查验患者身份和治疗处方；④治疗前关闭治疗室门或防护屏；⑤启动治疗前，核查控制台的定时器或剂量监测器读数；⑥密切注视治疗进程，如患者有明显移动或装置出现故障，立即停止治疗；⑦按规定完成全部照射治疗后，从治疗室移走患者；⑧详细记录患者治疗情况；⑨将可能的失误或治疗错误向相关主管人员报告；⑩结束时确认治疗机已关闭、门已上锁。

对远距离放射治疗患者的防护除考虑正当化、最优化和处方剂量外，还应考虑患者身体条件、肿瘤细胞敏感性、病情分期、照射方式；放疗医师要根据已有资料进行模拟定位以确定治疗方案，依据肿瘤部位、深度和大小等参数选择合适的照射方式、照射野、分次数、剂量率、分次剂量和总剂量，定期对治疗中的患者进行检查和分析，根据病情变化需要，调整治疗计划，密切注意放疗中出现的放射反应和可能出现的放射损伤，采取必要的医疗保护措施。

放疗物理师在治疗计划实施、设备、剂量核准、质量控制和放射安全防护等方面负有责任，物理师要利用可靠的技术使肿瘤靶区剂量达到处方剂量（相对偏差 ≤ ±5%），周围健康组织的受照剂量尽可能低，要建立肿瘤剂量分布和剂量验证方案，并建立合理的治疗计划系统，治疗前要完整核对治疗计划，分次照射的每次摆位要一致，对患者健康组织进行屏蔽等；治疗中要随时向放疗主管医师报告治疗计划的偏差情况；治疗完成后要建立患者的放射治疗记录。

3. 近距离放射治疗安全操作要求　近距离放射治疗防护应重点注意辐射源的照射、污染及源丢失三个方面；通过时间、距离和屏蔽措施可设法减少射线的照射；对密封源放射性污染主要考虑射线的泄漏,应定期进行泄漏检验;对放射源的丢失,应严格执行放射源库存登记制度,在规定时间内向当地环保、公安及卫生部门报告。

第四节　介入放射学的安全与防护

　　介入放射学是一门融医学影像学与临床治疗学于一体的新兴边缘学科,它的出现使放射科医师从单一的辅助性诊断走向诊断加治疗的临床一线。介入放射学涉及人体消化、呼吸、心血管、神经、泌尿、骨骼等多系统疾病的诊断与治疗,尤其对临床上某些难于治疗的疾病如肿瘤、心血管疾病等开拓了一种崭新的治疗方法。

　　介入放射学是以影像诊断为基础,利用经血管或非血管穿刺及导管等介入技术,在影像监视下对疾病施行治疗,或者采取活体标本进行细菌学、组织学以及胜利、生化诊断的科学。介入放射学通过药物灌注、血管栓塞或扩张成形、体腔引流等微创伤的方法获取更直观的医学信息,实施更安全快捷的技术手段,以达到诊断和治疗疾病的目的。

一、介入放射学环境的辐射剂量及估算方法

　　传统的 X 线诊断检查可以通过直接量度进行剂量估算。但介入放射学检查受照区域变化大,照射条件可变因素很多,加之每一个患者的受照时间不均等,使得人体吸收剂量和有效剂量的估算变得较为复杂。此外,由于介入操作是在自动曝光和自动照射量控制下进行,所以要准确和真实反映介入放射学操作者和患者的全身有效剂量也很困难,需要同时考虑 X 线束流的变化和照射野的改变,然后求出加权的平均结果。

　　1. 介入放射学操作者的受照剂量　介入放射学工作者工作过程较为复杂。由于介入诊疗过程中 X 线机曝光量大、时间长,工作人员位于患者床侧,距离射野和散射体较近,身体各个部位均可能受到不同程度的辐射,导致其接受的辐射剂量明显偏高。特别是在没有规范的介入防护标准和完备的介入防护条件情况下,介入操作者的头部、胸部和腹部等主要部位的受照剂量率不同程度超过了《医用 X 线治疗卫生防护标准》防护区照射量率的限值。同时,在介入放射学诊疗过程中,往往是相关临床医师与放射科医师相互配合来共同完成。而通常情况下临床医师又缺少放射防护的基本知识,对辐射损伤的严重性和它的防护重视不够,缺乏一定自身保护能力。

　　对于介入医师来说,如果不采取任何防护便直接在 X 线透视下进行穿刺、插管等技术操作,身体各部位直接暴露在 X 线下,随操作时间的增加,受辐射剂量不断增大,加之连续 X 线拍片造影、灌注化疗药物或做某些治疗等,日积月累,会产生严重的放射损伤。例如,人们曾使用热释光剂量计测量介入放射学工作者从事心血管造影时的受照剂量,在无防护情况下每次检查身体躯干的受照剂量可达 0.4mSv,手和眼部可达 0.7mSv 和 0.2mSv。20 世纪 90 年代,我国学者就曾追踪研究了 6 位从事心血管检查工作近 2 年的介入放射学操作者身体出现的不同生物学效应。他们的年龄在 32～64 岁之间,平均诊治每位患者的心导管操作时间为 40～60 分钟,持续工作 2 年后对这些介入放射学工作者身体检查的结果显示,6 位医生均出现疲乏无力、头晕、睡眠障碍等神经衰弱综合征,淋巴细胞转化率均低于正常值,其中 5 人的血细胞出现明显的核棘突、切迹、凹陷、双核型等形

态变化,有三人出现白细胞降低,淋巴细胞比值增高,有 5 人外周淋巴细胞染色体出现双着丝点、断片、断裂等畸变类型,染色体畸变率不仅高于正常水平,而且也高于全国医用 X 线工作者的平均水平。

2. 介入治疗中患者的受照剂量 患者在放射性介入诊疗中所接受的放射剂量远高于 X–CT 扫描和常规 X 线诊断的剂量。在某些情况下,患者所受到的放射剂量能够直接导致近期效应的皮肤和眼晶状体损伤,而且不排除引起远期效应甚至恶性肿瘤的影响。介入放射诊疗中患者所受放射剂量的水平直接与机器类型、防护条件、监视器灵敏度和手术复杂程度等多种因素有关。表 9-6、表 9-7 中列出了患者在不同介入手术中的受照剂量。

表 9-6 不同患病类型的患者受照剂量(mSv)

介入诊疗部位或患病名称	例数	照射野平均剂量	剂量范围	中位值
心血管疾病	127	95.1 ± 141.3	1.02 ~ 608.2	35.6
食管、支气管狭窄	6	1.5 ± 1.3	0.22 ~ 2.9	1.5
头部	5	6.5 ± 10.1	0.21 ~ 18.2	24.2
下肢	8	177.3 ± 202.3	0.41 ~ 501	78.4
下腹部	12	295.0 ± 163.3	99.3 ~ 660	270.6
胰胆部	4	298.5 ± 313.6	8.6 ~ 442.8	257.2

表 9-7 患者在单次介入操作中各部位受照剂量的热释光剂量计(TLD)数据(μGy)

X 线机类型	头前额	颈前部	左胸	腹部	手部	脚部	平均
床上球管机	37 ~ 178 (71)	61 ~ 2901 (609)	852 ~ 5494 (1313)	129 ~ 999 (553)	35 ~ 1032 (128)	19 ~ 56 (33)	(451)
床下球管机	27 ~ 133 (56)	48 ~ 889 (432)	446 ~ 3594 (785)	77 ~ 886 (434)	23 ~ 268 (77)	15 ~ 33 (21)	(301)
C 形臂 +DSA	53 ~ 324 (101)	121 ~ 1023 (4 ± 63)	564 ~ 3144 (1039)	210 ~ 1023 (469)	46 ~ 334 (107)	24 ~ 78 (44)	(371)
均值	76	501	1046	485	104	33	374

注:括号内为中位值

从以上统计资料可以看出,在一些复杂的介入操作中患者的皮肤剂量率很高,如在射频心导管剥离时,荧光照射最长时间达到 190 分钟,局部皮肤剂量可达 8.4Gy,这已达到了确定效应的阈值,很可能引起皮肤的放射性损伤。从平均剂量来看,不同类型疾病在介入诊疗时受照剂量相差很大,从剂量范围来看,同种疾病在介入诊疗时剂量相差也很悬殊。因此在保证临床影像质量要求前提下,合理降低患者的受照剂量是介入放射学新的研究方向。

研究发现,儿童心血管介入诊疗照射野平均皮肤剂量为 82.1mSv,这与成年人照射野平均剂量 95.1mSv 基本在同一水平,然而儿童对 X 线的敏感性要大于成年人,其产生的生物效应也大于成年人,加之儿童今后生活期限又很长,因此,对这一敏感人群在疾病得以治愈的情况下降低其所受到的放射损伤就变得极为重要,应强调慎重使用介入性诊断和治疗。

3.介入诊断受检者的剂量估算

（1）入射表面剂量的估算：确定入射表面剂量的方法通常有以下几种。

1）直接热释光剂量计（TLD）测量：这种剂量估算是将 TLD 直接放在所要考虑的剂量分布区内，将测出的各部位剂量值应用组织权重因子 w_T 进行加权，求出不均匀照射有效剂量的加权平均值。

2）用面积剂量估算法的结果进行推算，但这种方法误差较大。

3）对于数字设备系统可通过准直装置和照射因子来估算，但此方法的结果需要用方法1的直接测量进行校准。

（2）面积剂量估算法：由于介入放射学操作中投照面积剂量分布是不均匀的，所以提出了将测得的吸收剂量乘以照射面积的表达方法，其国际单位是 cm^2Gy。例如某区域测得的吸收剂量为 1Gy，它的照射面积为 $20cm^2$，假设该照射野内的剂量分布是均匀的，那么它的面积剂量为：

$$1Gy \times 20cm^2 = 20cm^2Gy$$

（3）由面积剂量估算有效剂量：用蒙特卡洛模拟方法可以估算出由面积剂量到有效剂量的转换因子。即只要知道射线的品质、成像的解剖位置和拍片方案等参数，就可以通过这些转换因子将面积剂量估算为相应的有效剂量。

现代介入透视装备的照射条件是随着人体外观状况自动调整的，由于受自动照射量率控制的作用，管电压一直在变化。所以为了消除人体间的个体差异，一般将所有的成像解剖区分为6区，即：①大脑 / 颈动脉；②胸；③肝 / 腹；④肾 / 骨盆；⑤股动脉；⑥四肢。表9-8列出了一些常用的放射性介入操作的主要解剖部位及其相应转换因子的典型值。由于放射性介入操作是在自动曝光和照射量控制下进行复杂的透视和操作，因而要精确估算患者受照剂量是十分困难的事，一般用整个操作过程中线束和解剖投影变化范围的平均结果。

表9-8 介入操作不同解剖区域有效剂量的转换因子

放射性介入操作名称	解剖部位	转换因子（$mSv \cdot Gy^{-1} \cdot cm^{-2}$）
a 诊断		
大脑血管造影	大脑 / 颈动脉	0.10
颈动脉血管造影	大脑 / 颈动脉	0.10
上肢血管造影	四肢	0.01
下肢血管造影	四肢	0.01
动静脉瘘管血管造影	胸	0.14
胸部血管造影	胸	0.14
肾血管造影	肾 / 骨盆	0.16
经皮肝胆管造影术（PTC）	肝 / 腹	0.16
动脉 – 门静脉 CT 摄影术	肝 / 腹	0.16
肝脏血管造影	肝 / 腹	0.16
tmnsjugular hepatic biopsy	肝 / 腹	0.16
腹部血管造影（不包括肾和肝）	肝 / 腹	0.16

续表

放射性介入操作名称	解剖部位	转换因子（$mSv \cdot Gy^{-1} \cdot cm^{-2}$）
股动脉血管造影	股动脉	0.16
b 治疗		
大脑栓塞	大脑/颈动脉	0.10
AV 瘘血管扩张术	胸	0.14
胸部治疗操作	胸	0.14
Stent 移出或插入	肝/腹	0.16
TIPS	肝/腹	0.16
肾造口术	肾/骨盆	0.16
肾血管扩张	肾/骨盆	0.16
腹部治疗操作	肝/腹	0.16

4.介入操作者个人剂量估算

（1）个人剂量监测：一般情况下，介入操作者可以在做胸部佩戴一个或在身体的多个关键部位佩戴热释光剂量计或其他剂量计，进行累计剂量测量，然后估算有效剂量，这属于职业人员的剂量监控。

（2）有效剂量估算：尽管通常认为个人剂量计测定值是多数外照射监测中有效剂量的恰当量度，但介入放射学工作者在操作过程中所处位置的散射线的方向和强度均比较复杂，全身所受照射分布也是不均匀的。因此，佩戴一个剂量计无法准确地反映出操作者的全身有效剂量，一般采用佩戴多个剂量计，求出多个部位的剂量值进行加权估算，也可以用经验公式估算。

1）采用有效剂量公式估算：有效剂量（E）定义为人体各组织或器官的当量剂量乘以相应的组织权重因数的积。

2）有效剂量（E）还可由一些经验公式表示为

$$E = 0.61H_1 + 0.2H_2 \tag{9-2}$$

其中 H_1 为介入操作者腰部剂量，H_2 为介入操作者头部剂量。

$$E = 1.5H_1 + 0.04H_2 \tag{9-3}$$

式中 H_1 为铅围脖内的剂量，H_2 为铅围裙外的剂量。

（3）器官或组织剂量矫正公式

$$E = \sum_T W_T \cdot H_T$$

$$H_T = \sum_{OR} f \left\{ (1-S) \left[\frac{H_T}{Ka} \right]_U + St \left[\frac{H_T}{Ka} \right]_h \right\} \tag{9-4}$$

注：式中 OR 为各个投照方位权重综合（后前位，前后位和侧位），f 为各个方位的时间系数，S 为屏蔽系数，t 为经由防护装置造成的散射辐射系数，U 指无屏蔽条件，h 指有屏蔽条件，Ka 为空气比释动能率。

这种方法比较精确，但公式中许多参数较难确定，而且求解 H_T 值时还必须分部位按

ICP 60 号出版物推荐的组织权重因子进行加权,才能得到有效剂量 E。

二、介入放射学的防护内涵

介入放射学的出现提高了放射诊断与治疗的精度和效果,伴随着介入放射学的发展而存在的放射防护问题同样至关重要。介入放射防护对于患者利益来讲,应要求医师提高自身的业务素质和操作的技术水平,缩短荧光照射时间,使患者在检查治疗中接触到的辐射剂量尽可能降低到最小。对于介入操作的医务人员,则必须加强对他们的防护监督管理,按照 2006 年颁布的《放射诊疗管理规定》加大监管力度,把介入操作医务人员受到的辐射损害降低到最低限度,使介入放射学得以健康地发展。

1. 介入操作者的防护措施　由于介入放射诊疗操作的特点和作业过程的不同,如近台操作装置、操作时间长短、患者病变部位和提醒、操作者的技能水平和责任心及其掌握的放射防护知识、操作过程中使用的介入放射诊疗设备在防护性能等方面的不同,使得介入工作者所受的高辐射剂量在程度上又有较大差别和不确定因素。因此,对介入放射诊疗的放射防护不仅要有固定设施的系统防护,而且要有根据不同条件而设的人身防护设备。

(1)X 线机的固有防护:采用合乎要求的 X 线机并保证 X 线机的固有安全防护性能,这是介入放射防护的最重要环节。X 线机球管管套、遮光器应当不漏射线,窗口应该装有铝滤过板,以避免 X 线球管及其附件发生射线泄漏。

(2)时间防护:提高操作熟练程度,尽量缩短 X 线的辐射时间。在介入手术前要拟订严格的操作程序,了解患者的有关资料,尽量减少不必要的曝光并且优化最佳投照条件,避免重复照射。

(3)距离防护:设法增大操作者与辐射源之间的距离。利用增加术者与辐射源(即球管焦点)和散射体(即受检者)的距离,减少术者所受的辐射剂量,同时透视曝光时除术者及主要助手外,其他人员应远离,尽可能避开 X 线辐射。

(4)屏蔽防护:操作人员佩戴必备的防护用品并在射线源与工作人员之间设置防护设施,减少或消除射线的辐射。有研究表明使用个人防护用品和防护设施后,操作者身体各个部位所受辐射剂量明显降低,远期防护效果较好。

2. 防护用品

(1)基本要求:介入放射学的防护应当遵循医疗照射防护的基本原则,即实践的正当化、防护的最优化和医疗照射的参考水平。防护用品应当能符合介入操作工作的性质,灵巧、方便、耐用、对人体无害。防护设施则要针对床上球管机、床下球管机和 C 形臂 X 线机的不同来设计,使介入操作者的受照剂量尽可能低而又不影响正常操作。

1)防护最优性:介入防护用品的设计要体现防护最优化的原则,确定适当的铅当量,选择合适的防护材料,既起到良好的防护效果又便于使用。

2)方便、适用性:所设计的防护装置和个人防护用品要做到使用灵活方便,不影响手术操作。

3)易消毒处理:由于手术中介入设备经常会被患者的血液污染,需要定期消毒处理,因此介入防护用品和设施一定要有耐酸、耐氧化剂的要求,减少污染和疾病的传播。

4)稳定耐用性:介入工作场所的防护用品对结构稳定性要求很高,为此介入防护装置在选材及其结构设计上要充分考虑到是否经久耐用、稳定可靠,如机械部分不易出故障,久用不变形,表面不锈蚀等。

5)最优的性价比:对 X 线的防护并非一味追求屏蔽效率越高越好,而是要综合考虑防护效果、使用性能与经济造价三者的最佳结合,对不同防护部件分别采用不同的材料和不同铅当量的防护厚度,既能使屏蔽效率达到 90% 以上,又尽可能减轻重量,降低造价,符合最优化的设计原则。

(2)常用防护用品:介入操作者常用的个人防护用品有:铅衣、铅围裙、铅围脖、铅帽、铅眼镜、铅手套、铅面罩及性腺防护用品等。此外,有研究表明,介入手术所用管电压在 80kV 以下时,介入手术者身前防护用品的最佳防护厚度可选取 0.25mm 铅当量;对 80kV 以上的射线,以及使用床上球管 X 线机进行介入手术时,由于手术医生身前受照剂量较大,则可选取 0.3 ~ 0.35mm 铅当量。对介入手术者身后的散射线,因剂量较小,选取 0.1 ~ 0.15mm 铅当量足以将剂量降至 $1.5\mu Gyh^{-1}$ 以下。近年来,由于可以阻挡工作人员侧面和背后的散射辐射,包裹式铅围裙越来越广泛应用于介入放射学诊断和治疗过程中。由于人体的眼晶状体、甲状腺、大脑、性腺等器官对射线非常敏感,应得到有效防护,因此有必要佩戴铅帽、铅围脖、铅眼镜及性腺防护用品。有时直接在照射区进行介入手术操作时,介入医师可先戴好一种防护厚度不低于 0.05mm 铅当量的铅橡胶防护手套,然后再戴消毒乳胶手套。但是目前有些防护服装含铅量大、硬度高,个别品种在设计上也有不尽合理之处,影响操作的灵活性,使得个别介入操作人员不愿使用,导致操作者的受照剂量增大。

据报道,利用纳米技术将更小颗粒的抗辐射物质掺入纤维中制成的抗辐射服已经问世,有待今后介入人员的使用和考核。

3.影响介入放射学辐射剂量的主要因素

(1)介入诊疗中的仪器设备:介入放射诊疗中使用的 X 线仪器设备的防护性能差别很大,并且不同医院使用的仪器设备情况也存在和大差别。按照《放射诊疗管理规定》的要求,开展介入放射诊疗的医疗机构应当具备带影响增强器的医用诊断 X 线机、数字减影装置等设备。介入诊疗中使用的仪器设备最好能具有内置式完整的放射量测量系统,同时,介入诊疗设备还应具有剂量减少特征,如影响增强电视系统、脉冲荧光透视法、低剂量连续荧光透视法、无辐射的可视化准直器和滤线器定位等,以降低操作者和患者的受照剂量。大型专用设备如多功能血管造影机、数字减影设备等,影响清晰度高、获取图像快、影像易储存和修改且防护条件较好,可缩短操作时间降低辐射剂量。比较而言床上球管 X 线机比床下球管 X 线机对操作者的辐射危害大,可考虑用床下球管 X 线机配影响增强器和数字减影装置等开展介入工作。

(2)工作场所和防护条件:介入操作的工作场所应按照国家《医用 X 线治疗卫生防护标准 GB Z131—2002》的规定执行。充分考虑周围地区与人员的安全,一般可以设在建筑物底层的一端。介入操作室内面积的大小与 X 线机的额定管电压有关,50kV 以上治疗剂的介入操作室必须与控制室分开,且介入操作室的面积一般应不小于 24m²。介入操作室内要有有效的通风设备以减少有害气体对人体的损害。同时介入操作的工作场所应当配备工作人员防护用品和受检者个人防护用品。

(3)医生素质和工作责任心:由于受辐射的剂量与曝光时间有直接关系,在介入操作中工作时间越长受到的放射损害就越大,因此介入医师的理论水平和操作熟练程度将直接影响照射时间。介入操作者必须不断提高自己的诊疗技术和操作技能,增强自身工作责任心。并在术前认真检查患者,熟悉患者有关的病历资料尤其是影像资料,了解血供及解剖部位的特征,制定严格的操作程序以避免在操作中的频繁重复照射。同时要核实 X 线机是否处于正常工作状态,控制台和床边监视器亮度调节至合适位置,保证一切器械准备就绪,做好快、准、稳的手术准备工作,这样才能轻车熟路、有条不紊地开展介入手术。

(4)操作量与疾病类型:X 线辐射损害具有累计效应,受辐射的累计时间越长,介入放射学工作者受到的辐射损害就越大。因此,操作人员的年(日)诊治患者的工作量和其持续参加这项工作的工龄将直接影响介入放射学工作人员的累计辐射剂量。目前我国一些地区统计的介入操作者年平均治疗患者约为 80 人次左右,但呈逐渐上升趋势,为此介入放射学工作者要经常轮换,要严格控制治疗间隔,严格限制超剂量操作。同时患者的患病类型、体型、胖瘦及手术的复杂程度也与辐射的剂量有关。肥胖且体型较大的患者则相对需要更高的照射强度,进入皮肤处的剂量就大些。对床边操作者的辐射量也大。不同疾病的诊治手段和持续照射时间不相同,所受到的辐射剂量差别也很大。有报道射频心导管剥离术患者最大的照射时间达到 190 分钟,患者局部皮肤剂量达到 8.4Gy,而一般的栓塞治疗仅需要 24 分钟,局部皮肤剂量仅为 1.1Gy。

(5)监测方法:采用不同的监测方法测量出来的结果不同。一个部位的监测值无法准确反映受照者的全身有效剂量。不同照射野内的辐射剂量互不相等,据统计在介入放射工作中,工作人员各部位受辐射剂量的大小依次为:胸 > 手 > 头 > 腹;左手 > 右手;操作者 > 助手。累计测量的结果优于瞬时测量的结果。典型的介入放射学工作者应佩戴三个剂量计:在左胸前铅围裙内佩戴一个,测量全身受照剂量;手部佩戴指环式剂量计,测量手部剂量;头颈部佩戴一个,测量头(眼)部剂量,这样才能给出一个全面、客观的评价。

第五节　核医学诊疗中的防护

一、核医学的概念

核医学(nuclear medicine)是利用人体内放射性核素发出的射线进行诊断、治疗疾病及进行医学研究的学科,分为临床核医学与实验核医学两个部分,其中临床核医学分为核医学诊断和核医学治疗两个方面;临床核医学诊断又分为显像诊断与非显像诊断。

放射性药物及设备使用是核医学放射防护的主要环节,放射性药物有两个基本要素:放射性核素和配体;将放射性核素标记在配体上就构成用于诊断或治疗的放射性药物(radiopharmaceuticals)。放射性核素取代配体分子的一种或几种原子形成放射性药物的过程称为放射性核素标记(radionuclide labeling);临床核医学放射性药物来源有两种途径:一种为外购;另一种为核医学科自己制备,放射性药物是临床核医学中辐射危害因素的主要根源,核医学诊断现象及流程见图 9-1。核医学中常用的显像设备有 γ 照相机、SPECT、SPECT/CT、PET、PET/CT、PET/

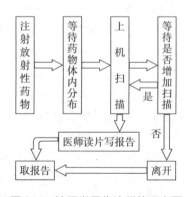

图 9-1　核医学显像流程的示意图

MRI 等,常用的显像放射性核素有 ^{99m}Tc、^{18}F 等。

二、核素进入人体途径与主要危害因素

1. 核医学中核素进入人体途径　放射性核素标记或核医学诊疗等放射性核素工作场所,可能因操作失误等原因使放射性核素进入工作人员体内,核医学诊疗操作中可通过多种途径进入人体,都会造成放射性核素人体内污染,核医学诊疗放射性核素可通过呼吸道、胃肠道、皮肤和伤口等摄入途径进入血液循环。在 ICRP 关于放射性核素职业性摄入(OIR)系列出版物中,第 133 号出版物提出了内照射剂量评价的参考框架以及进入体内的放射性核素分布的新动力学模型,以确定放射性核素的时间积分浓度。

2. 核医学中的主要危害因素

(1)放射性药物

1)放射性药物为非密封源,在放射性药物制备、分装、注射、存储及转运等过程中,会在其周围形成辐射场,对工作人员及公众造成外照射。我国多数地方 ^{99m}Tc 及 ^{18}F 标记诊断用药为核医学科自行制备,采用钼 - 锝发生器生产 ^{99m}Tc 核素,回旋加速器生产 ^{18}F 核素,然后将放射性核素标记到所需的各种配体上形成放射性药物。在生产放射性核素过程中,核素发生器及回旋加速器成为辐射源;标记药物过程中,所操作的放射性核素为非密封源。

2)注射放射性药物后的患者便形成了移动的辐射源,工作人员在诊治过程中会受到患者的照射。特别值得关注的是:这些患者在等待显像分布的过程中可能会到处走动或去做其他非放射性项目医学检查,增大了周围环境的不必要照射;此外,患者的分泌物、排泄物及呕吐物均有放射学,而造成环境放射学污染。因此核医学候诊区应与公共活动区域隔离,必须配有专门候诊室、洗手间等。

(2)操作环境污染

1)在药物制备和使用过程中,有些操作可使放射性核素逸出到空气中,造成空气污染。可造成空气污染的放射性核素有:气态的 ^{133}Xe$_2$、^{15}O$_2$、^{13}N$_2$、^{18}F$_2$;易升华挥发的 ^{131}I、^{125}I;此外,^{67}Ga、^{201}Tl、^{99m}Tc、^{18}F 等本身虽不挥发扩散,但在标记合成过程中会随其他化合物(如盐酸)扩散到空气中。

2)在放射性药物的生产、分装、注射等过程中,操作不当造成外洒、外溢,从而使工作人员的手、工作服、工作台面等表面污染。

3)一些放射性物质随废水或废气排入外环境,形成周围环境的局部污染。

(3)X 线与校准源:一些核医学科配置的 SPECT/CT、PET/CT 在进行 CT 扫描时 X 线装置成为一个很强的辐射源。另外,核医学科的设备均配备自身的校准源,校准源为密封源,有内置型和外置型两种:内置型校准源封装在显像设备中,外置型校准源放置在显像设备外,如 PET 及 PET/CT 常用的校准源有 ^{68}Ge 及 ^{22}Na 等,在使用上述校准源的过程中会对工作人员造成一定的外照射,更换及移动校准源也会对周围造成一定影响。

三、核医学诊疗防护的基本原则及核医学操作防护要求

1. 核医学防护的基本原则　核医学的防护与一般 X 线诊断、CT 检查不同,核医学工作中不仅会受到外照射,还可能将放射性物质导入人体内受到内照射。因此核医学诊疗防护必须坚持医疗照射防护的基本原则,尤其是内照射放射防护的原则。

2. 核医学操作的防护要求

（1）放射性药物操作的防护要求

1）操作放射性药物应有专门的场所，操作放射性碘化物等挥发性或放射性气体应在通风橱内进行，并按操作情况进行气体或气溶胶放射性浓度的常规检测以及必要的特殊检测，应注意对放射性碘在操作人员甲状腺内沉积的防护。若要求检查床旁给药，则需采取适当防护措施，给药用的注射器应有屏蔽，难以屏蔽时应缩短操作时间。

2）放射性物质贮存容器或保险箱应有适当屏蔽，药品放置应合理有序、易于存取，每次取放的放射性物质应只限于当次所需。贮存和运输放射性物质应使用专门容器，取放容器中内容物时，不应污染容器，容器在运输时应有适当的放射防护措施；贮存室应定期进行放射防护检测，无关人员不得入内。

3）操作放射性药物应在衬有吸水纸的托盘内进行，工作人员应穿戴个人防护用品。工作人员操作后离开工作室前应洗手并进行表面污染检测。如果污染水平超过规定值，应采取去污措施。

4）根据《女职工劳动保护特别规定》（国务院令第 619 号），女职工禁忌在孕期和哺乳期从事非密封源放射性物质的操作、参与核事故与放射事故的应急处置。

5）在控制区和监督区内不得进食、饮水、吸烟和化妆，也不得进行无关工作及存放无关物件。从控制区取出任何物件应进行表面污染水平检测，超过规定的表面污染控制水平的物品不得带出控制区。

6）为体外放射免疫分析目的而使用 ^3H、^{14}C 和 ^{125}I 等核素的放免药盒可在一般化学实验室进行。但存储放射性物质应登记建档，等级内容包括生产单位、到货日期、核素种类、理化性质、活度和容器表面放射性污染检测结果等。

（2）临床核医学诊断中的防护要求

1）诊断场所的布局应有助于工作流程，如一端为放射性贮存室，依次为给药室、候诊室、检查室，无关人员避免通过。

2）给药室与检查室应分开，如必须在检查室给药，应具有相应的防护设备。给药前的候诊区应与注射后候诊区分开，候诊室应靠近给药室和检查室，在患者候诊区与，应有患者专用卫生间。

3. 临床核医学治疗中的防护要求

1）使用治疗量 γ 射线放射性药物的区域应划为控制区；用药后患者床边 1.5m 处或单人病房应划为临时控制区。控制区入口处应有放射性标志，除医护人员外，其他无关人员不得入内，患者也不应随意离开病区。

2）配药室应靠近病房，尽量减少放射性药物和已接受治疗的患者通过非限制区。应根据放射性核素的种类、特性和活度，确定核医学治疗病房的位置及其防护要求，病房应有防护栅栏，以控制已给药患者同其他人员保持足够距离，必要时可使用附加屏蔽防护措施。

3）接受治疗的患者应使用专用卫生间及浴室；使用过的放射性药物注射器、绷带及敷料应作污染物或放射性废物处理。患者的被服和个人用品使用后应作去污处理，并经表面放射性污染检测合格后方可作一般物品处理。

4）治疗患者的出院，须考虑剂量约束值，以控制患者家庭与公众人员可能受到的辐射。对近期接受过放射性药物治疗的患者，外科手术处理应遵循以下原则：①应尽可能推迟到患者身体内放射性水平降低到可接受水平不需要辐射安全防护时,再作手术处理;②进行手术的外科医师及护理人员应佩戴个人剂量计;③对手术后的手术间应进行辐射监测和去污,对敷料、覆盖物等其他物件也应进行辐射监测,无法去污时可作放射性废物处理。

5)对已身故的近期使用过治疗量放射性核素的患者的尸体处理应遵循如下原则:①按表 9-9 中的要求,对没有超出表中列出的不同放射性核素的上限值以下时尸体的掩埋、活化、防腐无需特殊防护;②尸检应符合上文中关于外科手术处理的原则;③尸检样品的病理检查,如所取组织样品放射性明显,应待其衰变至无显著放射性时进行。

表 9-9　无需特殊防护即可处理的含放射性核素尸体的活度上限值(MBq)

放射性核素	死后防腐	掩埋	火化
^{131}I	10	400	400
^{198}Au(微粒)	10	400	100
^{125}I	40	4000	4000
^{90}Y	200	2000	70
^{198}Au(胶体)	400	400	100
^{32}P	100	2000	30
^{89}Sr	50	2000	20

四、核医学诊断参考水平

在医疗照射防护中,核医学防护的最优化设计与前面章节阐述的医疗照射防护的基本原则一样,也是通过使用医疗照射的参考水平达到防护的最优化设计。2007 年,ICRP 在 103 号出版物中明确了核医学诊断用参考水平的内涵:①参考水平的数值是根据已观察到的患者剂量或参考患者剂量分布的某个百分数而选定的;②参考水平的数值应根据专业医疗团体在与国家卫生和放射防护主管部门协调下制定,并定期对这些数值进行评审和修订;③参考水平的数值与 ICRP 的放射防护基本原则中的剂量限值和剂量约束在数值上没有直接的关系,只适用某一国家或地区;④参考水平的数值不适合放射治疗。

放射诊断在医疗照射中占最大份额,是防护最优化亟待加强的重点,近年,随着核医学的蓬勃发展,影响面日益广泛,因此,对核医学诊断的医疗照射参考水平也提出了越来越具体的要求。表 9-10 列出了典型成年受检者各种常用核医学诊断的活度参考水平(activity reference level of nuclear medicine diagnosis)。

表 9-10　典型成年受检者在各种核医学诊断中的活度指导水平

检查项目	放射性核素	化学形态	每次检查常用的最大活度(MBq)
骨			
骨显像	^{99m}Tc	MDP(亚甲基二膦酸盐)和磷酸盐化合物	600
骨断层显像	^{99m}Tc	MDP 和磷酸盐化合物	800
骨髓显像	^{99m}Tc	SC(标记的硫化胶体)	400

续表

检查项目	放射性核素	化学形态	每次检查常用的最大活度（MBq）
脑			
脑显像（静态）	^{99m}Tc	TcO_4^-	500
	^{99m}Tc	DTPA（二乙三胺五乙酸），葡萄糖酸盐和葡庚糖酸盐	500
脑断层显像	^{99m}Tc	ECD（双半胱氨酸乙酯）	800
	^{99m}Tc	DTPA，葡萄糖酸盐和葡庚糖酸盐	800
	^{99m}Tc	HM-PAO（六甲基丙二胺肟）	500
脑血流	^{99m}Tc	HM-PAO，ECD	500
脑池造影	^{111}In	DTPA	40
泪腺、泪引流	^{99m}Tc	TcO_4^-	4
甲状腺			
甲状腺显像	^{131}I	碘化钠	20
	^{99m}Tc	TcO_4^-	200
甲状腺癌转移灶（癌切除后）	^{131}I	碘化钠	400
甲状旁腺显像	^{201}Tl	氯化亚铊	80
	^{99m}Tc	MIBI（甲氧基异丁基异腈）	740
肺			
肺通气显像	^{99m}Tc	DTPA 气溶胶	80
肺灌注显像	^{99m}Tc	HAM（人血清白蛋白）	100
	^{99m}Tc	MAA（大颗粒聚集白蛋白）	185
肺断层显像	^{99m}Tc	MAA	200
肝和脾			
肝和脾显像	^{99m}Tc	SC	150
胆道系统功能显像	^{99m}Tc	EHIDA（二乙基乙酰苯胺亚氨二醋酸）	185
脾显像	^{99m}Tc	标记的变性红细胞	100
肝断层显像	^{99m}Tc	SC	200
心血管			
首次通过血流检查	^{99m}Tc	TcO_4^-	800
	^{99m}Tc	DTPA	560
心和血管显像	^{99m}Tc	HAM	800
心血池显像	^{99m}Tc	标记的正常红细胞	800
心肌显像	^{99m}Tc	PYP（焦磷酸盐）	600

续表

检查项目	放射性核素	化学形态	每次检查常用的最大活度（MBq）
心肌断层显像	^{99m}Tc	MIBI	600
	^{201}Tl	氯化亚铊	100
	^{99m}Tc	膦酸盐和磷酸盐化合物	800
胃、胃肠道			
胃 / 唾液腺显像	^{99m}Tc	TcO_4^-	40
美克耳憩室显像	^{99m}Tc	TcO_4^-	400
胃肠道出血	^{99m}Tc	SC	400
	^{99m}Tc	标记的正常红细胞	400
食管通过和胃 – 食管反流	^{99m}Tc	SC	40
胃排空	^{99m}Tc	SC	12
肾、泌尿系统			
肾皮质显像	^{99m}Tc	DMSA（二巯基丁二酸）	160
	^{99m}Tc	葡庚糖酸盐	200
肾血流、功能显像	^{99m}Tc	DTPA	300
	^{99m}Tc	MAG3（巯乙酰三甘肽）	300
	^{99m}Tc	EC（双半胱氨酸）	300
其他			
肿瘤或脓肿显像	^{67}Ga	柠檬酸盐	300
	^{201}Tl	氯化物	100
肿瘤显像	^{99m}Tc	DMSA，MIBI	400
神经外胚层肿瘤显像	^{123}I	MIBG（间碘苄基胍）	400
	^{131}I	MIBG	40
淋巴结显像	^{99m}Tc	标记的硫化锑胶体	370
脓肿显像	^{99m}Tc	HM-PAO 标记的白细胞	400
下肢深静脉显像	^{99m}Tc	标记的正常红细胞	每侧 185
	^{99m}Tc	大分子右旋糖酐	每侧 185

本章小结

177

习题九

9-1 医疗照射防护的原则是什么？医疗照射防护的对象是哪几种人群？医疗照射在整个放射防护中有哪些特殊性？

9-2 医疗照射正当性有哪三个层次？医疗照射正当性判断的基本原则是什么？

9-3 对放射诊断工作人员操作的最优化分析有哪些要求？

9-4 什么是医疗照射诊断参考水平？其内涵有哪些？

9-5 受检者从诊断 X 线接受的剂量可由哪三种方式描述？

9-6 远距离和近距离放射治疗是如何定义的？有哪些特点？

9-7 肿瘤放射治疗的特殊性主要表现在哪些方面？治疗中的防护应遵循哪些原则？

9-8 哪些介入操作项目剂量较大？医生和患者的损伤各有什么特点？

9-9 现有甲、乙两个病人在放射诊疗中，甲的皮肤表面接受 0.4Sv 的当量剂量，而乙的皮肤表面接受 0.2Sv 的当量剂量的照射，同时肝脏还受到 0.1Sv 当量剂量的照射，则两人受到的照射的有效剂量分别是多少？哪个病人危险更大些？

[答案：0.004Sv，0.006Sv；乙更危险]

9-10 核素非主观进入人体的途径与主要危害因素有哪些？

9-11 2013 年，我国某医院妇产科 3 名女教授（中年）同时被确诊为甲状腺癌，她们怀疑是楼上骨科使用移动式 C 臂 X 线机射线泄漏所致，这三名女教授在楼下该环境已工作 6 年，故提出投诉。该事件在国内影响较大，经辐射防护权威部门对 X 线机周围辐射剂量及 3 名女教授工作环境泄漏辐射进行了 3 次严格检测，认为该环境辐射水平符合《电离辐射防护与辐射源安全基本标准》（GB 18871—2002）的要求。该事件有三个方面问题需要讨论：①电离辐射引起的随机性效应不存在剂量限值，3 名女教授没有理由接受来自任何周围环境的医疗照射；②辐射防护权威部门检测结果认为该环境辐射水平符合国家标准，不存在泄漏辐射；③3 名女教授同时罹患甲状腺癌如何解释？X 线机使用单位在辐射安全防护是和质量控制方面是否存在问题？通过对本章内容的学习，你对该事件如何评价？认为应从中吸取哪些教训？

（吴小玲　吴　昊）

习题解答

第十章　放射防护的监测与管理

教学基本要求

1. 熟练掌握放射防护监测的各项基本规则。
2. 熟悉放射工作单位必备的条件。
3. 掌握放射防护的基本管理措施。
4. 了解辐射事故的应急准备和响应。
5. 了解放射防护管理系统的基本框架。

放射防护的监测(radiological protection monitoring)是执行放射防护任务,落实放射防护管理措施的先决条件和前提手段。放射防护的监测主要是控制和评价辐射危害,为放射防护目标的执行和具体措施的落实提供理论依据。

放射防护管理(radiation protection management)是指放射性核素与射线装置的生产、制造单位,防护器材的生产单位和放射线应用单位及其主管部门,根据有关放射卫生防护法规与标准进行的自主管理。属于依法和守法的问题。

第一节　放射防护监测

放射防护监测的内容包括两方面:一是对辐射场剂量进行测量;二是将测量结果与国家标准进行比较和评价,看其是否符合安全标准,以确定放射工作可否继续进行。若发现某些潜在的危险,可建议进行调查;对不符合防护要求之处,建议进行改进。防护测量不是目的,必须进行评价才能使测量具有防护的意义。防护监测包括场所监测和个人剂量监测两方面内容。

一、医疗照射场所的防护监测

场所放射防护监测(radiological protection monitoring in places)包括射线机房内、外环境辐射场的监测。医用诊断 X 线内外环境辐射场的防护监测,可分为诊断用 X 线机及其机房的监测。其监测项目有:有用线束入射体表处空气照射量率或比释动能率;X 线管头组装体的泄漏辐射水平和工作人员防护区杂散辐射水平等内容。通过监测可以发现潜在危险区,从而采取必要的防护措施,使之达到有关放射卫生防护的规定要求,并可预先估算处于该场所的人员在特定时间内的受照射剂量,对改善防护条件,减少和控制受检者的照射剂量和屏蔽设计提供有价值的情报。

外环境是指 X 线机房门口、窗口、走廊、楼上、楼下和其他相邻房间。外环境辐射监测的结果是评价放射性工作单位在使用射线装置过程中对周围居民有无影响的依据。若监测结果超过国家标准,就应该提出改进措施,使其达到标准。

二、个人剂量监测

个人剂量监测数据是进行放射损伤诊断和医学处理的重要依据,也是研究辐射损伤及制定和修改防护标准的重要依据。

1. 个人剂量监测目的　严格执行辐射防护标准,科学地控制工作人员的受照剂量,使之达到合理的最低水平;并查明防护工作中的薄弱环节,以便采取有效的改进措施。

2. 个人剂量监测原则(monitoring principle of individual dosage)

(1)当放射工作人员接受年剂量当量超过 5mSv 时,必须接受常规的外照射个人剂量监测;对接受的年剂量当量低于 5mSv 时,可根据需要进行个人剂量或工作场所的监测,并做记录。对于操作开放型放射性物质其年摄入放射性核素量可能超过年限值的十分之一者,应根据需要接受常规的工作场所空气污染监测、表面污染监测或内照射剂量监测(包括生物样品检测,呼出气测量和用全身计算器进行体外测量等);对年摄入放射性核素量低于年限值的十分之一者,可视具体情况进行监测。

(2)应当进行个人剂量监测的放射工作人员必须佩戴各省(市)、自治区放射卫生防护部门所规定的个人剂量计,或接受内照射剂量监测。

(3)当放射工作人员受到事故或其他意外照射时,需要采取不同于常规个人剂量监测的特殊监测,应尽快地估算其剂量,以利确定受照的严重程度,必要时应对事故剂量(包括器官剂量,待积当量剂量及有效剂量等)进行较精确的估算(包括重建辐射场,进行模拟性的测量等)。

(4)对于有计划的特殊照射,应当采取必要的个人剂量监测手段,以保证一次所接受的照射不超过国家放射卫生防护基本标准规定的限值。

(5)负责个人剂量监测的专业人员应当按照《放射工作人员个人剂量监测方法》的规定进行监测和记录。

3. 剂量监测评价条件　当放射工作人员每年全身受照剂量高于年剂量当量(或年摄入量)限值的十分之三时,不仅应记录个人剂量监测结果,同时要查明原因,做出相应的放射卫生评价。

(1)在对低于年剂量当量限值外照射的防护评价中,个人剂量监测的结果可近似地作为个人受照的剂量当量;当受照剂量高于年剂量当量限值时,则需进行较精确的剂量评价,此时要根据电离辐射类型,电离辐射场能谱和照射方向等有关资料进行器官(或组织)的剂量当量及有效剂量当量的估算。

(2)内外照射并存时,若两类照射都分别达到或超过了相应年限值的十分之三,则应按照《放射工作人员个人剂量监测方法》中的叠加原则处理。

(3)外照射(X、γ射线)个人剂量监测结果接近年剂量当量上限时,其总的不确定度不应超过 ±50%,当年剂量当量低于 15mSv 时,要求总的不确定度小于 ±100%。

三、剂量监测方法

1. 个人剂量监测方法(monitoring method of individual dosage)

(1)X 线的个人剂量监测,通常是选用合适的个人剂量计,佩戴在身体有代表性的部位上。如在放射工作人员左胸前外上方,若左胸前被铅围裙之类屏蔽,则剂量元件戴在左领上。剂量元件的佩戴周期为 1 至 3 个月,一年不得少于 4 次。

(2)职业人员接受有计划的应急照射时,应佩戴直读式或报警式个人剂量计,以防止操作中接受超过预定限值的照射。

(3)外照射个人剂量计的测读周期,一般为 30 天,各单位可根据具体情况延长或缩短。

2. 监测记录

（1）在开始进行个人剂量监测时，应对放射人员过去接受的剂量进行小结，并附在该人员的个人剂量档案中。小结应包括工作单位、起止日期、工作性质、受照情况和累计受照剂量。

（2）当个人剂量监测可疑时，应对受照射的情况进行调查，应将调查结果附在监测记录中。

（3）未接受个人剂量监测人员的档案中，应有工作场所定期监测结果的记录。

（4）事故受照记录应包括：①事故发生的时间、地点和经过（包括源和人的相对距离，受照时间）；②事故原因和处理措施；③剂量估算方法和结果，当需要模拟现场条件测量时，应详细记录模拟的条件和方法；④在剂量估算中所用各修正因素的记录；⑤建立辐射事故档案。

第二节　辐射事故与应急处理

为加强对放射性核素、射线装置安全和防护的监督管理，及时有效处理辐射事故，我国制定了《放射性同位素与射线装置安全和防护条例》（国务院令第 449 号）、《卫生部核事故和辐射事故卫生应急预案》（卫应急发【2009】101 号）等法规。这些法规的实施，促进了放射性核素、射线装置的安全使用，规范了辐射事故卫生应急工作的开展，最大程度地减少了事故造成的人员伤亡和社会影响，保障了人体健康，保护了环境。

一、辐射事故的分级与分类

1. 放射源和射线装置的分类　按照放射源对人体健康和环境的潜在危害，从高到低将放射源分为Ⅰ、Ⅱ、Ⅲ、Ⅳ、Ⅴ类，Ⅴ类源的下限活度值为该核素的豁免活度。Ⅰ类放射源为极高危险源，没有防护情况下，接触这类源几分钟到 1 小时就可能致人死亡。Ⅱ类放射源为高危险源，没有防护情况下，接触这类源几小时至几天可致人死亡。Ⅲ类放射源为危险源，没有防护情况下，接触这类源几小时可对人造成永久性损伤，接触几天至几周也可以致人死亡。Ⅳ类放射源为低危险源，没有防护情况下，基本不会对人造成永久性损伤，但长时间、近距离接触这些放射源的人可能造成可恢复的临时性损伤。Ⅴ类放射源为极低危险源，不会对人造成永久性损伤。常用的放射源有 64 种，表 10-1 列出了部分放射源的分类。

表 10-1　放射源分类表（部分）

核素名称	Ⅰ类（Bq）	Ⅱ类（Bq）	Ⅲ类（Bq）	Ⅳ类（Bq）	Ⅴ类（Bq）
^{60}Co	$\geq 3 \times 10^{13}$	$\geq 3 \times 10^{11}$	$\geq 3 \times 10^{10}$	$\geq 3 \times 10^{8}$	$\geq 1 \times 10^{5}$
^{137}Cs	$\geq 1 \times 10^{14}$	$\geq 1 \times 10^{12}$	$\geq 1 \times 10^{11}$	$\geq 1 \times 10^{9}$	$\geq 1 \times 10^{4}$
^{125}I	$\geq 2 \times 10^{14}$	$\geq 2 \times 10^{12}$	$\geq 2 \times 10^{11}$	$\geq 2 \times 10^{9}$	$\geq 1 \times 10^{6}$
^{192}Ir	$\geq 8 \times 10^{13}$	$\geq 8 \times 10^{11}$	$\geq 8 \times 10^{10}$	$\geq 8 \times 10^{8}$	$\geq 1 \times 10^{4}$
^{99}Mo	$\geq 3 \times 10^{14}$	$\geq 3 \times 10^{12}$	$\geq 3 \times 10^{11}$	$\geq 3 \times 10^{9}$	$\geq 1 \times 10^{6}$
^{99m}Tc	$\geq 7 \times 10^{14}$	$\geq 7 \times 10^{12}$	$\geq 7 \times 10^{11}$	$\geq 7 \times 10^{9}$	$\geq 1 \times 10^{7}$

根据射线装置对人体健康和环境的潜在危害,从高到低将射线装置分为Ⅰ、Ⅱ、Ⅲ类,按照使用用途分医用射线装置和非医用射线装置。Ⅰ类为高危险射线装置,事故时可以短时间受照射人员产生严重放射损伤,甚至死亡,或对环境造成严重影响。Ⅱ类为中危险射线装置,事故时可以使受照人员产生较严重放射损伤,大剂量照射甚至导致死亡。Ⅲ类为低危险射线装置,事故时一般不会造成受照人员的放射损伤。表10-2给出了射线装置分类。

表10-2 射线装置分类表

装置类别	医用射线装置	非医用射线装置
Ⅰ类射线装置	能量大于100MeV的医用加速器	生产放射性核素的加速器(不含制备PET用放射性药物的加速器)
Ⅱ类射线装置	放射治疗用X线、电子线加速器	工业探伤加速器
	重离子治疗加速器	安全检查加速器
	质子治疗装置	辐照装置加速器
	制备正电子发射计算机断层显像装置(PET)	其他非医用加速器
	用放射性药物加速器	中子发生器
	其他医用加速器	工业用X线CT机
Ⅲ类射线装置	X线深部治疗机	X线探伤机
	数字减影血管造影装置	X线行李包检查装置
	医用X线CT机	X线衍射仪
	放射诊断用普通X线机	兽医用X线机
	牙科摄影X线机	
	乳腺摄影X线机	
	放射治疗模拟定位机	
	其他高于豁免水平的X线机	

2. 辐射事故的分级 核事故(nuclear accident)是指因链式反应失控或放射性物质外泄失控而造成的突发性意外事件或事件序列。这类事件很可能对外界环境造成不良后果(主要指放射性物质失去控制地向环境释放),并可能危及公众的健康。放射事故(radiation accident)是指放射性核素丢失、被盗或者射线装置、放射性核素失控而导致工作人员或公众受到意外的、非自愿的异常照射。辐射事故指核装置或其他辐射源失去控制时,导致或可能导致异常照射条件的事件统称。根据辐射事故的性质、严重程度、可控性和影响范围等因素,从重到轻将辐射事故分为特别重大辐射事故、重大辐射事故、较大辐射事故和一般辐射事故四个等级。

特别重大辐射事故,是指Ⅰ类、Ⅱ类放射源丢失、被盗、失控造成大范围严重辐射污染后果,或者放射性核素和射线装置失控导致3人以上(含3人)急性死亡。

重大辐射事故,是指Ⅰ类、Ⅱ类放射源丢失、被盗、失控,或者放射性核素和射线装置失控导致2人以下(含2人)急性死亡或者10人以上(含10人)急性重度放射病、局部器官残疾。

较大辐射事故,是指Ⅲ类放射源丢失、被盗、失控,或者放射性核素和射线装置失控导致9人以下(含9人)急性重度放射病、局部器官残疾。

一般辐射事故,是指Ⅳ类、Ⅴ类放射源丢失、被盗、失控,或者放射性核素和射线装置失控导致人员受到超过年剂量限值的照射。

3. 辐射事故的分类 辐射事故按其性质分可分为责任事故、技术事故和其他事故;按其类别分可分为人员受照剂量照射事故、放射性物质污染事故、丢失放射性物质事故。其中受照事故和丢失放射性事故如表 10-3 和表 10-4 所示。

表 10-3 超剂量照射事故分级

受照人员及部位	受照剂量(Gy)		
	一般事故	严重事故	重大事故
放射工作人员全身	≥0.05	≥0.5	≥5
工作人员局部或单个器官	≥0.5	≥5	≥20
公众成员全身	≥0.005	≥0.05	≥1
公众成员局部或单个器官	≥0.05	≥0.5	≥10

表 10-3 中值不包括天然本底照射,以及正常情况下的职业照射、公众照射和医疗照射所致剂量;对于放射工作人员,表中值包括处理辐射事故的计划照射所致剂量;表中所列各种剂量均指一次事故,从发生、处理到恢复正常的全过程所导致内外照射剂量之和;多人员、多部位的受超剂量事故,按最高级别事故判定。

表 10-4 丢失放射性物质事故分级

放射性物质形态	放射性活度(Bq)		
	一般事故	严重事故	重大事故
密封型	≥4×10^6	≥4×10^8	≥4×10^11
非密封型	≥4×10^5	≥4×10^7	≥4×10^10

表中各级值应乘以毒性组别修正因子 f:对极毒组 f=0.1,对高毒组 f=1,对中毒、低毒组 f=10

二、辐射事故的照射途径与防护

1. 辐射事故的照射途径

(1)根据国内外以往辐射事故的教训,在放射性诊断工作中,可能发生的照射事故(irradiation accident)为放射工作人员超剂量照射事故,多是因为放射工作者长期忽视个人防护,如违反操作要求将身体直接暴露在有用射线束中,使自己受到超剂量辐射。骨科、神经科、内科的临床医生,从事 X 线检查,或是进行骨折复位、心、脑血管造影、介入性放射治疗操作时,在长期忽视个人防护条件下进行较长时间的曝光,受到超剂量的辐射。严格地讲,在当今的比较完备的放射防护条件下,放射工作人员受到超剂量照射而发生放射性疾病者,均应归于辐射事故。

(2)受检者超剂量照射事故有两种情况:①一次局部受大剂量的照射:如在 X 线透视下进行手术,连续曝光时间过长,而 X 线管又无附加过滤,使受检者局部受到了大量的 X 线照射,造成急性放射性皮肤损伤;②多次反复接受射线照射:在较短的时间内(如 1~2

个月内)受到较大累计剂量的照射,发生外周血象的明显改变。

（3）公共超剂量照射事故是指放射装置机房周围有固定的非放射人员或居民工作生活,而放射装置安装不合理,没有有效的防护手段,使有用线束朝向门窗等;或是操作人员违规操作,曝光时没有关闭好门窗,致使周围人员和公众受到超剂量照射。

（4）在医学放射治疗中,可能发生的辐射事故有以下几种类型:①医用加速器的操作人员违章,导致射线输出量的增加,使接受治疗的患者接受了高达10Gy以上的超计划剂量的照射,致患者终身残废甚至死亡;②使用射线治疗时,本来应该附加的射线过滤板等物体没有被加上,导致患者接受的射线辐射强度大大增加,造成严重损伤甚至残疾;③用射线给儿童等不能接受大剂量照射的病人治疗时,没有考虑到病人的具体情况,导致无法治愈的后遗症;④工作人员的意外受照事故。以上各类辐射事故的发生,主要都是因缺乏放射卫生防护知识和渎职所致。

2. 放射性核素与射线装置的安全和防护 《放射性同位素与射线装置安全和防护条例》中明确规定:

（1）第二十七条:生产、销售、使用放射性同位素和射线装置的单位,应当对本单位的放射性同位素、射线装置的安全和防护工作负责,并依法对其造成的放射性危害承担责任。生产放射性同位素的单位的行业主管部门,应当加强对生产单位安全和防护工作的管理,并定期对其执行法律、法规和国家标准的情况进行监督检查。

（2）第二十八条:生产、销售、使用放射性同位素和射线装置的单位,应当对直接从事生产、销售、使用活动的工作人员进行安全和防护知识教育培训,并进行考核;考核不合格的,不得上岗。辐射安全关键岗位应当由注册核安全工程师担任。辐射安全关键岗位名录由国务院环境保护主管部门商国务院有关部门制定并公布。

（3）第二十九条:生产、销售、使用放射性同位素和射线装置的单位,应当严格按照国家关于个人剂量监测和健康管理的规定,对直接从事生产、销售、使用活动的工作人员进行个人剂量监测和职业健康检查,建立个人剂量档案和职业健康监护档案。

（4）第三十条:生产、销售、使用放射性同位素和射线装置的单位,应当对本单位的放射性同位素、射线装置的安全和防护状况进行年度评估。发现安全隐患的,应当立即进行整改。

（5）第三十一条:生产、销售、使用放射性同位素和射线装置的单位需要终止的,应当事先对本单位的放射性同位素和放射性废物进行清理登记,做出妥善处理,不得留有安全隐患。生产、销售、使用放射性同位素和射线装置的单位发生变更的,由变更后的单位承担处理责任。变更前当事人对此另有约定的,从其约定;但是,约定中不得免除当事人的处理义务。在本条例施行前已经终止的生产、销售、使用放射性同位素和射线装置的单位,其未安全处理的废旧放射源和放射性废物,由所在地省、自治区、直辖市人民政府环境保护主管部门提出处理方案,及时进行处理。所需经费由省级以上人民政府承担。

（6）第三十二条:生产、进口放射源的单位销售Ⅰ类、Ⅱ类、Ⅲ类放射源给其他单位使用的,应当与使用放射源的单位签订废旧放射源返回协议;使用放射源的单位应当按照废旧放射源返回协议规定将废旧放射源交回生产单位或者返回原出口方。确实无法交回生产单位或者返回原出口方的,送交有相应资质的放射性废物集中贮存单位贮存。使用放射源的单位应当按照国务院环境保护主管部门的规定,将Ⅳ类、Ⅴ类废旧放射源进行包装整备后送交有相应资质的放射性废物集中贮存单位贮存。

（7）第三十三条：使用Ⅰ类、Ⅱ类、Ⅲ类放射源的场所和生产放射性同位素的场所，以及终结运行后产生放射性污染的射线装置，应当依法实施退役。

（8）第三十四条：生产、销售、使用、贮存放射性同位素和射线装置的场所，应当按照国家有关规定设置明显的放射性标志，其入口处应当按照国家有关安全和防护标准的要求，设置安全和防护设施以及必要的防护安全联锁、报警装置或者工作信号。射线装置的生产调试和使用场所，应当具有防止误操作、防止工作人员和公众受到意外照射的安全措施。放射性同位素的包装容器、含放射性同位素的设备和射线装置，应当设置明显的放射性标识和中文警示说明；放射源上能够设置放射性标识的，应当一并设置。运输放射性同位素和含放射源的射线装置的工具，应当按照国家有关规定设置明显的放射性标志或者显示危险信号。

（9）第三十五条：放射性同位素应当单独存放，不得与易燃、易爆、腐蚀性物品等一起存放，并指定专人负责保管。贮存、领取、使用、归还放射性同位素时，应当进行登记、检查，做到账物相符。对放射性同位素贮存场所应当采取防火、防水、防盗、防丢失、防破坏、防射线泄漏的安全措施。对放射源还应当根据其潜在危害的大小，建立相应的多层防护和安全措施，并对可移动的放射源定期进行盘存，确保其处于指定位置，具有可靠的安全保障。

（10）第三十六条：在室外、野外使用放射性同位素和射线装置的，应当按照国家安全和防护标准的要求划出安全防护区域，设置明显的放射性标志，必要时设专人警戒。在野外进行放射性同位素示踪试验的，应当经省级以上人民政府环境保护主管部门商同级有关部门批准方可进行。

（11）第三十七条：辐射防护器材、含放射性同位素的设备和射线装置，以及含有放射性物质的产品和伴有产生X射线的电器产品，应当符合辐射防护要求。不合格的产品不得出厂和销售。

（12）第三十八条：使用放射性同位素和射线装置进行放射诊疗的医疗卫生机构，应当依据国务院卫生主管部门有关规定和国家标准，制定与本单位从事的诊疗项目相适应的质量保证方案，遵守质量保证监测规范，按照医疗照射正当化和辐射防护最优化的原则，避免一切不必要的照射，并事先告知患者和受检者辐射对健康的潜在影响。

（13）第三十九条：金属冶炼厂回收冶炼废旧金属时，应当采取必要的监测措施，防止放射性物质熔入产品中。监测中发现问题的，应当及时通知所在地设区的市级以上人民政府环境保护主管部门。

三、辐射事故的应急准备及其响应

为迅速、有效、规范地开展核事故和辐射事故卫生应急工作，最大程度地减少事故造成的人员伤亡和社会影响，保障公众身体健康，维护社会稳定，依据《中华人民共和国突发事件应对法》《放射性同位素与射线装置安全和防护条例》《核电厂核事故应急管理条例》《国家突发公共事件医疗卫生救援应急预案》《国家核应急预案》等有关法律、法规和规范性文件制定的《卫生部核事故和辐射事故卫生应急预案》，主要适用于卫生部门开展核

知识链接1
国家突发公共
事件医疗卫生
救援应急预案

事故和辐射事故卫生应急工作。

1. 辐射事故的应急准备

（1）信息沟通与协调联动：各级卫生行政部门在同级人民政府的统一领导下，建立健全与核应急协调组织、环保、公安、交通、财政和工信等相关部门，以及军队和武警部队卫生部门的信息通报、工作会商、措施联动等协调机制。

（2）健全卫生应急网络：依托国家级和省级核和辐射损伤救治基地，健全核事故和辐射事故卫生应急网络，加强核事故和辐射事故卫生应急机构和人员队伍建设，建立健全信息沟通和技术合作机制，不断提高核事故和辐射事故卫生应急能力。

卫生部负责国家级核和辐射损伤救治基地的运行和管理，有关省、自治区、直辖市卫生行政部门负责辖区内的省级核和辐射损伤救治基地的运行和管理。

（3）队伍准备：卫生部负责卫生部核事故和辐射事故卫生应急队伍的建设和管理。省级卫生行政部门建立健全辖区内的核事故和辐射事故卫生应急队伍。核设施所在地的市（地）级卫生行政部门建立核事故卫生应急队伍。各级卫生行政部门要组织加强应急队伍培训和演练，不断提高应急队伍的救援能力，确保在突发核事故和辐射事故时能够及时、有效地开展卫生应急工作。

（4）物资和装备准备：各级卫生行政部门负责建立健全核事故和辐射事故卫生应急仪器、设备装备和物资准备机制，指定医疗机构和放射卫生机构做好应急物资和装备准备，并及时更新或维护。核事故和辐射事故卫生应急物资和装备包括核和辐射应急药品、医疗器械、辐射防护装备、辐射测量仪器设备等。

（5）技术储备：国家和省级卫生行政部门组织有关专业技术机构开展核事故和辐射事故卫生应急技术研究，建立和完善辐射受照人员的快速剂量估算方法、快速分类和诊断方法、医疗救治技术、饮用水和食品放射性污染快速检测方法等，加强技术储备。

（6）通信与交通准备：各级卫生行政部门要在充分利用现有资源的基础上建设核事故和辐射事故卫生应急通信网络，确保医疗卫生机构与卫生行政部门之间，以及卫生行政部门与相关部门之间的通信畅通，及时掌握核事故和辐射事故卫生应急信息。核事故和辐射事故卫生应急队伍根据实际工作需要配备通信设备和交通工具。

（7）资金保障：核事故和辐射事故卫生应急所需资金，按照《财政应急保障预案》执行。

（8）培训：各级卫生行政部门定期组织开展核事故和辐射事故卫生应急培训，对核事故和辐射事故卫生应急技术人员和管理人员进行国家有关法规和应急专业知识培训和继续教育，提高应急技能。

（9）演练：各级卫生行政部门适时组织开展核事故和辐射事故卫生应急演练，积极参加同级人民政府和核应急协调组织举办的核事故和辐射事故应急演练。

（10）公众宣传教育：各级卫生部门通过广播、影视、报刊、互联网、手册等多种形式，对社会公众广泛开展核事故和辐射事故卫生应急宣传教育，指导公众用科学的行为和方式应对突发核事故和辐射事故，提高自救、互救能力，注意心理应激问题的防治。

（11）国际合作：按照国家相关规定，开展核事故和辐射事故卫生应急工作的国际交流与合作，加强信息和技术交流，合作开展培训和演练，不断提高核事故和辐射事故卫生应急的整体水平。

2. 辐射事故的应急响应

（1）辐射事故应急预案应当包括下列内容：①应急机构和职责分工；②应急人员的组织、培训以及应急和救助的装备、资金、物资准备；③辐射事故分级与应急响应措施；④辐射事故调查、报告和处理程序。生产、销售、使用放射性核素和射线装置的单位，应当根据可能发生的辐射事故的风险，制定本单位的应急方案，做好应急准备。

（2）发生辐射事故时，生产、销售、使用放射性核素和射线装置的单位应当立即启动本单位的应急方案，采取应急措施，并立即向当地环境保护主管部门、公安部门、卫生主管部门报告。环境保护主管部门、公安部门、卫生主管部门接到辐射事故报告后，应当立即派人赶赴现场，进行现场调查，采取有效措施，控制并消除事故影响，同时将辐射事故信息报告本级人民政府和上级人民政府环境保护主管部门、公安部门、卫生主管部门。

（3）在发生辐射事故或者有证据证明辐射事故可能发生时，县级以上人民政府环境保护主管部门有权采取下列临时控制措施：①责令停止导致或者可能导致辐射事故的作业；②组织控制事故现场；③辐射事故发生后，有关县级以上人民政府应当按照辐射事故的等级，启动并组织实施相应的应急预案。

（4）县级以上人民政府环境保护主管部门、公安部门、卫生主管部门，按照职责分工做好相应的辐射事故应急工作：①环境保护主管部门负责辐射事故的应急响应、调查处理和定性定级工作，协助公安部门监控追缴丢失、被盗的放射源；②公安部门负责丢失、被盗放射源的立案侦查和追缴；③卫生主管部门负责辐射事故的医疗应急工作。

（5）环境保护主管部门、公安部门、卫生主管部门应当及时相互通报辐射事故应急响应、调查处理、定性定级、立案侦查和医疗应急情况。国务院指定的部门根据环境保护主管部门确定的辐射事故的性质和级别，负责有关国际信息通报工作。

（6）发生辐射事故的单位应当立即将可能受到辐射伤害的人员送至当地卫生主管部门指定的医院或者有条件救治辐射损伤病人的医院，进行检查和治疗，或者请求医院立即派人赶赴事故现场，采取救治措施。

（7）医学管理部门应确保制订处理过量照射人员的详尽方案：明确划分职责，每个参与成员能得到适当的培训和指示；明确制订一个合适的入口，保证受到污染的工作人员得到迅速的接收和安置，并与其他病人隔离；给接诊医务人员提供合适的防护服；合适的辐射监测仪器，包括适当的伤口监测设备，以确定放射性污染的程度和范围，使其他表面受到污染的转移和播散最小化；适当准备的治疗区域，用于对病人提供优先的检查和治疗；去污设施；医务人员的配合协调，能够接纳可合理预测的事故可能出现的众多受害者；恰当获取或处理生物样本的能力；用于收藏和处理污染的衣物、设备和其他废物的容器。

第三节　申请许可制度和管理机构

一、许可登记管理制度

《放射性同位素与射线装置放射防护条例》中明确规定了国家放射工作实行许可登记制度（license registration system）。由省级人民政府卫生行政部门负责放射工作的卫生许可，并根据《放射工作卫生防护管理办法》具体制定卫生许可证的发放管理办法。要求任何单位在从事生产、使用、销售医用放射性核素和射线装置前，必须向省、自治区、直辖市的卫生行政部门申请许可。在从事生产、使用、销售放射性核素和射线装置前，必须向省、自治区、直辖市的卫生部门申请许可。取得卫生许可手续后，应当于三十日内到当地公安机关申请办理放射工作登记，逾期不办理放射工作登记的，卫生许可自动失效。

从事射线诊断和治疗的单位，凡满足下列条件之一者，均需办理申请许可手续（apply for Licensing procedures）：①开始从事放射性核素或射线装置使用和工作的单位；②射线装置转让、调拨的接收单位；③购置新的射线装置的单位；④新建、改建或扩建射线装置的工作场所的单位。

二、从事放射工作单位的必备条件

申请放射性核素和射线装置使用的单位必须具备以下基本条件：

（1）具有与所从事的放射工作相适应的场所、设施和设备，并能提供相应的资料。

（2）有放射性核素准购批件。

（3）涉及放射性废水、废气、固体废物排放的，还应当有经环境保护行政部门批准的环境影响评价文件。

（4）放射工作场所及设施、设备符合国家有关标准和放射防护要求。

（5）从事放射工作的人员必须要具备相应的专业防护知识和健康条件，持有《放射工作人员证》。

（6）有专职、兼职放射防护管理机构或人员及必要的防护用品和监测仪器，提交人员和设备清单。

（7）提交严格的有关安全防护管理规章制度的文件。具备上述基本条件的单位，按照相关规定办理申请许可手续。申请医用加速器、医用治疗 X 线机和诊断 X 线机以及放射性核素的使用的申请报告书，按照各地有关规定，分别送至省、地（市）和县级卫生行政部门放射防护机构审核、发放许可证。

放射工作登记许可证每 1 到 2 年进行一次核查，核查情况由原审批部门记录在许可登记证上。放射工作单位在需要改变许可登记内容时，需持许可登记证到原审批部门变更手续。终止放射工作时必须向原审批部门办理注销许可登记手续。

三、放射防护管理机构

凡使用医用放射性核素和射线装置的单位，应根据装置的数量和复杂程度，建立安全防护机构或任命专（兼）职防护安全员。职责如下：

（1）根据防护法规和标准，结合本单位实际应用情况，制定规章制度和实施细则，并监督实行。

（2）组织本单位放射工作人员接受放射防护法规、专业技术的知识培训。

（3）制订放射诊断与放射治疗的质量保证程序，并协助单位负责人组织实施。

（4）定期对放射工作场所及其周围环境进行放射防护检测和检查，将必要情况通知操作人员，对异常情况及时报告本单位主管部门。

（5）向本单位主管部门定期报告监测结果，提出放射安全评价和改进意见。

（6）放射防护安全管理人员有权利由于放射安全原因，停止放射性核素的使用和射线装置的运行。

（7）参与辐射事故的调查与处理。

（8）建立放射工作管理档案。

（9）接受放射防护监督、监测部门的指导检查，提供相关材料，反映情况，配合进行防护监督监测。

（10）放射防护安全人员应由一定资格的专业人员担任或兼任。如放射诊断由技师及其以上职称的人员担任，医用加速器由工程师或主管技师职称的专业人员担任；并需经过放射卫生防护知识的专门培训，经放射防护机构考核合格方可上岗。

第四节　放射防护管理的内涵

一、放射防护知识培训

对与放射工作有关的所有人员提供放射防护知识的培训（training of radiological protection knowledge），是《中华人民共和国职业病防治法》《中华人民共和国放射性污染法》《放射性同位素与射线装置安全和防护条例》《放射工作人员职业健康管理办法》《放射诊疗管理规定》《电离辐射防护与辐射源安全基本标准》和《医学放射工作人员的卫生防护培训规范》等有关法规、标准的要求。这也是实施放射防护最优化原则的基本要求，是放射工作人员健康管理体系乃至整个放射防护体系的一个重要组成部分。

1. 防护培训的目的　防护培训是为了提高各类医学放射工作人员对于放射安全重要性的认识，掌握防护技术，增强防护意识，最大限度地减少不必要的辐射，避免事故的发生，保障工作人员、患者以及公众的健康与安全，确保放射装置等的医学应用获得最佳利益。

2. 防护培训工作的实施　防护培训工作的实施应遵循如下规则：

（1）从事放射医学相关的医疗、科研、教学等单位的行政领导，应对本单位的防护培训负责，从组织上落实放射防护培训计划的制定与实施。

（2）由各地卫生行政部门指定的放射防护机构必须负责监督并协助各有关单位做好防护培训工作，并建立一支能够胜任防护培训教学以及考核任务的队伍。

（3）放射防护培训教学人员不仅要有较好的理论素质，而且要有丰富的实践经验。

（4）对医学放射工作人员的放射防护培训情况要建立档案，用来记录他们的技术水平、培训课程以及考试成绩等。

3. 上岗前和上岗后培训　医学放射工作人员在上岗前必须接受放射防护培训，经考试合格后才有资格参加相应的工作，并在上岗后定期接受再培训教育。医学院校的学生进入与放射工作有关的专业实习前，应接受放射防护培训。

二、放射器材的使用与管理

放射性核素和射线装置的使用应当符合下列要求：

（1）安装、维修或者更换与辐射源有关部件后的设备，应当经检测机构对其进行检测验收，确认合格后方可启用。

（2）使用单位应当配备必要的质量控制检测仪器，并按规定进行质量保证管理。

（3）制定并严格遵守操作规程，定期进行稳定性检测和校正，每年应当进行一次全面的维护保养，并接受检测机构按照有关规定进行状态检测。

（4）禁止购置、转让、出租或者使用不合格的产品和国家有关部门规定淘汰的产品、制品及设备。

此外，放射防护器材的使用和管理也是相当重要的。射线防护器材是指用于防止辐射对人体产生危害的防护材料，以及由其制成的防护用品、器具和装置等。为了确保射线防护器材的防护质量，维护用户利益，保障使用者的安全，促进射线防护器材的开发、生产、推广和应用，对射线防护器材的研发、生产、销售和使用，应加强防护质量的监督管理。

射线防护器材生产单位试制、仿制或改制的射线防护器材产品，必须达到国家颁布的产品标准，向"卫生部射线防护器材防护质量检测中心"提出申请，并按规定提交测试样品，经检测、试用合格，取得防护质量合格证书者，方可定型生产和销售。凡经允许销售的合格产品，其产品说明书需注明质量标准，并加盖监测单位"经监测防护质量合格"的印章。

对于正在使用中的防护器材，应定期或不定期进行防护监测，对防护性能不佳者，应及时进行更换。

三、放射工作人员健康追踪

1. 体检　放射工作人员在就业前必须进行体格检查（physical examination），体检合格者方可从事放射工作。放射工作人员在上岗后必须定期进行体格检查。根据我国《放射卫生防护基本标准》中放射工作条件分类，见表10-5，在不同条件下工作的专业技术人员健康检查的要求也有所区分。

表10-5　放射工作条件分类

级别	一年中接受照射的有效剂量
甲种工作条件	有可能超过15mSv
乙种工作条件	有可能达到5~15mSv
丙种工作条件	极少可能超过5mSv

放射工作人员的体检应在省级卫生行政部门所指定的卫生医疗单位进行。

（1）对甲种和乙种工作条件下工作的放射工作人员每年体检1次；对在丙种工作条件下工作的放射工作人员每2~3年体检1次；必要时可增加体检次数。

（2）检查结果应与上岗前进行对照和比较，以便判定是否适合继续放射工作。如有异常，应根据实际情况增加检查频度或检查项目。

（3）放射工作单位对每位放射工作人员必须建立个人健康档案和个人剂量档案。上岗前、后体检结果由体检单位详细如实地记录在个人健康档案中。

（4）健康档案要妥善管理，保存至脱离放射工作以后20年。

2. 放射工作人员的健康要求　放射工作人员必须具有在正常、异常和紧急情况下能正确、安全地履行其职责的健康条件(health conditions)。他们应具有：

（1）正常的循环、呼吸、消化、内分泌、免疫、泌尿生殖系统以及正常的皮肤、黏膜、毛发和代谢功能等。

（2）正常的造血功能,红系、粒系、巨核细胞系等,均在正常范围之内。

（3）正常的神经系统功能、精神状态以及稳定的情绪。

（4）正常的听觉、视觉、触觉和嗅觉,正常的语言表达以及文字书写能力。

（5）外周血淋巴细胞染色体畸变率和微核率正常。

（6）尿和精液常规检查正常。

（7）无卫生部门规定的其他器质性和功能性疾患。

3. 不宜从事放射工作的条件　上岗前后凡有以下条件或情况之一者,不应（或不宜）从事放射工作：

（1）严重的呼吸系统、循环系统、消化系统、造血系统、神经和精神系统、泌尿生殖系统、免疫系统、内分泌系统以及皮肤疾病。

（2）严重的视力障碍、听力障碍。

（3）恶性肿瘤,有碍工作的巨大的、复发性良性肿瘤。

（4）严重的有碍工作的残疾、先天畸形和遗传性疾病。

（5）手术后不能完全恢复正常行为能力者。

（6）未完全恢复的放射性疾病或其他不适宜的职业病。

（7）其他不符合规定的器质性或功能性疾病,以及未能控制的细菌性或病毒性感染。

（8）有吸毒、酗酒或其他严重恶习而不能改正者。

（9）未满18周岁者,不得从事甲种放射工作。16~17周岁允许接受为培训而安排的乙种工作条件下的照射。

（10）从事放射工作的哺乳期妇女、妊娠初期三个月孕妇应尽量避免接受照射,在妊娠或哺乳期间不得参与造成内照射的工作,并不得接受事先计划的特殊照射。

（11）以前已经接受过5倍于年剂量限值照射的放射工作人员,不应再接受事先计划的特殊照射。

（12）对于经验丰富的放射学专家和高级技术人员,如有不符合条件者,应慎重考虑他们的去留。

4. 医学随访　对符合下列条件之一的特殊受照人员每2年要进行一次医学随访观察（medical follow-up observation）。

（1）从事放射工作累计工龄20年以上或者放射性核素摄入量是年摄入量限值的两倍以上。

（2）一次或几天内的照射当量在0.1Sv以上；一年全身累计照射当量1.0Sv以上。

（3）经确诊的职业照射病病人。

5. 保健津贴和休假　放射工作人员的保健待遇(health care treatment)按照国家和地方的有关规定执行。临时调离工作岗位者,可继续享受保健津贴,但最长不超过3个月。正式调离工作岗位的,可继续享受保健津贴1个月,第二个月起停发。放射工作人员健康体检、休假、住院检查或患病治疗期间照常享受保健津贴,医疗费用分别由公费医疗、劳保医疗或所在单位支付,在生活方面所在单位应给予适当照顾。长期从事放射工作的人员，因患病不能胜任现职工作的经第十二条规定的组织或机构诊断确认后，可根据国家有关规定提前退休。放射工作人员因职业放射损伤致残者，其退休后工资和医疗卫生津贴照发。因患放射疾病治疗无效死亡者，按因公牺牲处理。

知识链接 2
相关文件与网址

放射工作人员的保健休假，应根据照射剂量的大小与工龄长短，每年除其他休假外，可享受保健休假 2 ~ 4 周。从事放射工作 25 年以上的在职者，每年由所在单位安排利用休假时间享受 2 ~ 4 周的疗养待遇。

四、质量保证

为加强放射治疗防护，提高放射治疗质量，保障患者，工作人员和公众的健康与安全，必须执行质量保证（quality assurance）计划。

1. 放射诊断的质量保证　在放射诊断方面，质量保证就是要建立一种定期或连续的监测放射设备的性能的方法，以达到花费最小的代价和使病人接受最小的辐射剂量来获得最佳诊断信息的目的。质量保证程序从新的放射学设备的检查验收开始，到以后进行的定期性能监测，如电压千伏值、定时器、遮线器、滤线器等，以保证各种射线装置和部件在符合国家规定防护标准的条件下正常运行。

质量保证程序的另一个重要方面就是对放射工作人员的诊断技术进行不断地训练和再教育，以便使错误和重拍片率降低到一个最低限度，使他们对诊断质量和病人受照的因素保持高度的重视。

原卫生部在 1993 年 10 月 13 日发布的《医用 X 线诊断放射卫生防护及影像质量保证管理规定》中明确规定："各医疗单位和 X 线诊断科（室），必须按照医院分级管理标准要求，建立科室质量保证组织和制订本单位的 X 线诊断质量保证方案（下称"质保方案"），质保方案的实施情况作为医院评审和放射科（室）临床科（室）考绩的重要依据。"同时还对设备合同的采购、安装调试及验收检测、定期检测与工作记录和档案的保存做出了规定。

X 线诊断设备质量控制检测应按照《X 线计算机断层摄影装置质量保证检测规范》（GB 17589—2011）、《乳腺 X 线摄影质量控制检测规范》（GBZ 186—2007）、《计算机 X 线摄影（CR）质量控制规范》（GBZ 187—2007）和《医用常规 X 线诊断设备质量控制检测规范》（WS 76—2011）等有关标准中的规定进行。

2. 放射治疗的质量保证　在放射治疗方面，质量保证程序有助于对治疗设备和辅助设备的保养，提高放射质量和减轻对病人以及工作人员的危害。为加强放射治疗防护，提高放射治疗质量，保障患者、工作人员和公众的健康与安全，必须执行放射治疗的质量保证。

放射治疗工作场所的选址及其放射卫生防护设施，必须符合国家卫生标准。新建、改建、扩建和续建的放射治疗工作场所建设项目，必须按照国家的规定，经省级人民政府卫生行政部门对其选址、设计进行放射卫生防护审核。放射治疗工作场所建设项目竣工后，必须按照国家有关规定，经省级人民政府卫生行政部门指定的放射卫生防护机构实施放射卫生防护监测，并由省级人民政府卫生行政部门进行验收，合格后发给放射工作许可证件。

放射治疗装置的防护性能及与治疗质量有关的技术指标、必须符合国家卫生标准。放射治疗装置(包括放射治疗模拟定位装置等辅助设备)的质量控制检测包括以下三类:放射治疗装置在新安装或对关键部件维修、更换后应由具有相应资质的检测机构进行验收检测;放射治疗装置在正常运行状态下应由具有资质的检测机构每年进行一次状态检测。检测时检测人员与被检单位医学物理人员或放射防护管理人员应同时在场并签字确认;放疗单位应按照有关放射治疗质量控制检测规范或标准的要求,对放射治疗装置定期进行稳定性检测,并将检测结果与验收检测得到的相应基线值进行比较,若二者偏差超过允许水平应查明原因并及时纠正,稳定性检测结果应完整记录并归档保存。放射治疗装置质量控制检测应按照《放射治疗模拟机性能和试验方法》(GB/T 17856—1999)、《医用电子加速器验收试验与周期检验规程》(GB/T 19046—2013)、《电子加速器放射治疗放射防护要求》(GBZ 126—2011)、《医用γ射线束远距治疗防护与安全标准》(GBZ 161—2004)和《X、γ射线头部立体定向外科治疗放射卫生防护标准》(GBZ 168—2005)等有关标准中的规定进行。

放射治疗工作单位的放射防护和质量控制管理组织应有明确的岗位职责,其负责人一般为放射治疗科主任,人员包括放射肿瘤医师、医学物理人员、放射治疗技师及护士等。放射治疗工作单位应当按照国家标准的规定,对放射治疗场所和运行中放射治疗装置进行定期放射防护检测,确保放射防护设施完好与放射治疗装置性能的稳定,并依照国家有关规定,申请省级以上放射卫生防护机构实施放射防护监测。对经重大维修或更换重要部件的放射治疗装置,必须按照国家卫生标准的规定进行检测验收,并经省级放射卫生防护机构确认符合规定指标后,方可继续使用。而对放射治疗装置的订购合同、产品说明书、安装调试报告和维修、检测记录,应当至少保存至该装置报废后五年。

质量保证计划还包括对放射治疗人员对放射治疗工作人员进行个人剂量监测、健康监护以及专业技术和防护知识培训,并建立相应的档案管理制度。对于未能完全掌握放射治疗设备在正常和紧急情况下操作细节的放疗工作人员,不允许操作放疗设备。

五、档案管理

档案管理(file management)是放射防护科学管理的一项重要组成部分。一般需要建立如下几种档案,并加以妥善保管:

(1)省级卫生部门对放射工作的卫生许可的档案,也包括对新建、改建、扩建项目的审查和验收档案。

(2)射线装置及其配套防护装置的订购合同、产品说明书、各种检测和维修记录的档案。

(3)操作人员的个人剂量监测与体格检查的记录与评价处理档案,以及专业技术和防护知识培训的档案。

(4)辐射监测仪器的技术资料和检修、刻度记录档案。

(5)辐射事故的报告及处理的资料、文件档案。

放射治疗工作单位的放射治疗档案和治疗记录应当长期保存,建立保管、借阅制度。各种档案的保存时间因情况而异,有的需要保存20年以上。

知识链接3
放射卫生国家
标准

本章小结

习题十

10-1　放射防护监测的目的主要是_____。

[答案：控制和评价辐射危害]

10-2　放射防护监测的内容包括____1____和____2____。

[答案：1.对辐射场剂量进行测量；2.将测量结果与国家标准进行比较和评价]

10-3　按照放射源对人体健康和环境的潜在危害，从高到低将放射源分为____Ⅰ____、
____Ⅱ____、____Ⅲ____、____Ⅳ____、____Ⅴ____五类。

[答案：Ⅰ类放射源为极高危险源，Ⅱ类放射源为高危险源，
Ⅲ类放射源为危险源，Ⅳ类放射源为低危险源，Ⅴ类放射源为极低危险源]

10-4　辐射事故按其性质可分为_____事故_____事故和_____事故。

[答案：责任；技术；其他]

10-5　辐射事故按其类别可分为_____事故_____事故和_____事故。

[答案：人员受照剂量照射；放射性物质污染；丢失放射性物质]

10-6　从重到轻将辐射事故分为____事故____事故____事故和____事故。

[答案：特别重大辐射事故、重大辐射事故、较大辐射事故和一般辐射事故]

10-7　安全防护机构的责任有哪些？专（兼）职防护安全员需具备什么资格方可上岗？

10-8　申请放射性核素和放射线装置使用的工作单位必须具备哪些基本条件？

10-9　放射工作人员应具备何种健康状况？哪些人不适合从事放射工作？

10-10　质量保证在放射诊断和治疗中有哪些意义？

10-11　放射防护一般需要建立哪些档案？

（盖立平　李　杭）

习题解答

参考文献

1. 国际放射防护委员会. 国际放射防护委员会2007年建议书 [M]. 潘自强, 周永增, 译. 北京: 原子能出版社, 2008

2. 国际放射防护委员会. 国际放射防护委员会第105号出版物 [M]. 岳保荣, 韩艳清, 译. 北京: 人民军医出版社, 2015

3. 刘长安, 陈肖华. 放射诊断中的医疗照射防护 [M]. 北京: 军事医学科学出版社, 2014

4. 苏燎原, 刘芬菊. 医学放射生物学基础 [M]. 北京: 中国原子能出版社, 2013

5. 洪洋. 医用物理学 [M]. 3版. 北京: 高等教育出版社, 2014

6. 强永刚. 医学辐射防护学 [M]. 2版. 北京: 高等教育出版社, 2013

7. 吉强, 洪洋. 医学影像物理学 [M]. 4版. 北京: 人民卫生出版社, 2016

8. 洪洋. 放射物理与防护学 [M]. 北京: 人民军医出版社, 2006

9. 陈亚珠, 黄耀熊. 医学物理学 [M]. 北京: 高等教育出版社, 2005

10. 刘树铮. 医学放射生物学 [M]. 北京: 原子能出版社, 1998

11. 魏志勇. 医用核辐射物理学 [M]. 苏州: 苏州大学出版社, 2005

12. 王鹏程. 放射治疗剂量学 [M]. 北京: 人民军医出版社, 2007

13. 唐启信. 临床放射生物学 [M]. 北京: 人民卫生出版社, 2002

14. 顾乃谷, 吴锦海. 核(放射)突发事件应急处置 [M]. 上海: 复旦大学出版社, 2005

15. 金璀珍. 放射生物剂量估计 [M]. 北京: 军事医学科学出版社, 2002

16. 夏寿萱. 放射生物学 [M]. 北京: 军事医学科学出版社, 1998

17. 刘亚宁. 电磁生物效应 [M]. 北京: 北京邮电大学出版社, 2002

18. 郭启勇. 介入放射学 [M]. 北京: 人民卫生出版社, 2005

19. 李少林. 核医学与放射防护 [M]. 北京: 人民卫生出版社, 2003

20. 国际放射防护委员会. 国际放射防护委员会第60号出版物 [M]. 李德平, 译. 北京: 原子能出版社, 1993

21. 国际放射防护委员会. 国际放射防护委员会第75号出版物 [M]. 季明烁, 译. 北京: 原子能出版社, 1999

22. 国际放射防护委员会. 国际放射防护委员会第86号出版物 [M]. 王淑莲, 译. 北京: 原子能出版社, 2003

23. 中华人民共和国国家标准. 电离辐射防护与辐射源安全基本标准(GB 18871—2002)[S]

24. 中华人民共和国放射性污染防治法

25. GB2 130—2002 医用X射线诊断疗卫生防护标准

26. GB2 131—2002 医用X射线治疗卫生防护标准

27. GB2 165—2005 X射线计算机断层摄影放射卫生防护标准

28. GB2 176—2006 医用诊断X射线个人防护材料及用品标准

29. GB2 179—2006 医疗照射放射防护基本要求

30. GB2 128—2002 职业外照射个人监测规范

31. GB2 129—2002 职业内照射个人监测规范

32. ICRP, 2007b. Radiological protection in medicine. ICRP Publication 105, Ann. ICRP 37 (5)

33. ICRP, 2006c. Human alimentary tract model for radiological protection. ICRP Publication 100,

Ann. ICRP 36 (1/2)

34. ICRP, 2005c. Radiation safety aspects of brachytherapy for prostate cancer using permanently implanted sources. ICRP Publication 98, Ann. ICRP 35 (3)

35. ICRP, 2004a. Managing patient dose in digital radiology. ICRP Publication 93, Ann. ICRP 34 (1)

36. ICRP, 2001b. Radiation and your patient: A guide for medical practitioners. ICRP Supporting Guidance 2. Ann. ICRP 31 (4)

37. ICRP, 2000b. Avoidance of radiation injuries from medical interventional procedures. ICRP Publication 85, Ann. ICRP 30 (2)

38. ICRP, 2000a. Pregnancy and medical radiation. ICRP Publication 84, Ann. ICRP 30 (1)

L

M

N

P

Q

R

S

T

W

X